専門医が教えてくれる!

3週間で無理なく

コレステロールと中性脂肪を下げる!

200%の裏ワザ

実践編

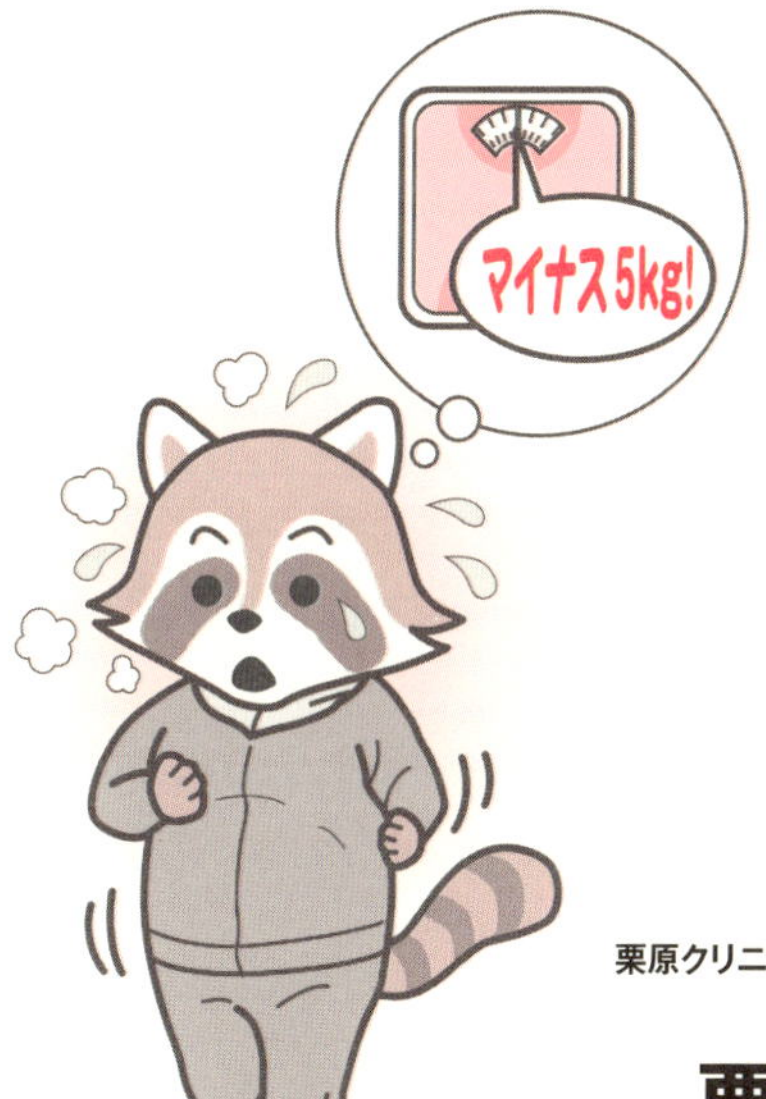

栗原クリニック東京・日本橋院長
著
栗原 毅

日東書院

はじめに

おなじみのコレステロールと中性脂肪。しかし、いまだに間違った〝常識〟が蔓延しています。コレステロールが高いと危険というのは、その代表的な例でしょう。コレステロールは、高くてもさほど心配はいりません。とくに善玉といわれるHDLコレステロールは、むしろ高くなくてはいけません。低いと確実に動脈硬化を発症します。またLDLコレステロールも、低くなっている必要はありません。HDLコレステロールが高ければ、LDLが高くてもまったく問題ありませんし、逆に低いと、がんにかかりやすいこともわかり始めてきました。また悪玉といわれるLDLコレステロールですが、酸化しなければ、さほど悪さはしません。つまりコレステロールに関しては、あまり心配する必要がないのです。

しかし、中性脂肪には注意が必要です。中性脂肪はあまり悪さをしないという説もありますが、これも間違った〝常識〟のひとつといえるでしょう。血液中に中性脂肪が増えると、HDLコレステロールを減らし、LDLコレステロールを酸化させます。また動脈硬化の原因ともなります。本当に悪いのは中性脂肪だったのです。

さらに、コレステロールや中性脂肪の異常をもたらすのは、脂ものを食べるからだというのも間違った〝常識〟。たしかにコレステロールや脂肪などという名前から、脂が深くかかわっていると考えられがちですが、そうではありません。中性脂肪を増やし、体に余計な脂肪をため込む元凶は、じつは炭水化物（＝糖質）だったのです。ごはんや麺類などの炭水化物やフルーツ、スイーツなどの糖質を控えることが、中性脂肪をため込まない秘訣です。

本書の第1章と第2章は、こうした、いままでの間違った〝常識〟から正しい知識をみなさんに知ってもらうための基礎知識編です。そして第3章以降は、コレステロールと中性脂肪の異常を治すための具体的な方法を示しています。

コレステロールと中性脂肪の異常は、まだ病気の段階ではありません。病気の一歩手前の、〝未病〟段階です。ですからむやみに薬に頼ることは避け、食事、運動、そして生活習慣を改善することで、自分で治すべきなのです。あなたのコレステロールと中性脂肪改善のために、本書が役に立つことをお祈りしています。

２０１４年　栗原　毅

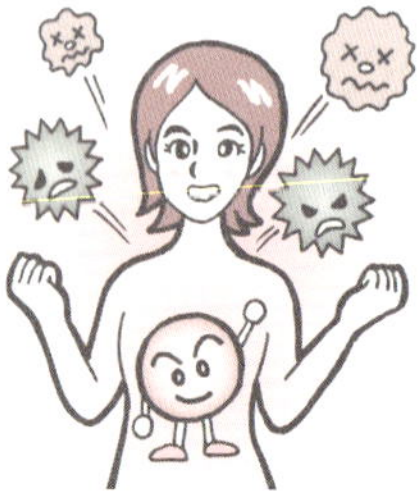

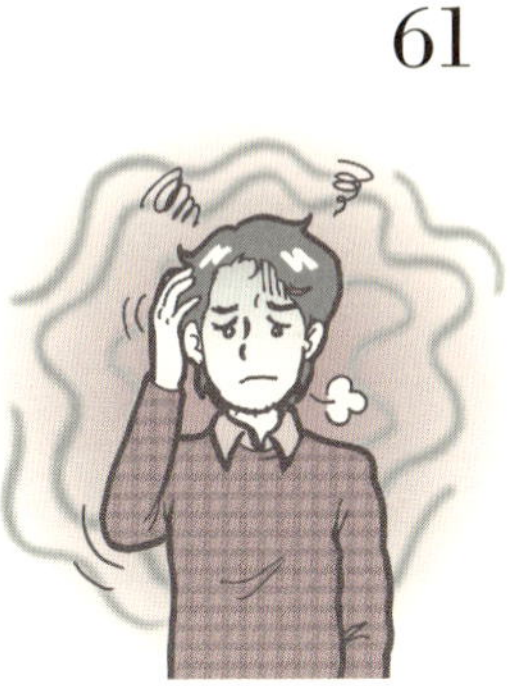

第3章 コレステロールや中性脂肪を改善させる食生活 77

第4章

コレステロールや中性脂肪を改善させるおすすめ食材

127

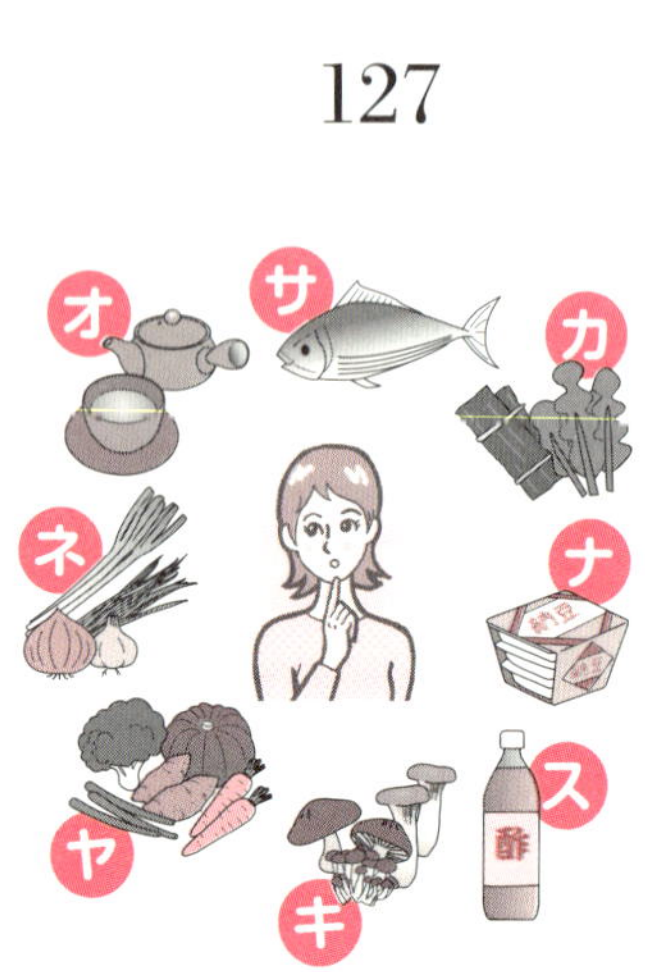

第5章 コレステロールや中性脂肪を改善させる運動 153

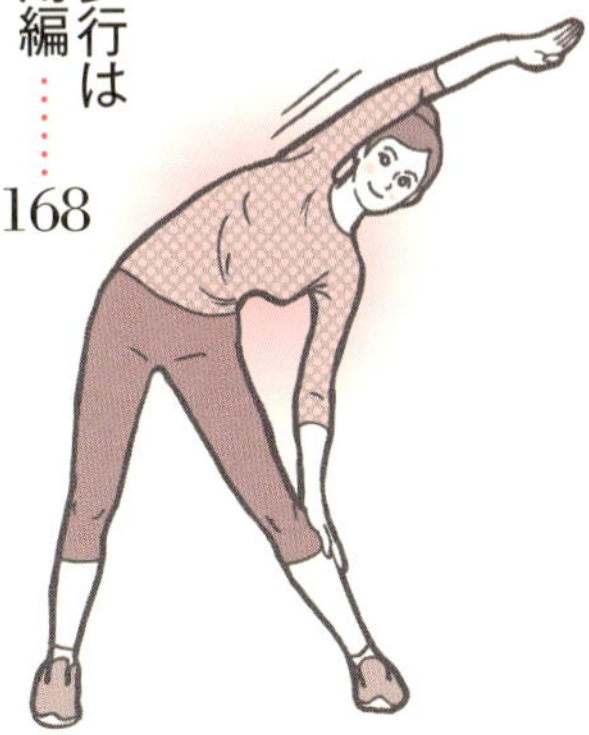

第6章

コレステロールや中性脂肪を改善させる生活習慣

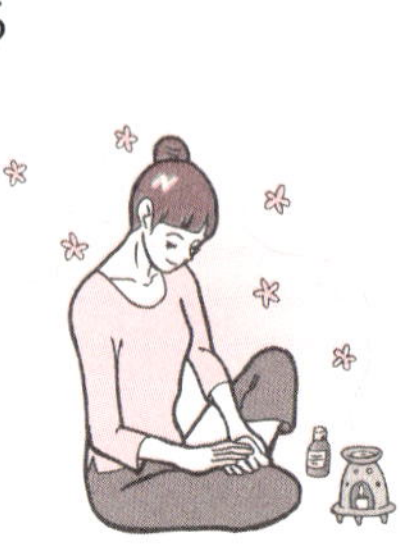

第1章

コレステロールと中性脂肪

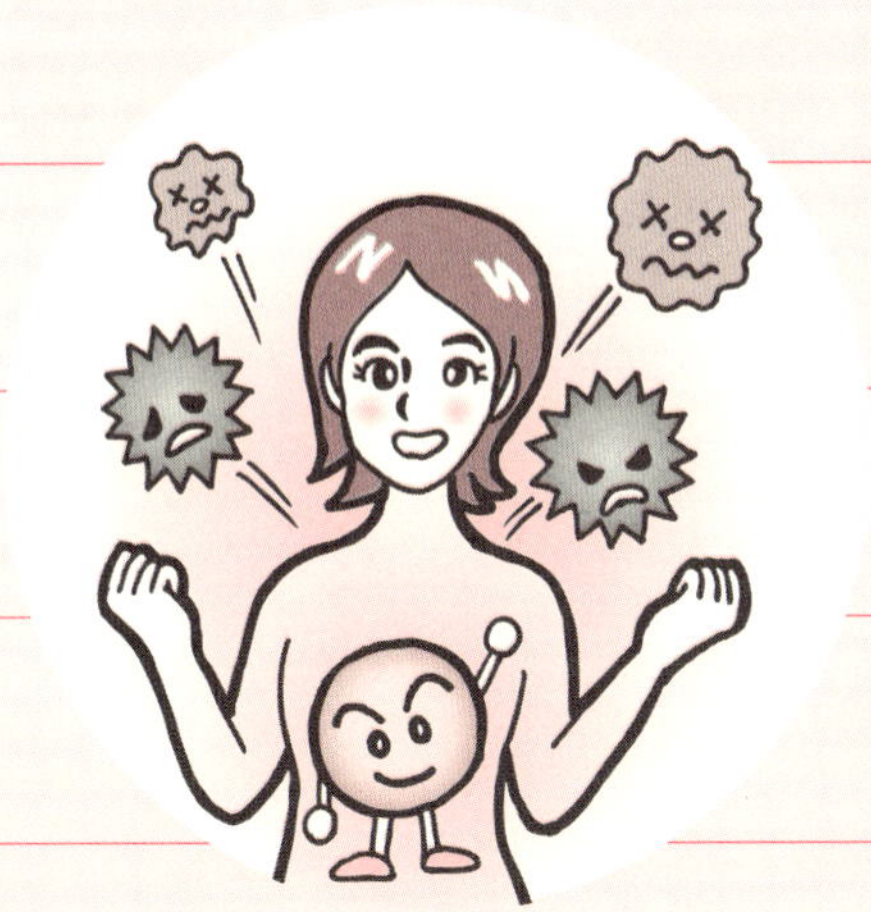

メタボリックシンドロームの詳しい内容をご存じですか

Q メタボリックシンドロームってどんなものですか？

A

一時流行語ともなったメタボリックシンドローム。通称メタボは、ポッコリおなかが引き起こす、さまざまな病気の状態です。内臓脂肪型肥満に加え、脂質異常、高血圧、高血糖の危険因子が2つ以上あった場合に、メタボリックシンドロームと診断されます。ちなみに危険因子ひとつの場合は、メタボ予備軍です。

メタボリックシンドロームの基準となる内臓脂肪型肥満の目安は、おへその位置で測った腹囲が、男性で85㎝以上、女子で90㎝以上の場合です。

メタボリックシンドロームのこわいところは、血中脂肪や血圧、血糖がちょっと高いレベルでも、危険因子が複数合わさることで、動脈硬化が急速に進み、心筋梗塞や脳梗塞の危険度が、みるみるうちに高くなってしまうことです。もちろんメタボ予備軍も、注意をおこたってはいけません。

●メタボリックシンドローム

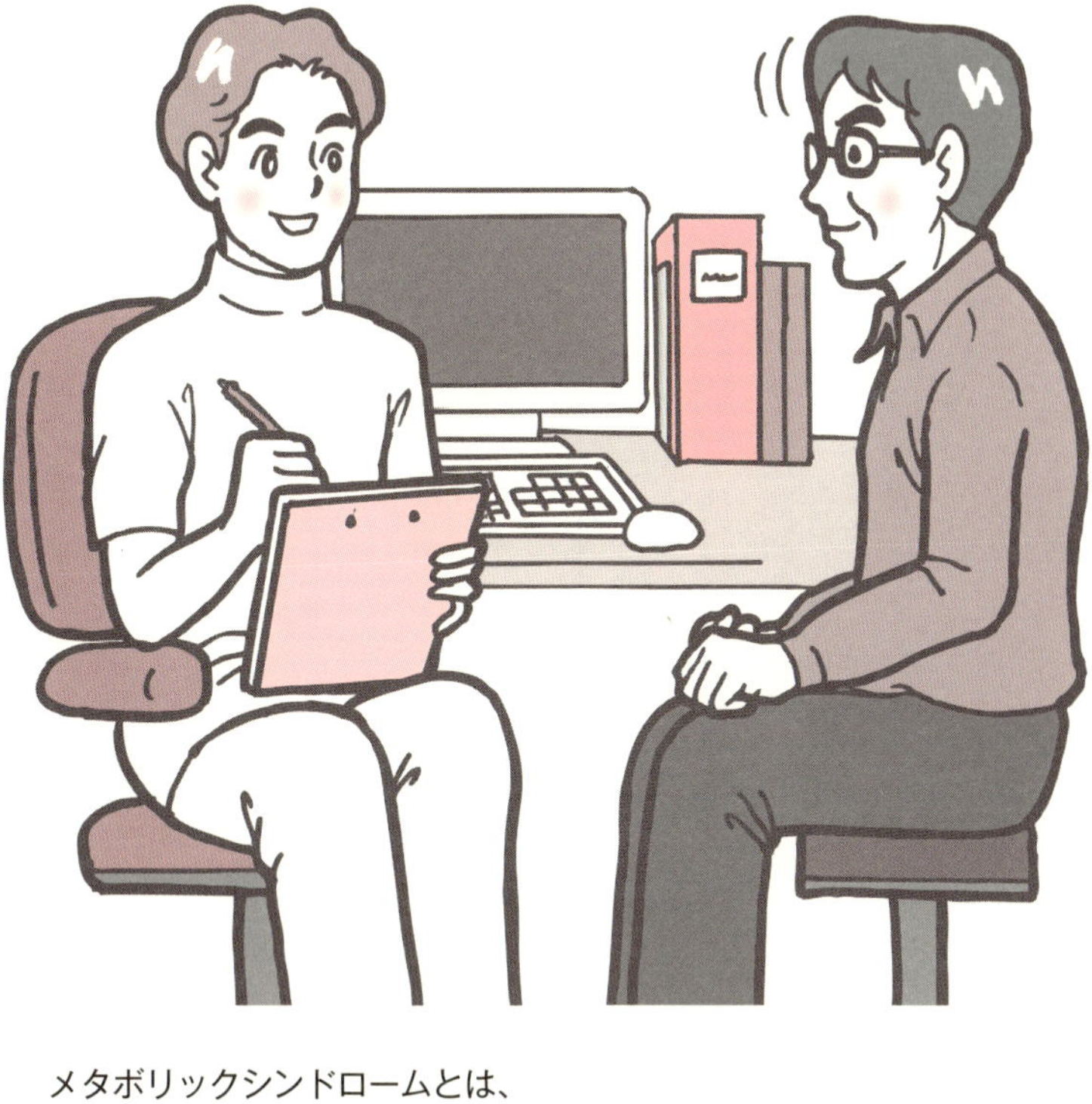

メタボリックシンドロームとは、
内臓脂肪型肥満＋脂質異常、高血圧、高血糖の危険因子が
２つ以上ある状態です。
動脈硬化が急速に進み、
心筋梗塞や脳梗塞の危険度が高くなってしまいます。

聞きなれないことば
脂質異常とは

Q メタボの項目に脂質異常がありました。それって何?

A

メタボリックシンドロームの危険因子のひとつに、脂質異常というのがあります。これはなんのことでしょう。

血液の中には、コレステロールや中性脂肪など、さまざまな脂質が存在しています。脂質は生命活動のエネルギー源になったり、細胞やホルモンなどの材料になったりする大切な成分ですが、必要以上に増えると、さまざまな病気を招くことになります。血液のこの状態を脂質異常症といいます。以前は高脂血症と呼ばれていました。脂質異常症には次の3種類があります。

- 高LDLコレステロール血症……LDLコレステロールが多すぎる。
- 低HDLコレステロール血症……HDLコレステロールが少なすぎる。
- 高中性脂肪血症（高トリグリセライド血症）……中性脂肪が多すぎる。

●脂質異常症の診断基準

高LDLコレステロール血症	LDLコレステロール140mg／dl以上
低HDLコレステロール血症	HDLコレステロール40mg／dl未満
高中性脂肪血症（高トリグリセライド血症）	中性脂肪（トリグリセライド）150mg／dl以上

日本動脈硬化学会「動脈硬化性疾患予防ガイドライン2012年版」より

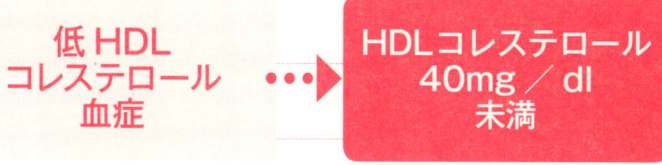

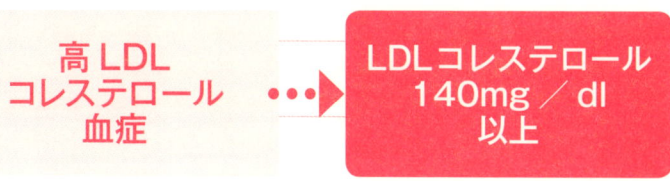

コレステロールは悪者ではない私たちの細胞膜の材料となる脂質

Q コレステロールって悪いものではないのですか？

A

まず脂質異常症の要素のひとつ、コレステロールのお話から始めましょう。

コレステロールは血液中に含まれる脂質のひとつです。人間の体は約60兆個の細胞から成り立っていますが、コレステロールは、この細胞の膜や神経細胞を作る材料として利用されています。

またコレステロールは、体の機能調整に深くかかわるホルモンや、食物の消化吸収に必要な胆汁の主成分である胆汁酸の材料としても利用されています。ホルモンがきちんと作られなければ、血圧、体温調整などの体の機能が低下して、病気になりやすくなり、胆汁酸がたりなければ消化吸収がうまくいかず、胃腸に負担がかかります。

コレステロールというと、なんとなく体に悪いものと思ってしまいますが、コレステロールは体にとって、なくてはならない大切な脂質なのです。

●コレステロールとは

コレステロールは
血液中に含まれる脂質のひとつです。
約 60 兆個ある細胞の膜や
神経細胞をつくる材料として利用されています。
また体の機能調整に深くかかわるホルモンや、
胆汁の主成分である胆汁酸の材料としても
利用されています。

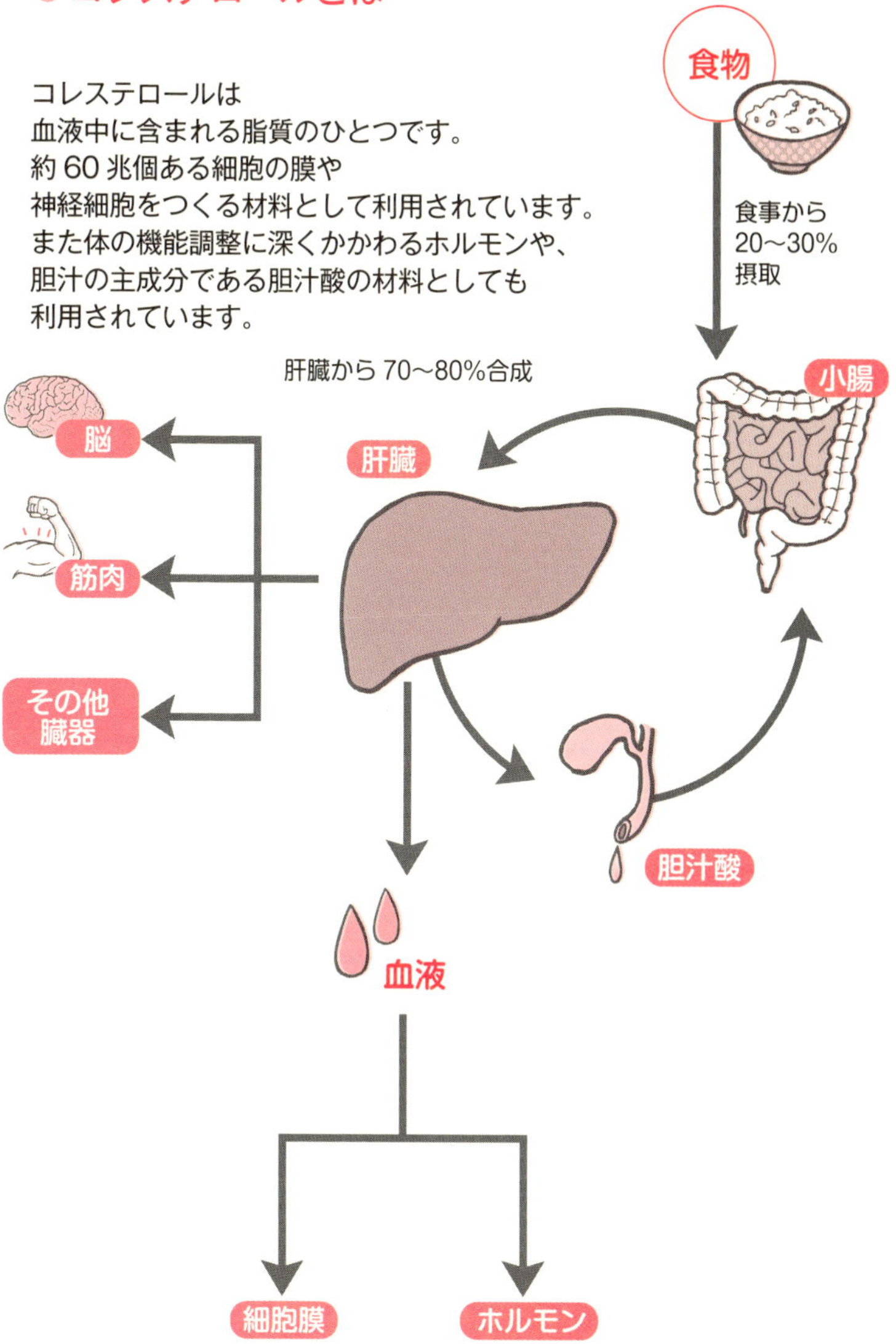

ＨＤＬとＬＤＬコレステロールは善玉、悪玉と呼ばれていたが

Ｑ たしかコレステロールには善玉、悪玉があるはずですが？

Ａ

コレステロールは肝臓で合成され、血液に乗って各臓器に運ばれます。使われなかったコレステロールは再び肝臓に戻り、新しいコレステロールをつくる材料になります。肝臓から血液中に運ばれるコレステロールを、ＬＤＬコレステロールといい、血液中から肝臓に運ばれるコレステロールを、ＨＤＬコレステロールといいます。

ＨＤＬは善玉コレステロール、ＬＤＬは悪玉コレステロールと呼ばれ、ＬＤＬは、動脈硬化をもたらす悪の元凶のように扱われてきました。しかし最近、真犯人は活性酸素により酸化した、酸化ＬＤＬコレステロールだということがわかってきました。

ＬＤＬコレステロールが酸化されると、それを排除しようと免疫細胞が集まってきます。しかし免疫細胞は、酸化ＬＤＬを分解することができず、血管の壁に付着します。そしてこれが、動脈硬化を促進させるもとになってしまうのです。

●ＨＤＬコレステロールと　ＬＤＬコレステロール

血液中から肝臓に運ばれる
コレステロールをＨＤＬコレステロール、
肝臓から血液中に運ばれる
コレステロールを
ＬＤＬコレステロールといいます。
ＨＤＬは善玉コレステロール
ＬＤＬは悪玉コレステロールと
呼ばれていました。

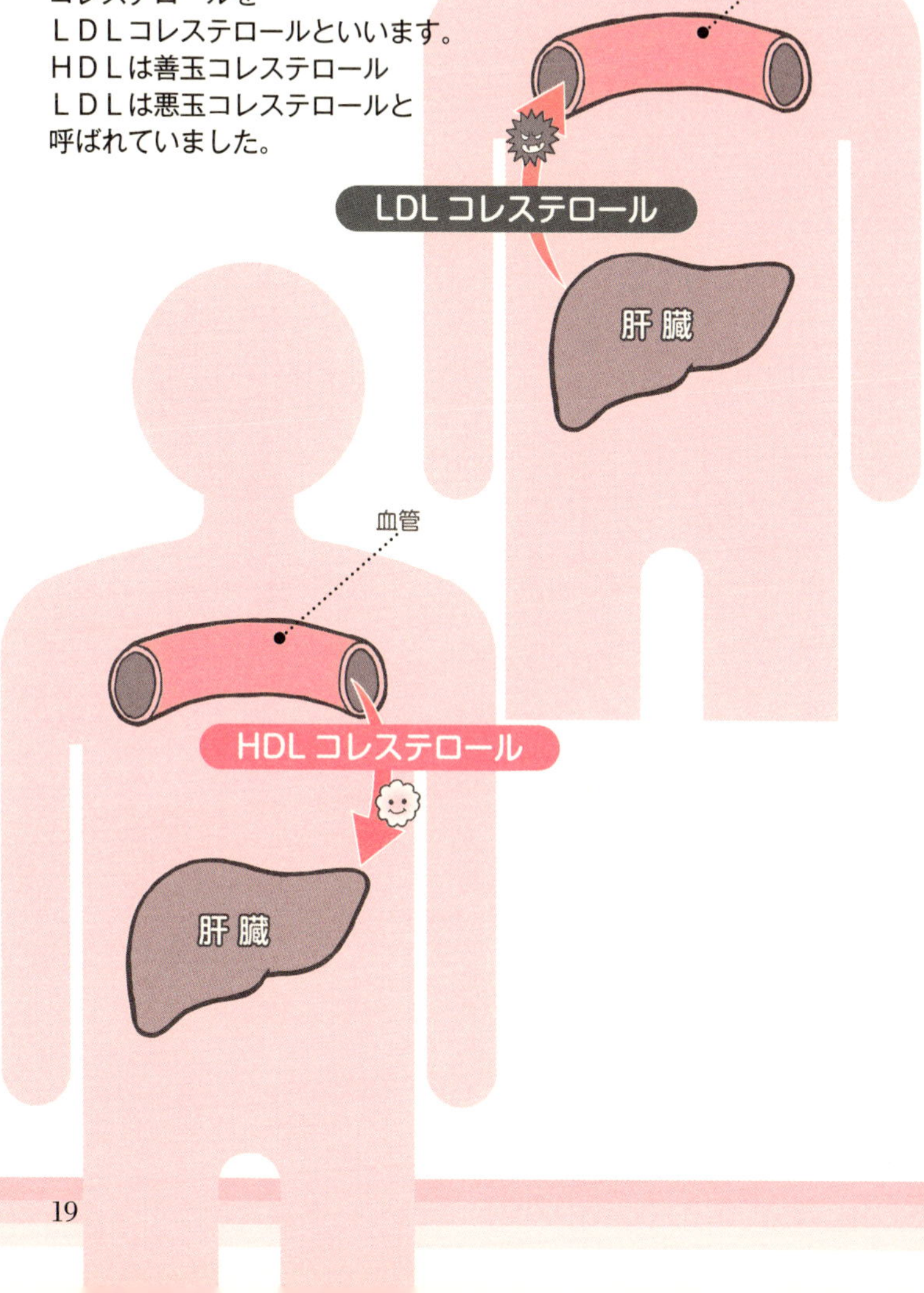

HDL、LDLコレステロールはそれぞれ役割が異なる

Q コレステロールって体の中で何をしているの?

A

コレステロールは脂質なので水が主成分の血液には溶けず、このままで体内を移動することはできません。しかしコレステロールは、血液を利用しなければ体内を移動することはできません。そこで水となじむリポたんぱくという姿に変わって血液内を移動します。このリポたんぱくは、運んでいる脂質の割合によってHDL、LDL、IDL、VLDL、カイロミクロンなどに分けられます。

まず肝臓で合成されたコレステロールと中性脂肪は、まずVLDLというリポたんぱくで体内に送りだされます。その途中で中性脂肪が切り離されて、LDLというリポたんぱくに変わります。これに含まれるコレステロールがLDLコレステロールです。LDLは全身にコレステロールを運びます. そして余ったコレステロールを、肝臓に戻すリポたんぱくがHDLです。そこに含まれるコレステロールが、HDLコレステロールです。

コレステロールの役割

コレステロールは、
水となじむ
リポたんぱくという姿に
変わって血液内を移動します。
リポたんぱくは、
ＨＤＬ、ＬＤＬ、ＩＤＬ、
ＶＬＤＬ、カイロミクロンに
分けられます。

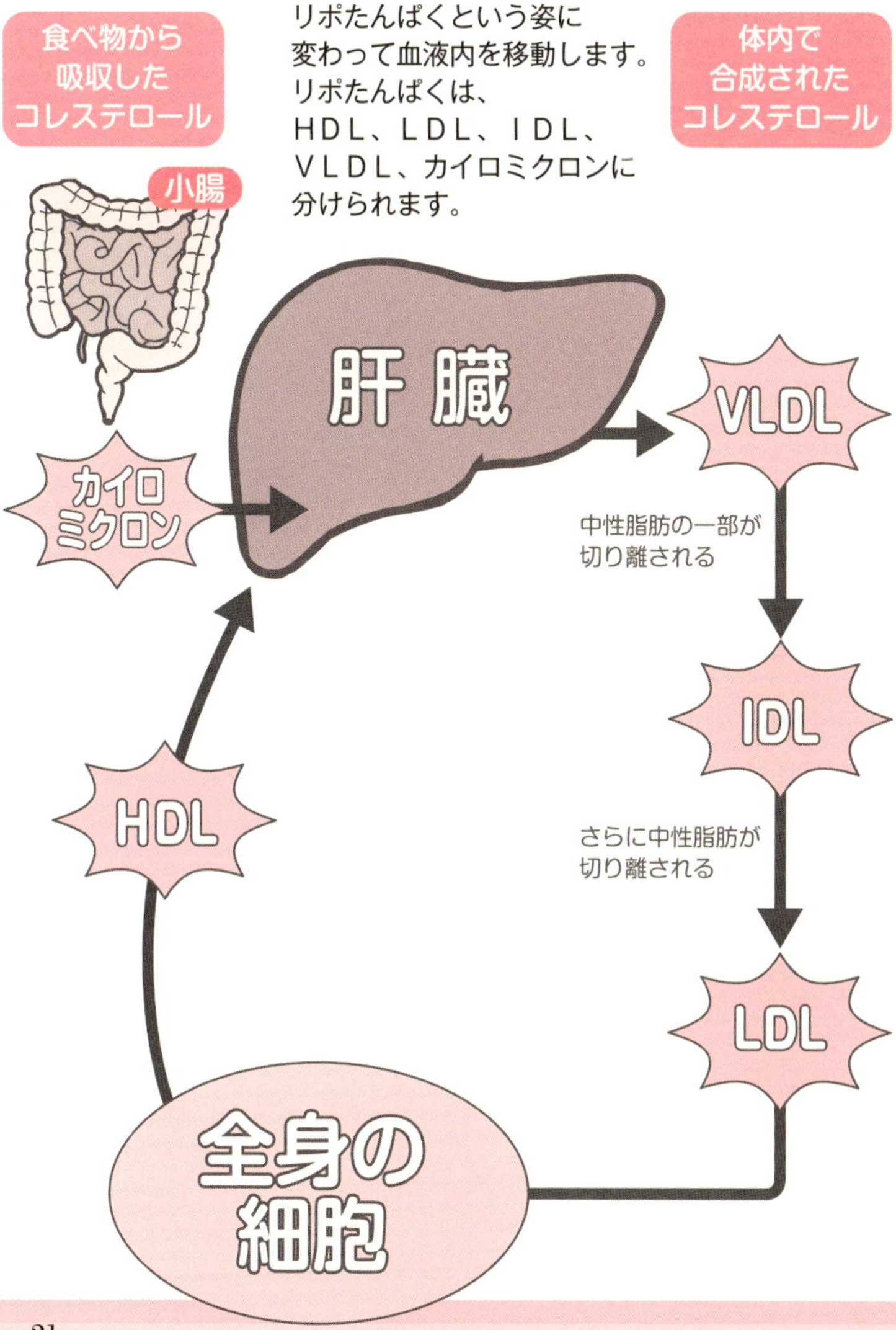

超悪玉コレステロールとも呼ばれる小型LDLコレステロール

Q 悪玉より悪いコレステロールがいるって本当？

A

最近、通常のLDLコレステロールより、小さいLDLコレステロールが存在することがわかりました。小型LDLコレステロールと呼ばれています。またこの小型LDLコレステロールは、本来のLDLコレステロールより酸化しやすいことから、超悪玉コレステロールとも呼ばれています。

小型LDLコレステロールの詳しいメカニズムについては、明らかになっていません。しかし、小型LDLコレステロールが多い人は、心筋梗塞を発症するリスクが通常の3倍という報告があるため、〝超悪玉〟であることは確かのようです。

また、中性脂肪の量が多い人ほど、LDLコレステロールが小さくなっていることもわかっています。つまり超悪玉コレステロールは、中性脂肪が生み出しているのです。超悪玉コレステロールを減らすには、中性脂肪を減らさなくてはいけません。

超悪玉コレステロール

ＬＤＬコレステロールより、
小さいＬＤＬコレステロールが存在します。
通常小型ＬＤＬコレステロールと呼ばれますが、
酸化しやすいことから超悪玉コレステロールと
呼ばれることもあります。

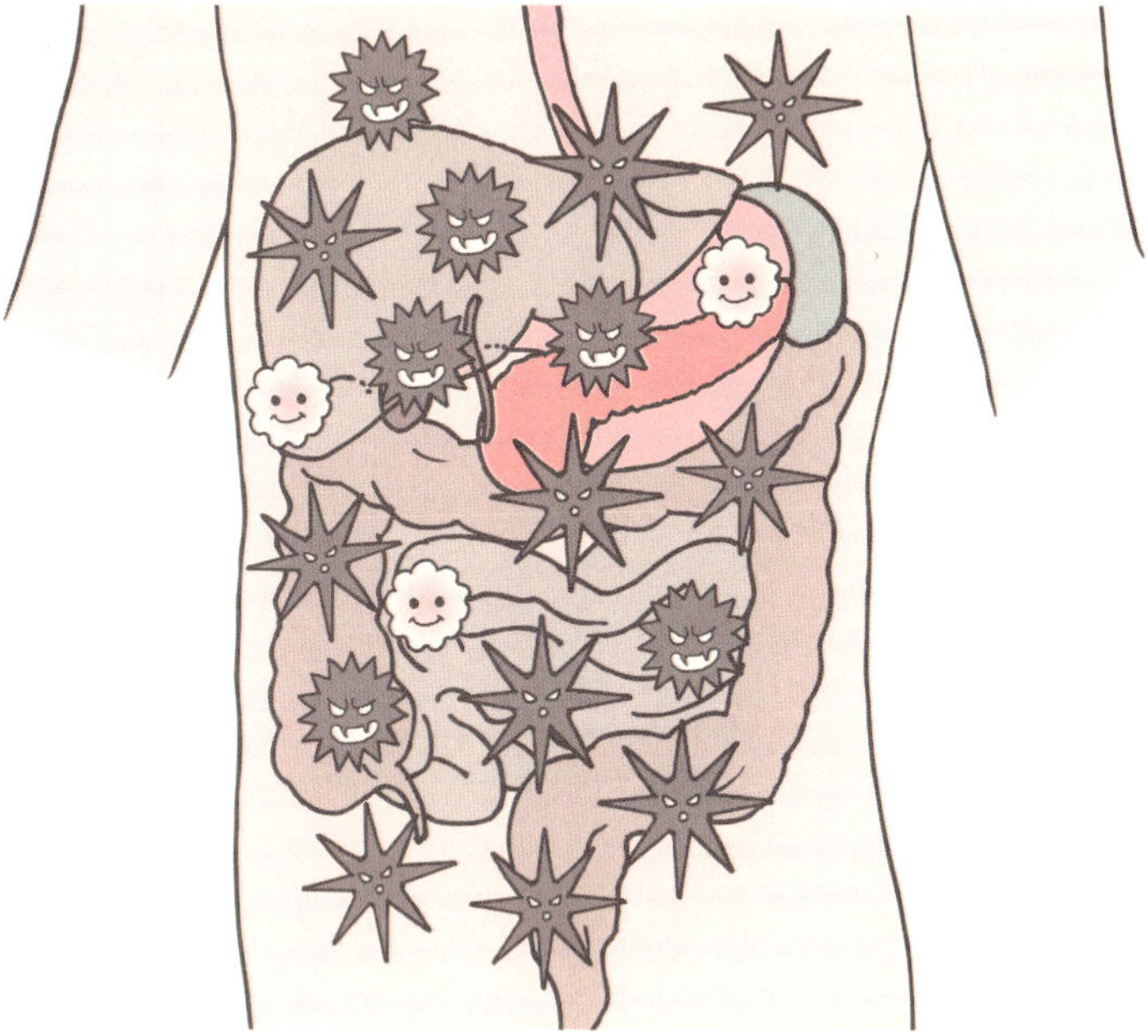

HDLコレステロール

LDLコレステロール

小型
LDL コレステロール

慢性的な生活習慣の乱れがコレステロール異常の原因

Q コレステロール値の異常は何が原因ですか？

A

コレステロールの7～8割は肝臓でつくられ、残りは食事から吸収されます。さらに食事でコレステロールをとりすぎると、肝臓での合成がセーブされ、血液中のコレステロールの量が常に一定に保たれるように調整されています。

しかし、こうした私たちに体内に備わっているせっかくの調整機能も、慢性的な食べすぎや偏食、不規則な生活など、生活習慣が乱れや運動不足により、調整が追いつかなくなり、肝臓はＬＤＬコレステロールをつくり続けてしまいます。

じつは、ＬＤＬコレステロールが増えることは、これからお話する中性脂肪が増えることに比べ、たいした問題ではありません。しかし悪いことに、生活習慣の乱れはＬＤＬコレステロールだけでなく、中性脂肪も増やし、逆に血液中のコレステロールを肝臓に戻してくれるＨＤＬコレステロールを、減らしてしまう原因にもなってしまうのです。

コレステロール異常の原因

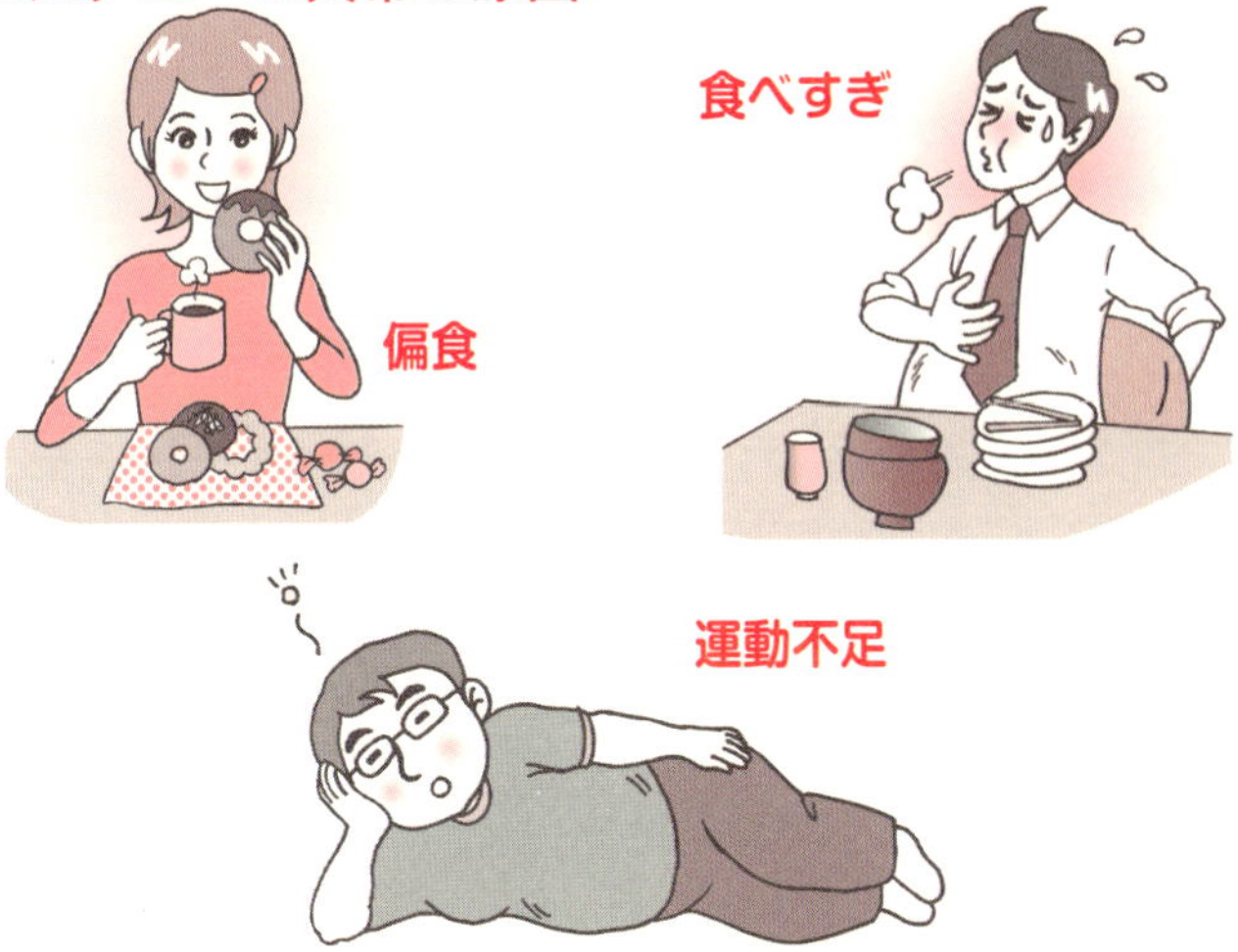

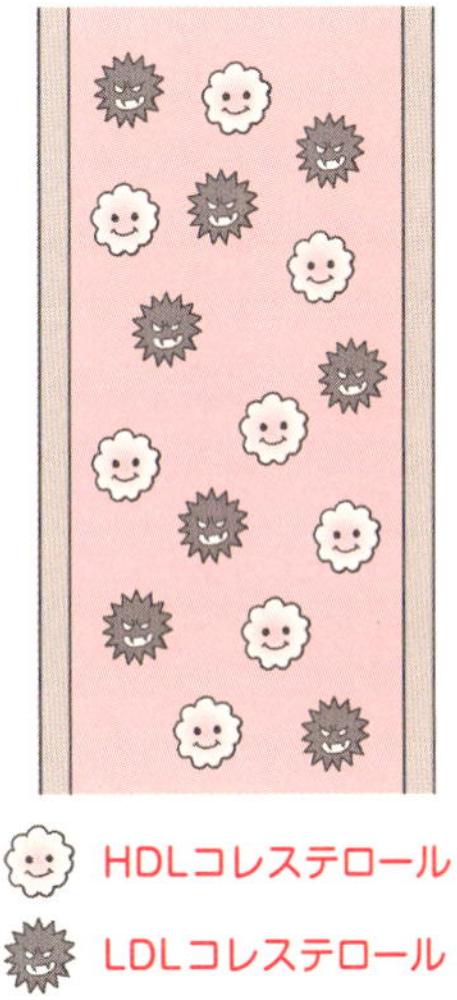

健康な人の血液
HDL と LDL コレステロールの量が、バランスよく保たれています。

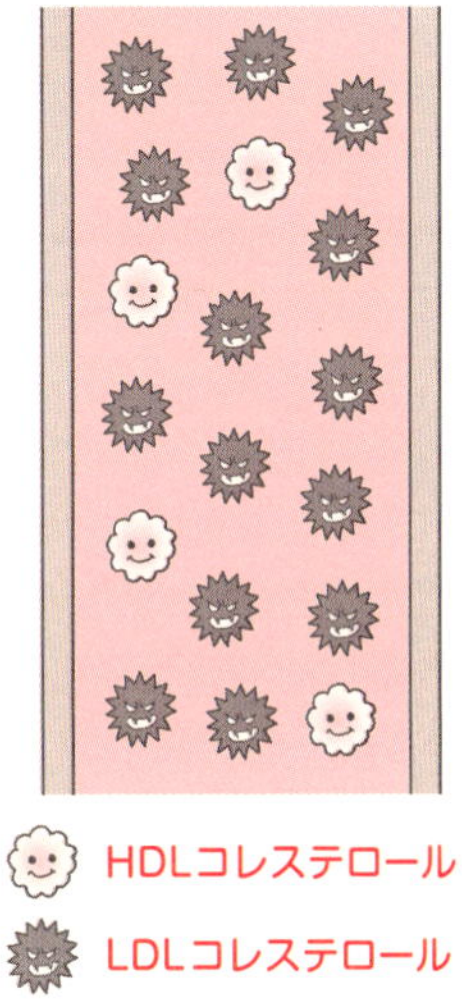

生活習慣が乱れている人の血液
HDL コレステロールが減り、LDL コレステロールが増えています。

HDLコレステロールの不足が動脈硬化の原因に

Q HDLコレステロールは低いといけないの？

A

コレステロールのとりすぎは問題だというイメージがありますが、逆にHDLコレステロールの不足こそ問題です。これが少ないと、動脈硬化を起こします。

日本動脈硬化学会は脂質異常症の診断基準として、HDLコレステロール40mg／dl以下を、低HDLコレステロール血症と定めており、これはメタボリックシンドロームの検査項目にも入っています。60mg／dl以上あるのが理想です。

不足の原因のいちばんは運動不足です。運動をすることで、HDLコレステロールを高めなければいけません。また喫煙や肥満も不足の原因に挙げられます。タバコを吸っている人は、すぐ禁煙をすることがHDLコレステロールを上げるために効果的な方法です。

またアルコールが、HDLコレステロール値を上げることもわかっています。お酒を飲むことは、HDLコレステロールを上げるためにはおすすめです。

●HDLコレステロールの不足

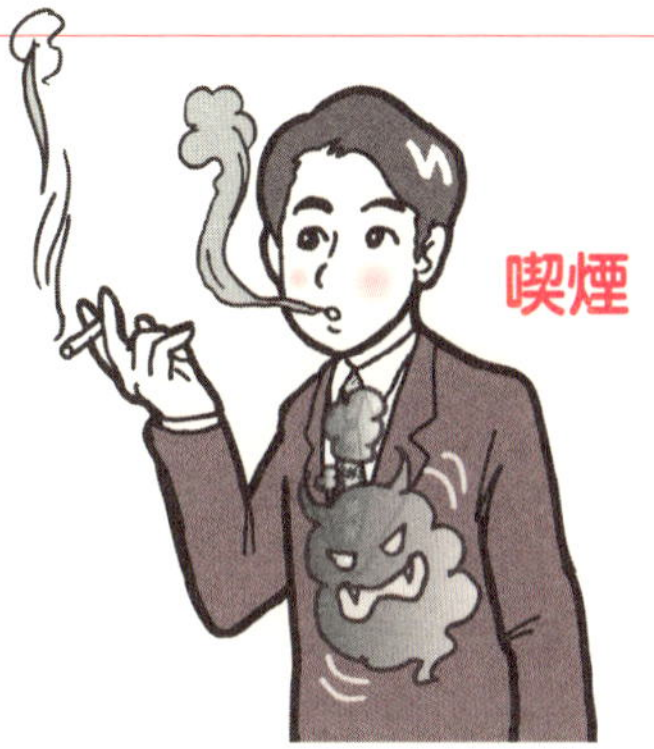

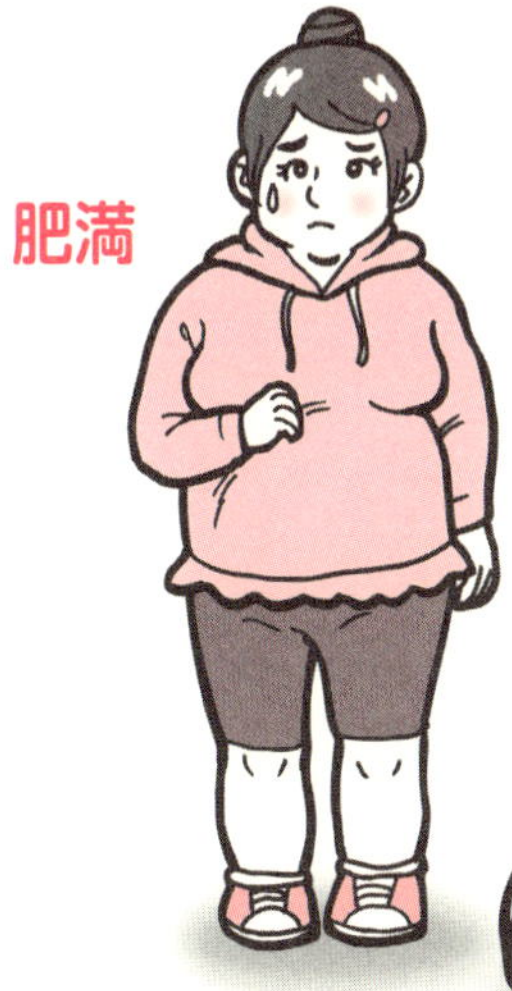

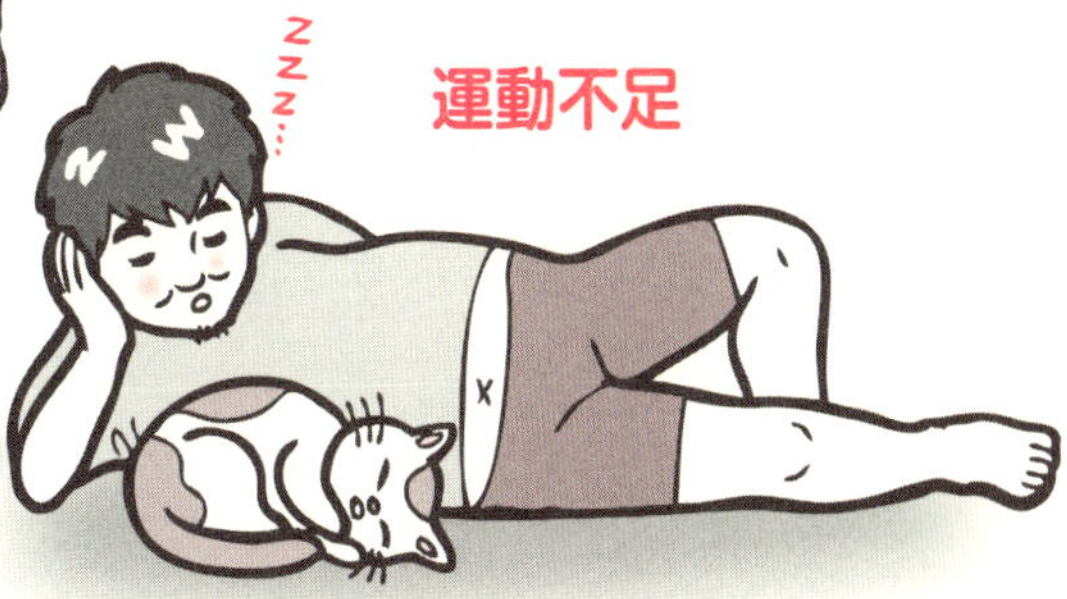

コレステロールのとりすぎは問題というイメージがありますが、HDLコレステロールの不足こそ問題です。HDLコレステロールは60mg／dl以上が理想です。

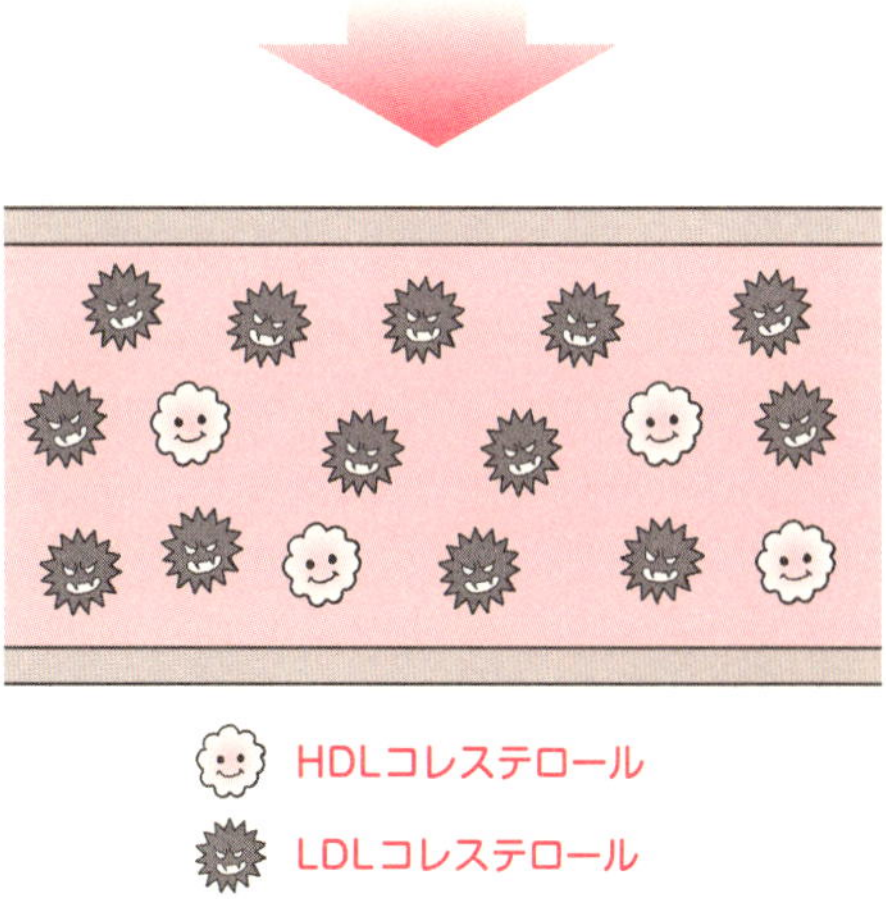

LDLコレステロールが低いのもがん発症の原因に

Q LDLコレステロールは高いといけないのでしょ？

A 一方LDLコレステロールは悪玉とも呼ばれ、きらわれ者ですが、細胞膜やホルモンの材料として必要な物質です。100㎎／dl以上なくてはいけません。またLDLコレステロールが低いと、がんにかかりやすいともいわれ始めました。

LDLコレステロールが多いと、動脈硬化に結びついて心配だという人が多いのですが、そうではありません。LDLコレステロールが高くて、動脈硬化になっているという人は、じつはあまりいません。逆にHDLコレステロールが低い人は、確実に動脈硬化になります。LDLが高くても、HDLが高ければ全然問題ないのです。要はHDL、LDLコレステロールとも、ほどよく高めがいいということです。

動脈硬化は、HDLコレステロールが低いことに加え、高血圧、高血糖、喫煙をする、ストレスがあるなどが、重なり合ったときに起こります。

●ＬＤＬコレステロールが低いと…

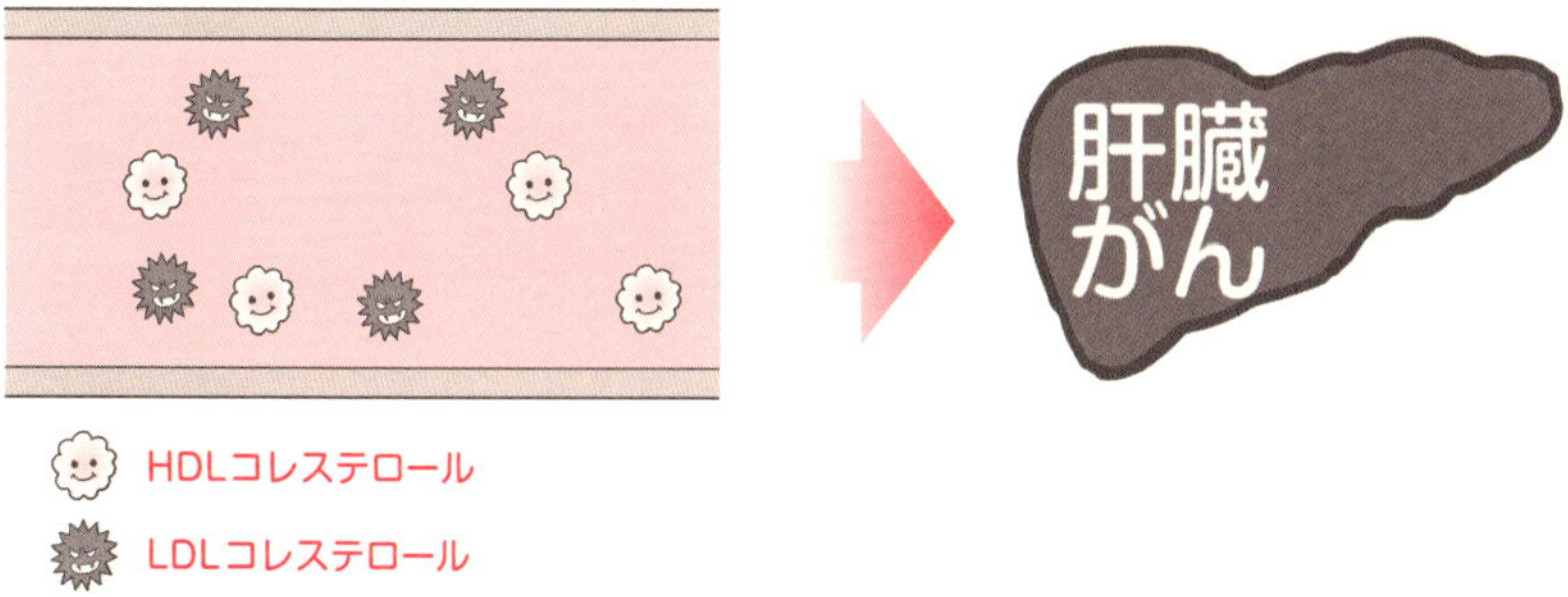

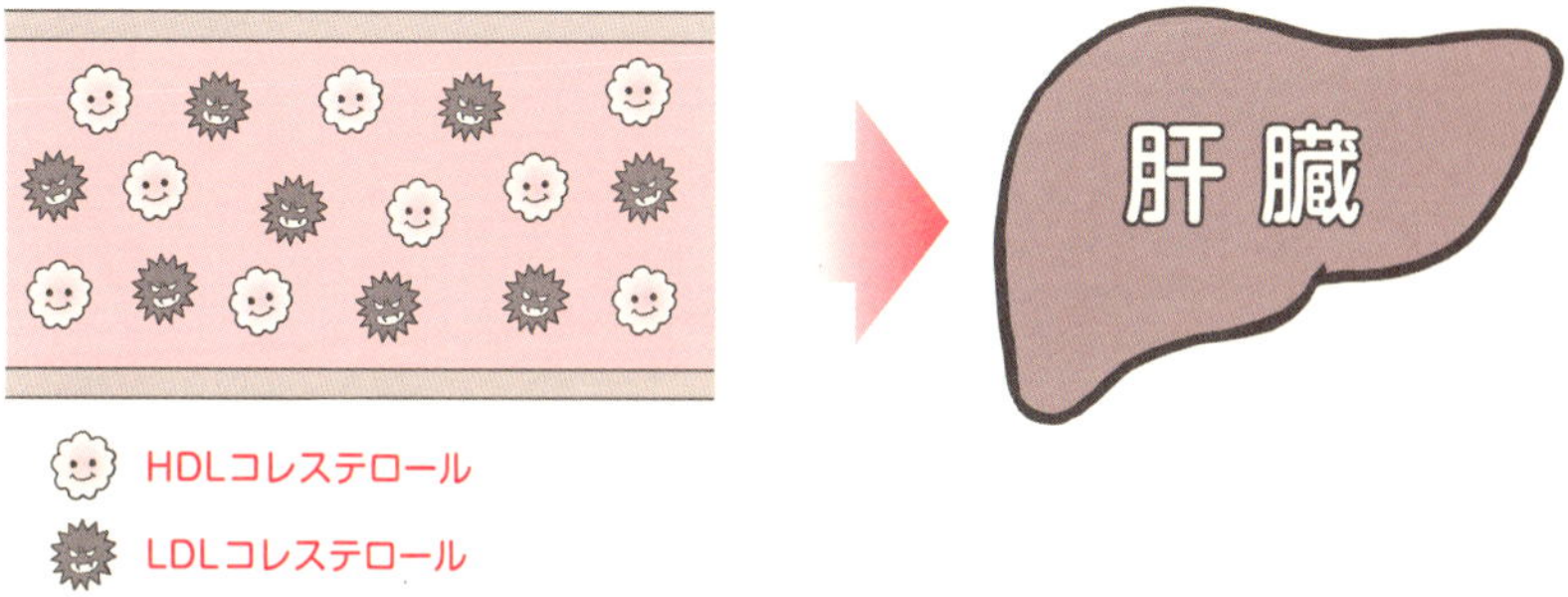

ＬＤＬコレステロールが多いと
動脈硬化に結び付いて心配だという人がいますが、
じつはそうではありません。
ＬＤＬコレステロールも 100mg ／ dl 以上なくてはいけません。
低いとがんにかかりやすくなります。

コレステロールを下げるのに薬を飲む必要はない

Q コレステロールが高かったら、薬で下げるの？

A

コレステロールを下げるのに、本来薬はいりません。しかし日本人は、コレステロールに敏感です。悪玉コレステロールなどという表現が定着しているので、コレステロールが高いのは相当悪いイメージがあるようです。だから健診でちょっとでも高い値が出ると、下げてもらいに病院に行きます。

そして病院では、たいていスタチンという薬を処方します。しかしこの薬は、飲むと体がだるくなり、元気がなくなるという副作用があります。それは、この薬がコエンザイムQ10をブロックしてしまうから。コエンザイムQ10は、体内の細胞の活性化をうながす、いちばん重要な酵素です。これがブロックされてしまうので、エネルギーが出なくなってしまうのです。前にもお話ししましたが、コレステロールが高いのは、たいした問題ではありません。それを下げるために薬を飲むほうが、よほど問題が大きいのです。

●コレステロールを下げる薬は必要ない

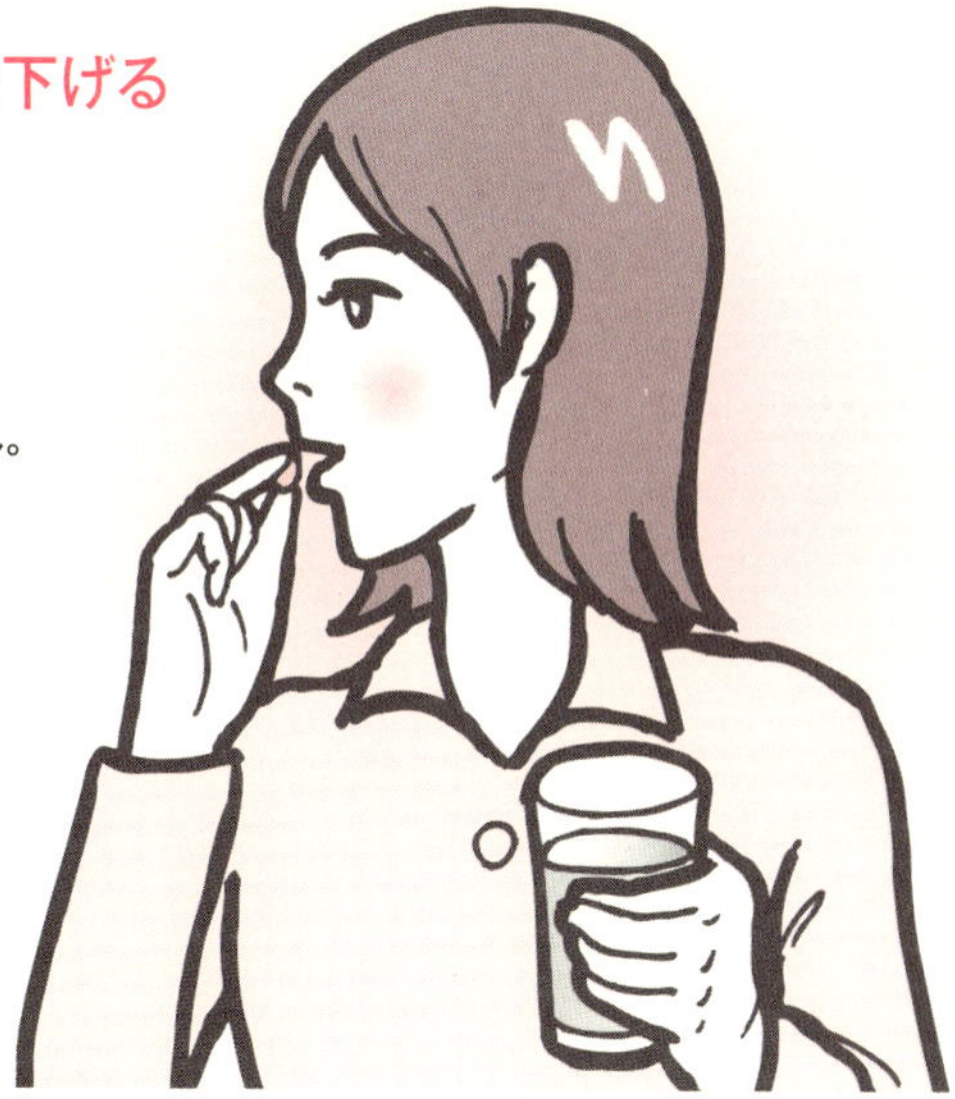

コレステロールを
下げるのに薬はいりません。
コレステロールを
下げる薬を飲むと、
体がだるくなり、
元気がなくなって
しまうことがあります。

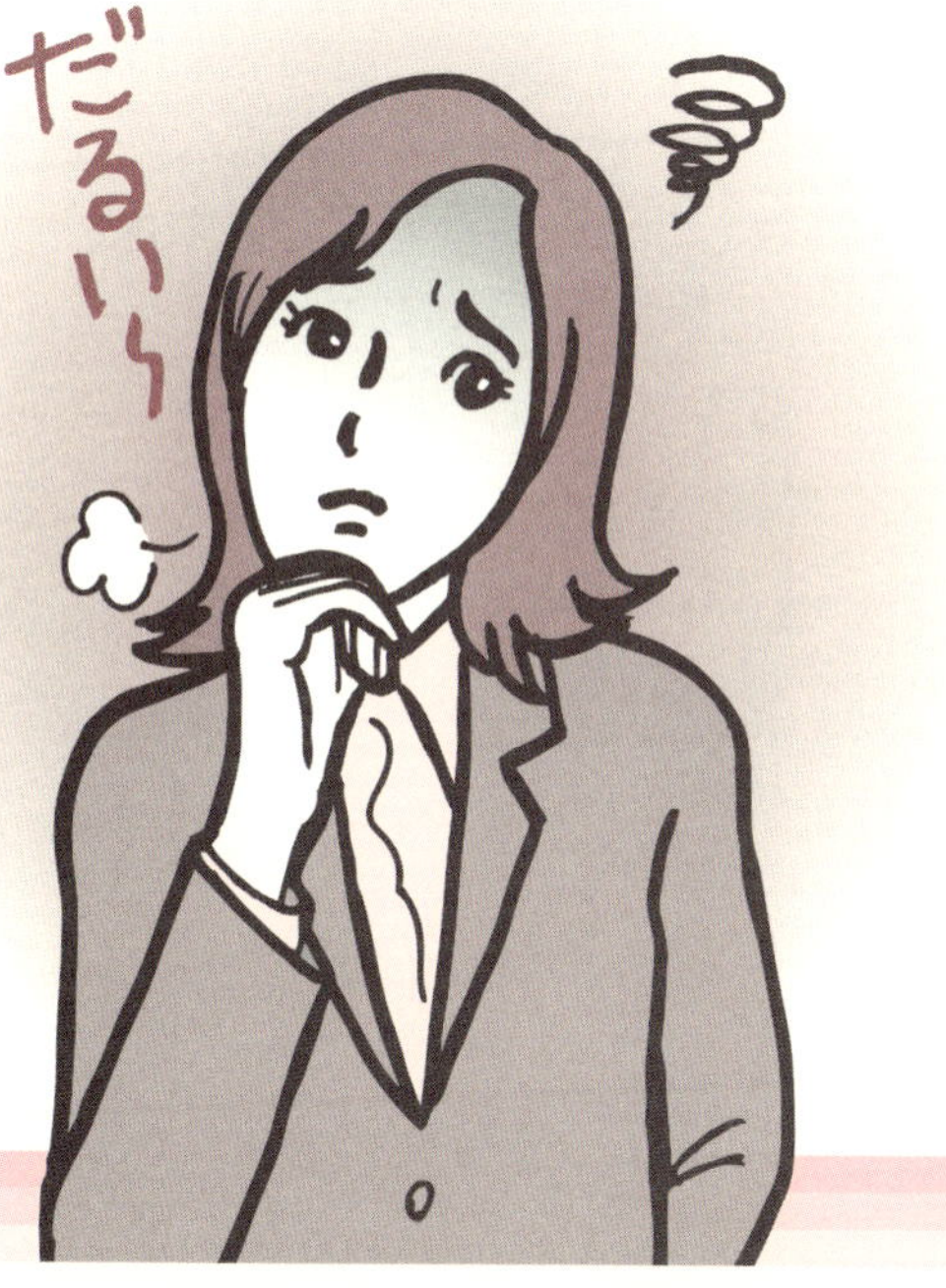

中性脂肪は活動のエネルギー量が増えすぎると問題に

Q 中性脂肪ってなんですか？

A

中性脂肪とは、体の中に存在する脂質の一種です。

中性脂肪の大きな役割は、身体活動のエネルギーになるということです。中性脂肪があるからこそ、体を動かしたり、体温を保つことができるのです。

問題は、余った中性脂肪が体脂肪の組織を構成している脂肪細胞に貯蔵されてしまうということです。中性脂肪と表現されるため、脂っぽいものを食べると増えるものと誤解されがちですが、じつは炭水化物（＝糖質）の食べすぎで、中性脂肪は上昇します。中性脂肪の貯蔵量が、一定以上に増えた状態が肥満です。

また、中性脂肪が高いというのは、血液中の中性脂肪の量が増えすぎている状態のことをさします。同じ中性脂肪でも、血液中ではなくて肝臓の中で増えすぎている場合は、脂肪肝と呼ばれます。

中性脂肪とは

中性脂肪が高いというのは、
血液中の中性脂肪の量が
増えすぎている状態をさします。
中性脂肪が肝臓の中で増えすぎている場合は、
脂肪肝と呼ばれます。

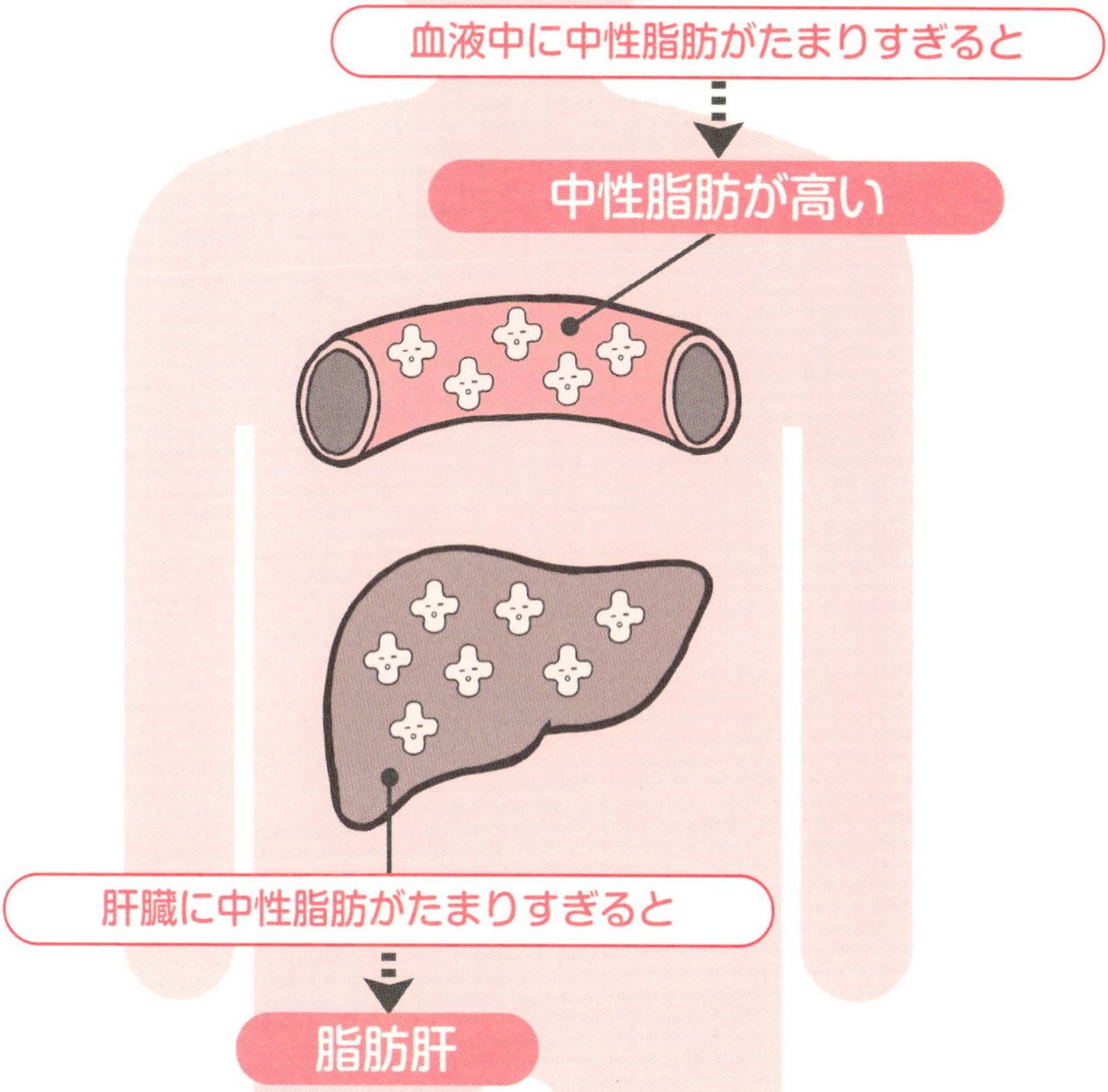

中性脂肪が高い人は血液がドロドロの状態

Q 中性脂肪が高いといわれましたが、どういう状態ですか？

A

中性脂肪が体内で余ると、肥満という状態をもたらす一方、血液中の中性脂肪の濃度も高くなります。血液検査で、中性脂肪が高いといわれたときがこの状態です。

中性脂肪が高い人の血液は、ドロドロの状態で、健康的な人の血液のようにスムーズに流れていません。血液を固める成分である血小板の凝集を高め、血液に粘りが出て、流れを悪くしているのです。

これは血管を傷つけ、動脈硬化をもたらす非常に危険な状態といえます。さらに高血圧や高血糖などの危険因子が重なれば、心臓病や脳の病気にかかわるリスクが格段に高まります。このような状態になるのは、ご飯、麺類、パン、果物、また、アメやせんべいなど、炭水化物（＝糖質）のとりすぎや不規則な生活と運動不足が原因です。いままでの生活習慣を見直し、ドロドロ血液をもとのサラサラ血液に戻さなければなりません。

●中性脂肪と血流

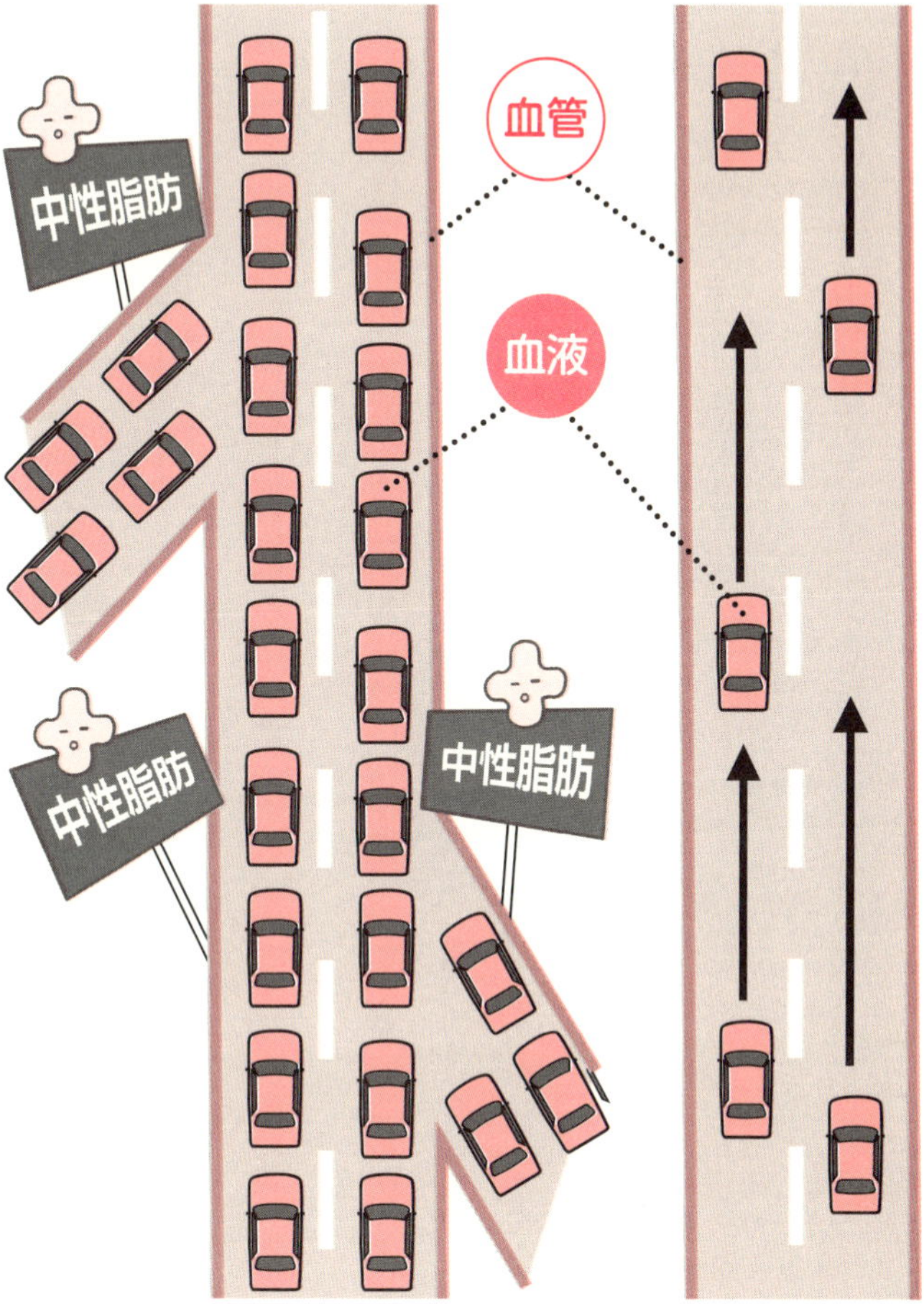

●中性脂肪の高い人の血流

中性脂肪で
血液が渋滞を起こしています。

●健康な人の血流

血液がサラサラで
スムーズに流れています。

中性脂肪が増えるとＨＤＬが減り超悪玉を生む

Ｑ 中性脂肪がたくさんあるのはよくないことですか？

Ａ　血液中に中性脂肪がたくさんある状態は、体の中でよくないことが次々と起こります。ひとつはＨＤＬコレステロールを減らすこと、もうひとつはＬＤＬコレステロールを小型化し、小型ＬＤＬコレステロールという超悪玉コレステロールを生み出すことです。ＨＤＬコレステロールは、血液中にたまった余分なＬＤＬコレステロールを肝臓に運んでくれるのですが、これをさまたげるのが中性脂肪です。つまり中性脂肪が高いとコレステロールの質を悪くしてしまうのです。

また超悪玉コレステロールは、サイズが非常に小さいため、血管に直接入り込みやすく、酸化されやすいので、動脈硬化を簡単に引き起こしてしまいます。

そのうえ私は、中性脂肪自体も動脈硬化の直接の原因になると思っています。中性脂肪という物質は、意外とこわい存在なのです。

●超悪玉コレステロールを生む

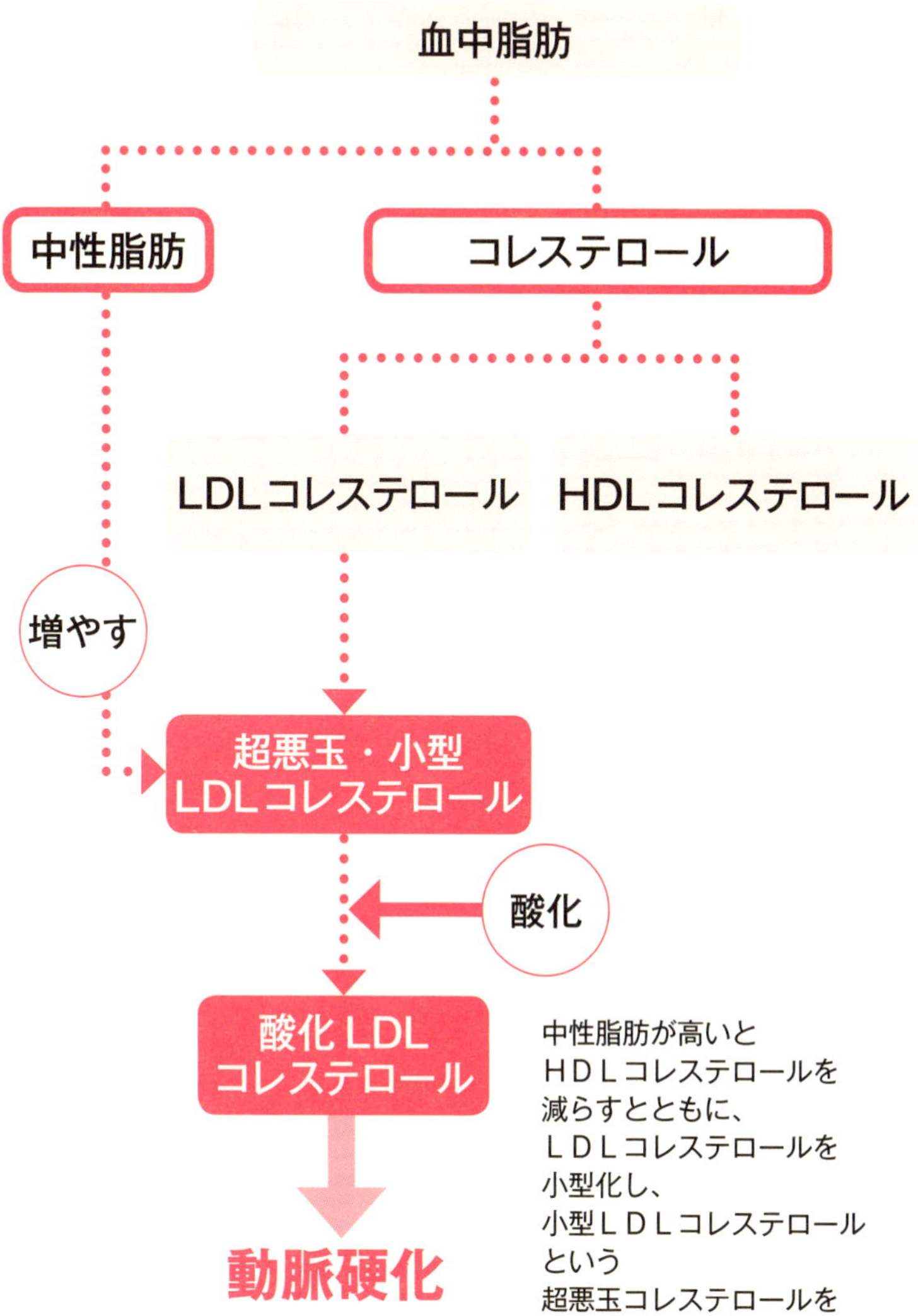

中性脂肪が高いと
ＨＤＬコレステロールを
減らすとともに、
ＬＤＬコレステロールを
小型化し、
小型ＬＤＬコレステロール
という
超悪玉コレステロールを
生み出してしまいます。

中性脂肪はご飯や麺類甘いもので増える

Q 中性脂肪を増やす食べ物はやはり脂ですか？

A

炭水化物（＝糖質）、たんぱく質、脂質は、体に不可欠な三大栄養素といわれています。そのうち脂質は、当然体内で分解されて脂肪になります。しかしそれ以外の栄養素にも、脂肪に変わるものがあるのです。

代表は炭水化物（＝糖質）。前にも述べましたが、中性脂肪は、飯や麺類、甘いもので増えるのです。炭水化物（＝糖質）は、ブドウ糖になり小腸で吸収されて血液中に運ばれます。血液中のブドウ糖は、エネルギーとして使われますが、余ると肝臓に運ばれます。肝臓は、運ばれてきたブドウ糖をもとに、新たな中性脂肪をつくります。

中性脂肪を増やすのは、脂質と思いがちですが、圧倒的に炭水化物（＝糖質）なのです。中性脂肪を減らすために、脂質を控えても意味はありません。炭水化物（＝糖質）の摂取を抑えなければ、中性脂肪を減らすことはできないのです。

●中性脂肪を増やす原因

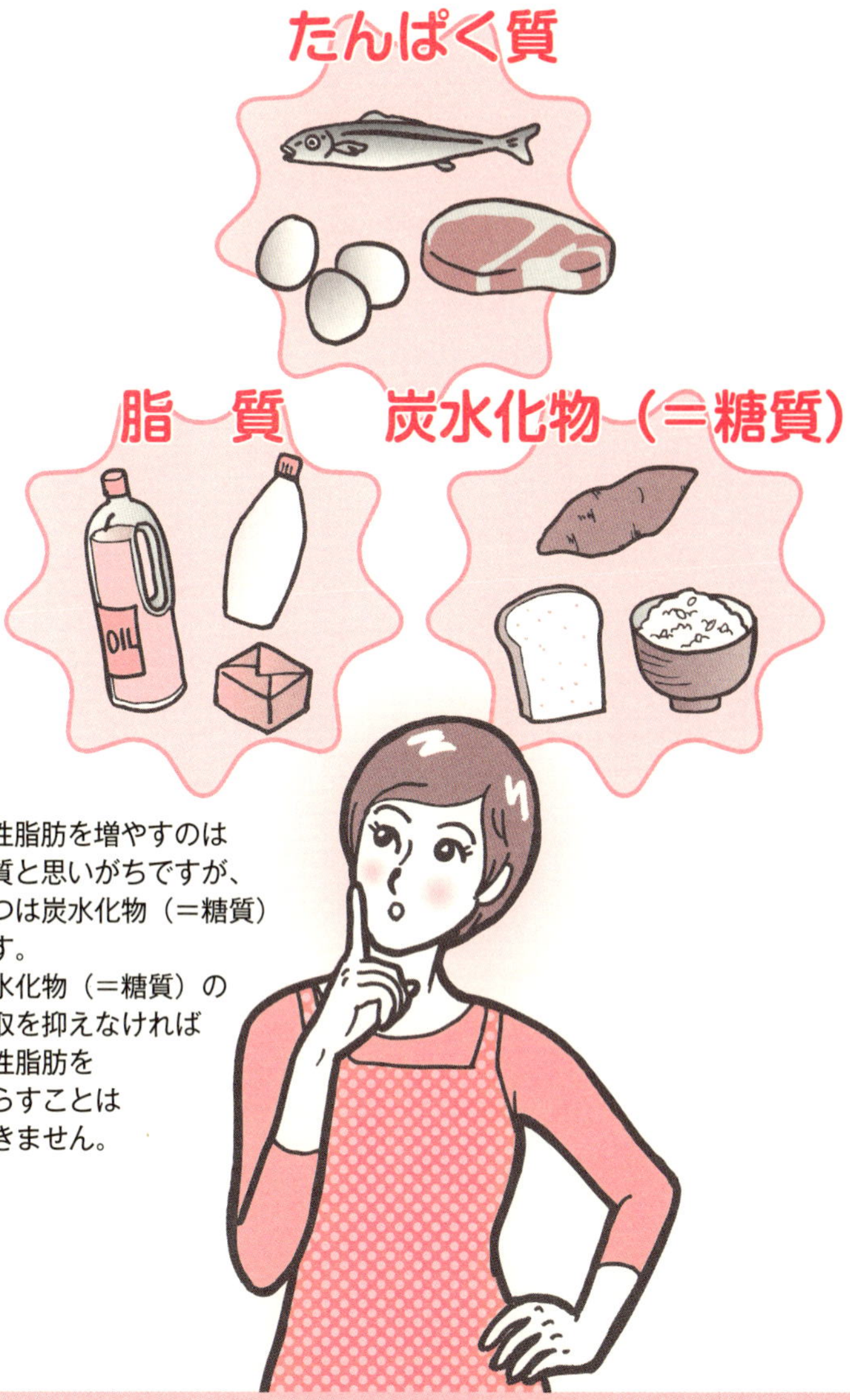

中性脂肪を増やすのは
脂質と思いがちですが、
じつは炭水化物（＝糖質）
です。
炭水化物（＝糖質）の
摂取を抑えなければ
中性脂肪を
減らすことは
できません。

中性脂肪が高くなる前にまず脂肪肝ありき

Q 脂肪は中性脂肪として血液だけにいたずらするの？

A いいえ。血液中の中性脂肪が高い人は、その前にまず脂肪肝の症状が現れることが多いのです。脂肪肝とは、肝臓の細胞が中性脂肪をたっぷりと詰め込んで、白く膨張している状態をいいます。健康な人の肝臓にある中性脂肪は3～5％程度ですが、脂肪肝の人の肝臓には、30％以上もの中性脂肪が蓄えられています。

脂肪肝は、メタボリックシンドロームのさらに手前に位置づけられると考えられます。食べたものが小腸から吸収されると、まず肝臓に取り込まれ、中性脂肪としてたまります。脂肪肝は軽度のうちは症状がないため、本人も危機感を持っていない場合がほとんどすべてですが、狭心症や心筋梗塞の発症率が、通常の2倍以上高いことがわかっています。

本書は血液中の脂質である、コレステロールと中性脂肪を扱っていますが、これらは脂肪肝と密接に関係しているので、しばらく脂肪肝のお話を続けます。

●まず脂肪肝ありき

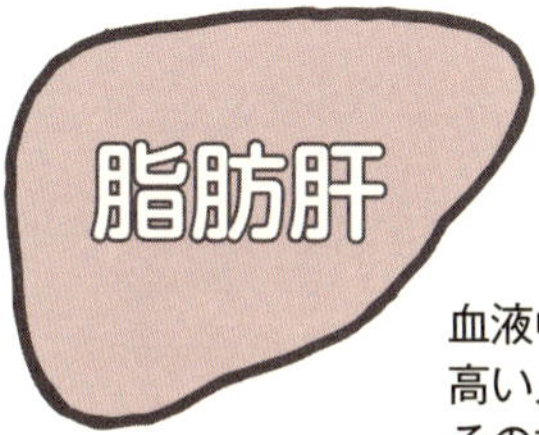

血液中の中性脂肪が
高い人は、
その前にまず脂肪肝の症状が
現れることが多いのです。
脂肪肝は狭心症や
心筋梗塞の発症率が、
通常の２倍以上高いことが
わかっています。

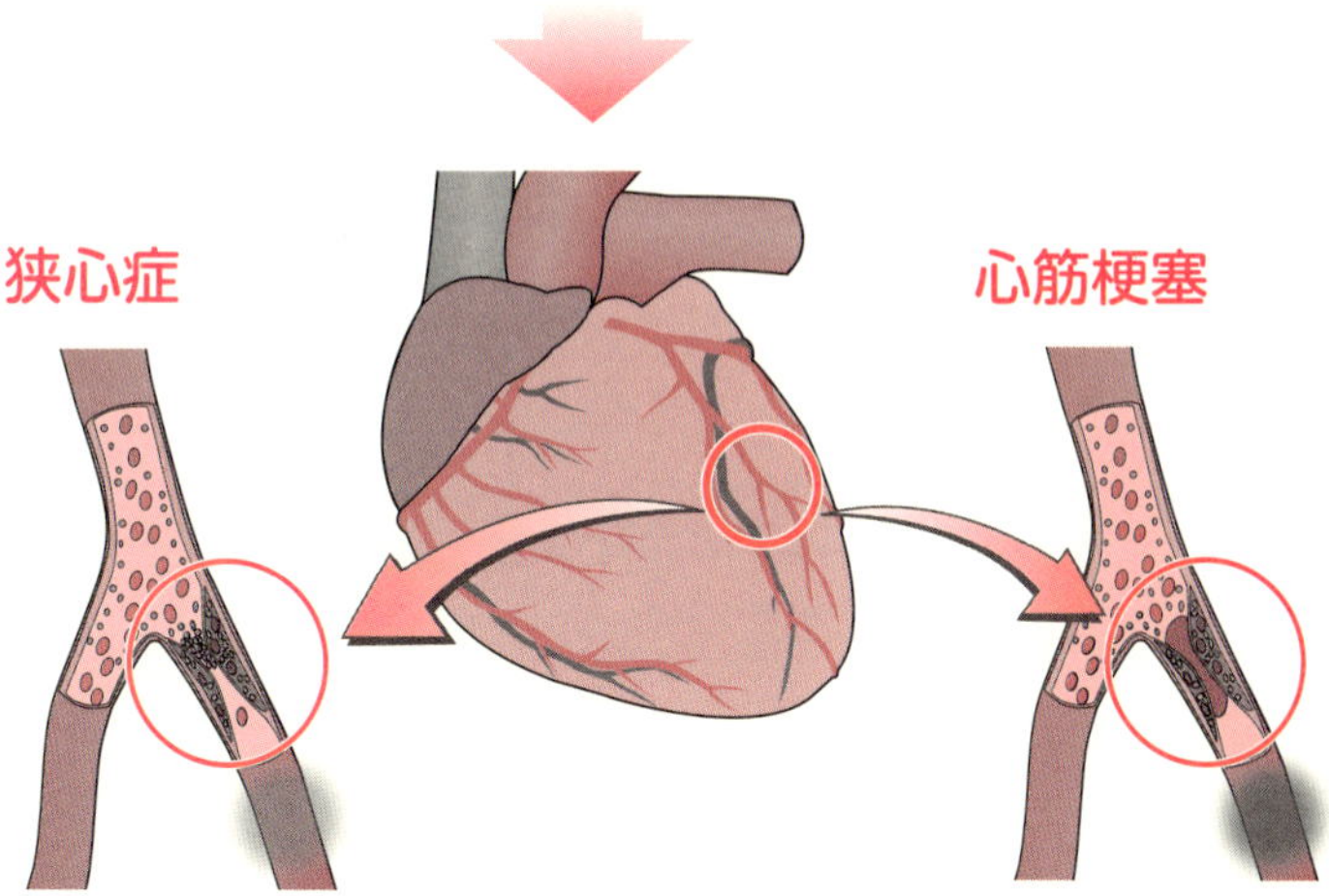

健康診断の血液検査でALT（GPT）20以上は脂肪肝

Q 脂肪肝かどうか、チェックする方法は？

A

健康診断の血液検査の表を見てください。そこにALT（GPT）という項目があるはずです。ここの数値は、肝臓の状況を表しています。脂肪肝かどうかをチェックするには、この項目の数値がいちばん重要なのです。

基準値は10〜30IU／lとされていますが、私は17で肝臓に脂肪がたまり始め、20を超えると、ほぼ脂肪肝の状態だと思っています。あなたが20以上だったら、すぐに医療機関を受診してください。おなかのエコーをやってみるとわかりますが、ALT（GPT）が16の状態では、まだ肝臓に脂肪はついていません。しかし17になると、脂肪がつき始めます。ですから私は、20以上はすでに危険信号だという見方をしているのです。

現在日本人の3人にひとりは、20以上です。ちなみに、理想の体重を聞かれたときに、私はALT（GPT）が20以下の状態の体重だと答えることにしています。

●ALT（GPT）

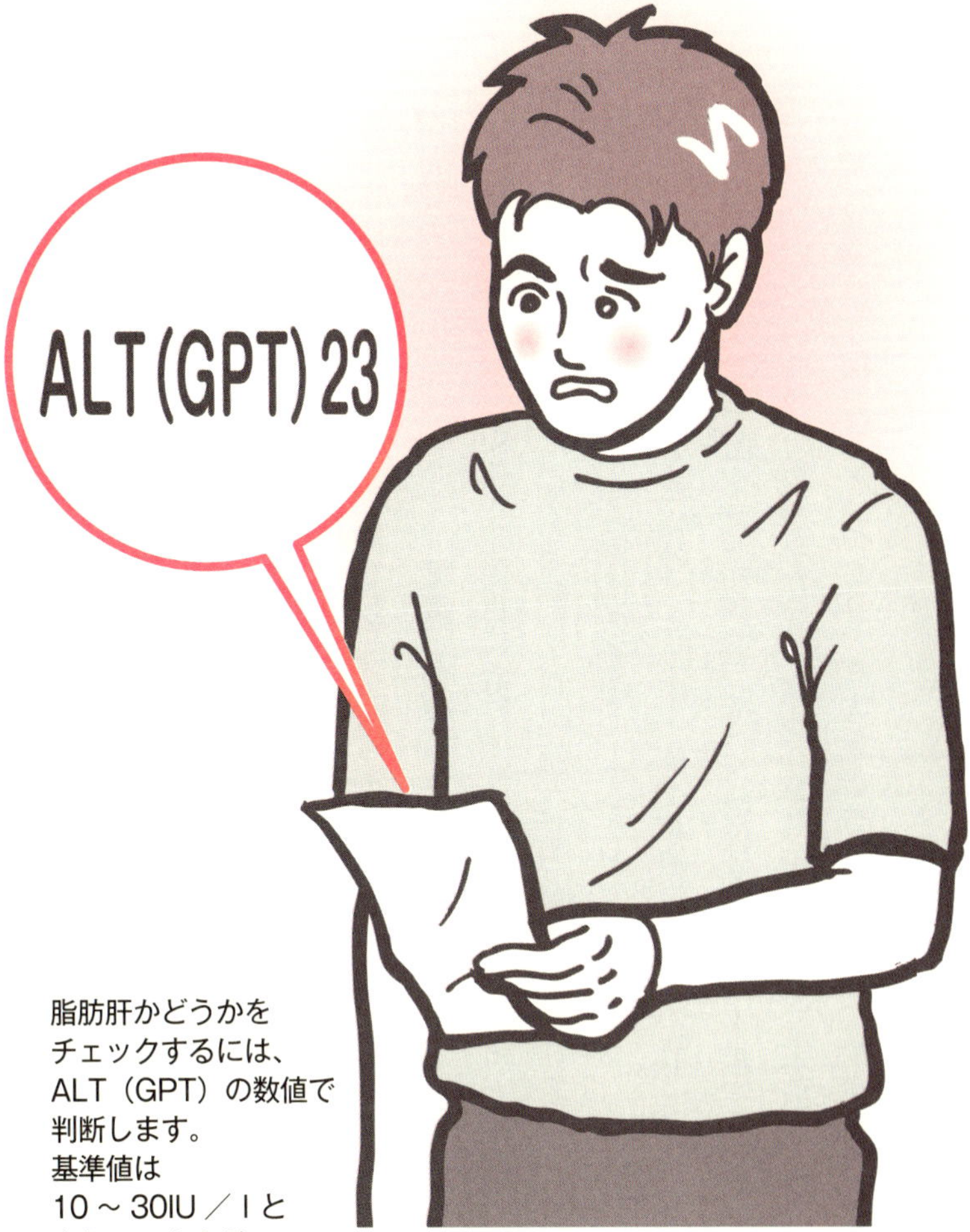

脂肪肝かどうかを
チェックするには、
ALT（GPT）の数値で
判断します。
基準値は
10～30IU／lと
されていますが、
20を超えるとほぼ脂肪肝の状態です。
20以上だったらすぐに医療機関を受診しましょう。

脂肪肝の原因は肥満
自分の肥満度をチェックしよう

Q 脂肪肝の原因はやはり太りすぎ?

A

現在3000万の人が脂肪肝であると推定されます。

脂肪肝の第一の原因として、肥満が挙げられます。自分が肥満かどうかは、体格指数BMI(Body Mass Index)から簡単に計算でき、体重kg÷身長m÷身長mが25以上ならば肥満とされています。たとえば、170cmの人で75kgあったとします。75÷1・7÷1・7=26となり、25以上ですから肥満の範疇に入ることになります。

加齢とともに、生命を維持するためのエネルギー量=基礎代謝量は確実に低下するのに、若いころと同量の食事をしていることが多く、そこに慢性的な運動不足が加わり、肥満になります。もしおいしい食事を楽しみたいのなら、運動をして筋肉量を増やすことです。筋肉量と基礎代謝量は相関します。つまり、筋肉量が増えることで、基礎代謝量も増加します。そして、太りづらい体になるのです。

●脂肪肝の原因

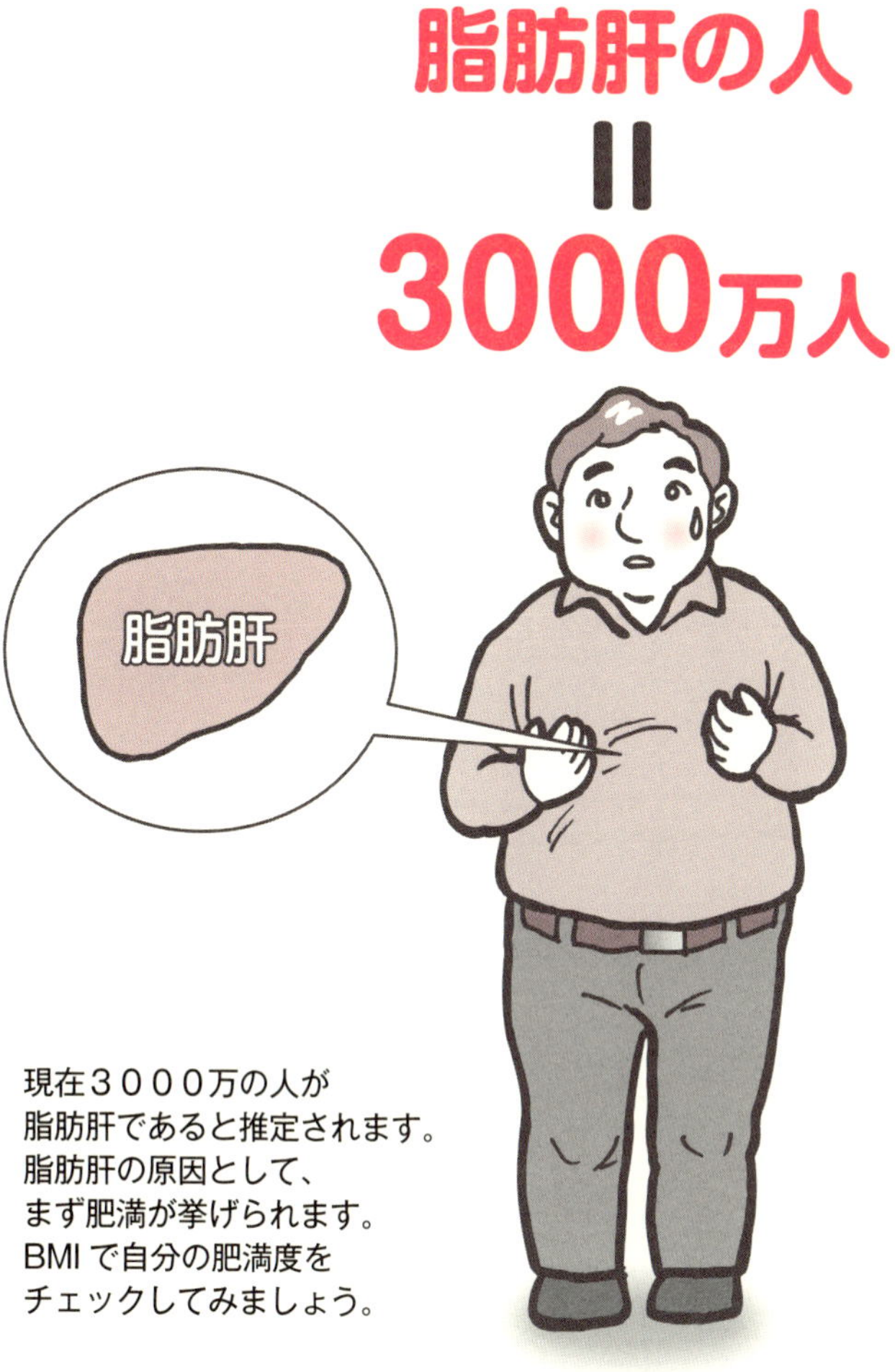

現在３０００万の人が
脂肪肝であると推定されます。
脂肪肝の原因として、
まず肥満が挙げられます。
BMI で自分の肥満度を
チェックしてみましょう。

お酒も飲まないのに肝臓に炎症を起こすナッシュ

Q 脂肪肝でもお酒を飲まなければ大丈夫でしょ？

A

最近急速に注目されるようになった病気のひとつに、ナッシュという肝臓の病気があります。非アルコール性脂肪性肝炎という病名の英語名の頭文字をとってナッシュと呼ばれています。お酒を飲まないのに、肝臓に強い炎症が起きる病気で、悪化すると肝硬変や肝臓がんにまで進展することがあります。

ナッシュは必ず脂肪肝から発症します。ですから、脂肪肝だけは、絶対に避けなければいけません。肝臓の細胞が中性脂肪だらけになって、血液の流れが悪くなったところに、なんらかの要因が加わって肝臓の炎症が起こります。その要因とは、ストレスや活性酸素、腸内で発生した大腸菌の毒素などと考えられています。

余談ですが、意外なことにアルコールを飲む人は、飲まない人に比べ、脂肪肝になりにくいということがわかってきました。

●ナッシュ①

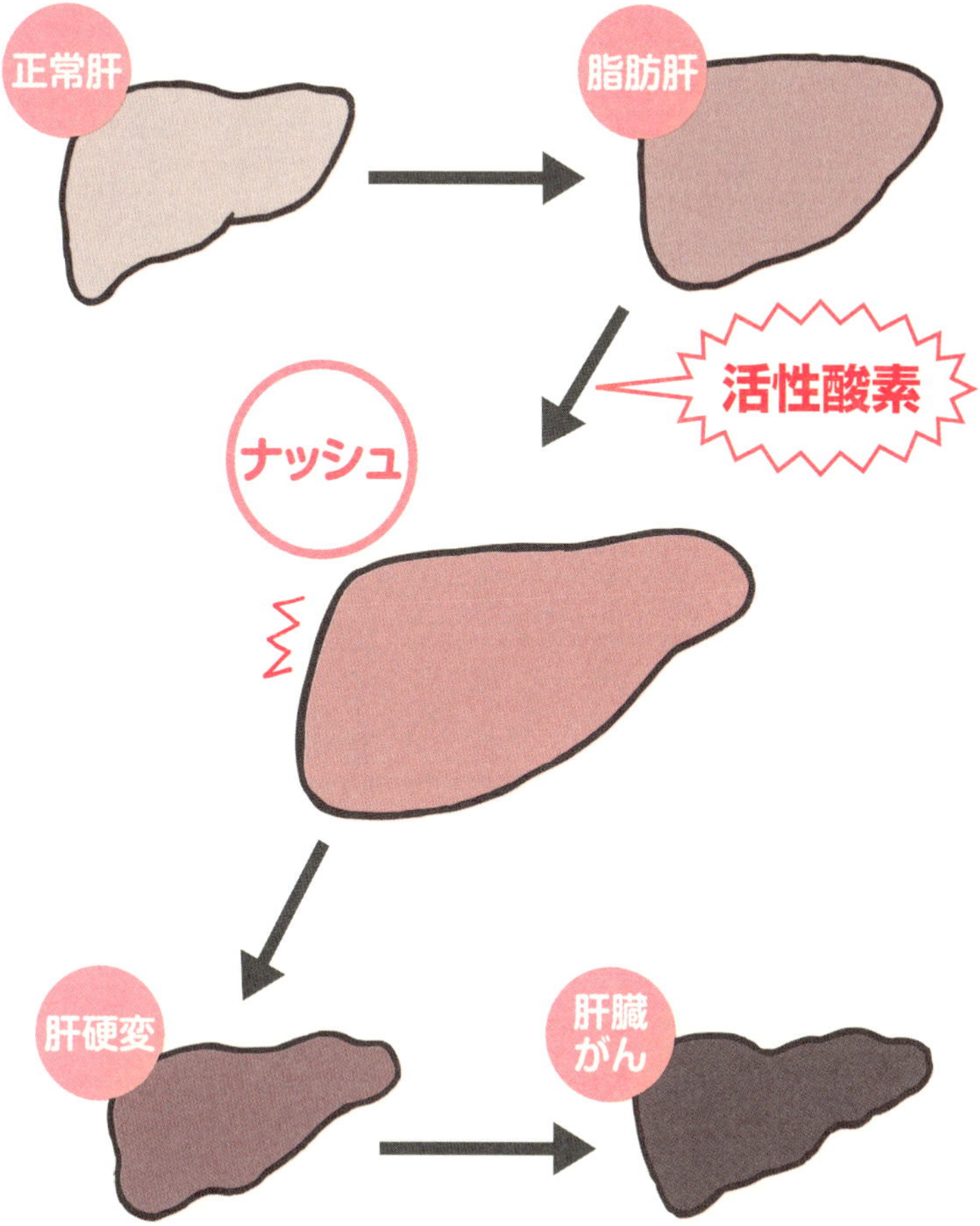

ナッシュは、脂肪肝が活性酸素などにより
酸化されて発症します。
悪化すると肝硬変や肝臓がんにまで進展します。

ナッシュは脂肪肝から発症
脂肪肝は代表的な生活習慣病

Q 脂肪肝ってそんなにこわいものなのですか？

A

前項でも述べたように、ナッシュは必ず脂肪肝から発症します。脂肪肝にならなければ、ナッシュになることはありません。しかし残念なことに、食生活の欧米化や生活様式の変化に伴い、脂肪肝は急増の一途をたどっています。現在ではなんと、日本人の４人にひとりが脂肪肝といわれています。

脂肪肝は、以前は肝臓に脂肪が蓄積するだけの心配のない病気と考えられていました。ところが脂肪肝は、狭心症や心筋梗塞、脳梗塞や脳出血など、動脈硬化によって引き起こされる病気の発症率を高くしていることが判明したのです。

さらに予期せぬナッシュの登場。すでに国内に、３００万人のナッシュの患者さんがいると推定されています。この数字は、脂肪肝の人のうち、10人にひとりが、約10年かけて、脂肪肝からナッシュに進展することを表しています。

●ナッシュ②

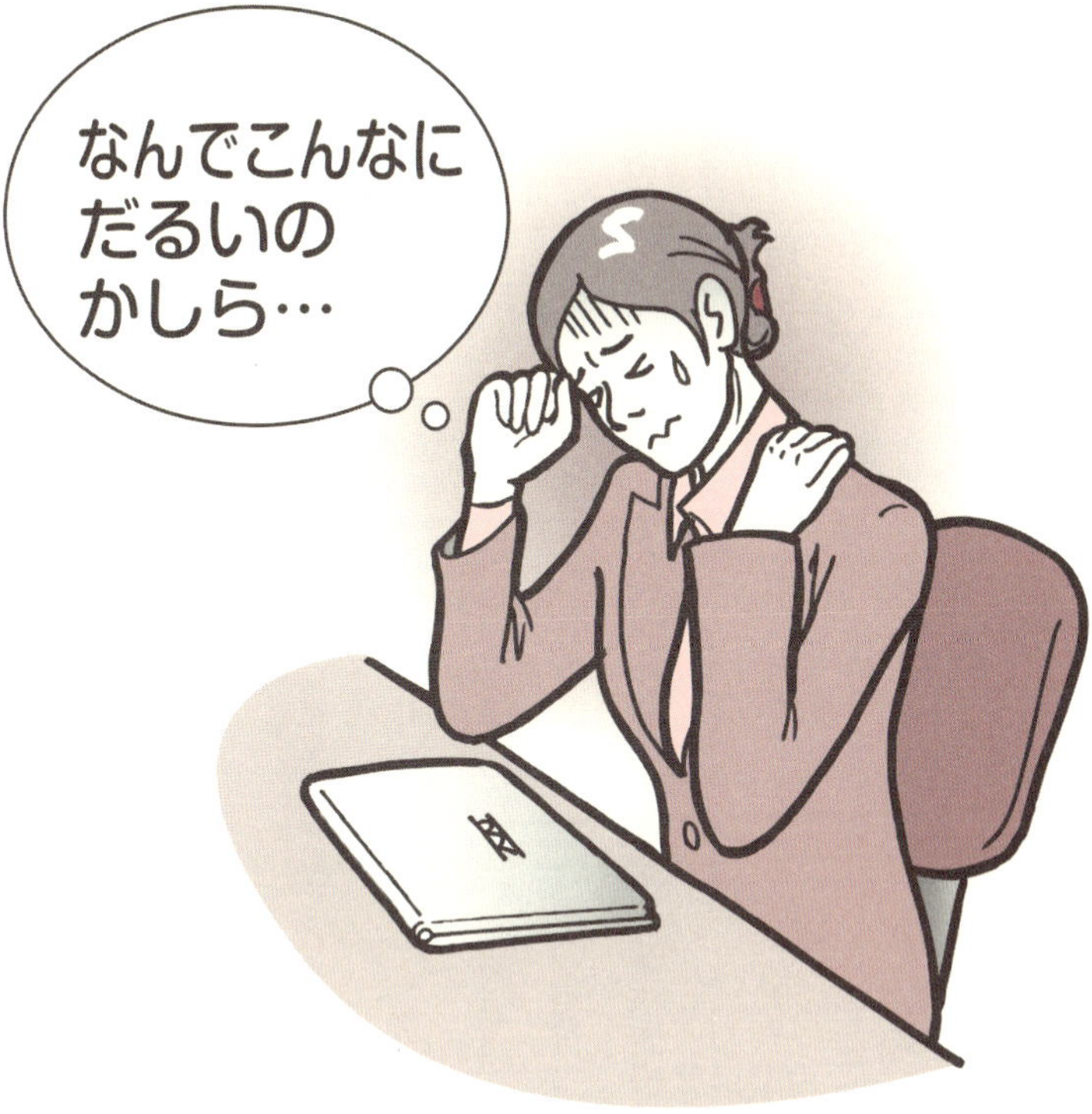

ナッシュは
お酒を飲まないのに肝臓に強い炎症が起きる病気です。
すでに国内に、300 万人の
患者さんがいると推定されています。

脂質異常症も脂肪肝から進行

Q ほかにも脂肪肝から発症する病気はあるのですか?

A

脂肪肝は、前にあげた脂質異常症も引き起こします。

脂質異常症はほとんどの場合、生活習慣の乱れが原因で起こります。炭水化物(＝糖質)の多い食事や野菜不足など乱れた食習慣は、血液中の脂質のバランスを崩す要因になります。食事だけでなく、運動不足やストレス、喫煙もよくありません。体を動かさないと脂質は消費されず、血液中にたまったままとなります。ストレスは暴飲暴食につながり、血液中の脂質を増やしてしまいます。喫煙することにより、たばこに含まれる有害成分が体内に入り血管を傷つけ、脂質異常症から動脈硬化へと急速に進行します。

また、家族の中に動脈硬化による病気の人がいる場合は、家庭の生活習慣そのものが脂質異常症になりやすい傾向にあります。原因をさがし、家族全員で生活を見直し、改善していくことがなにより重要となります。

●脂肪肝から脂質異常症に

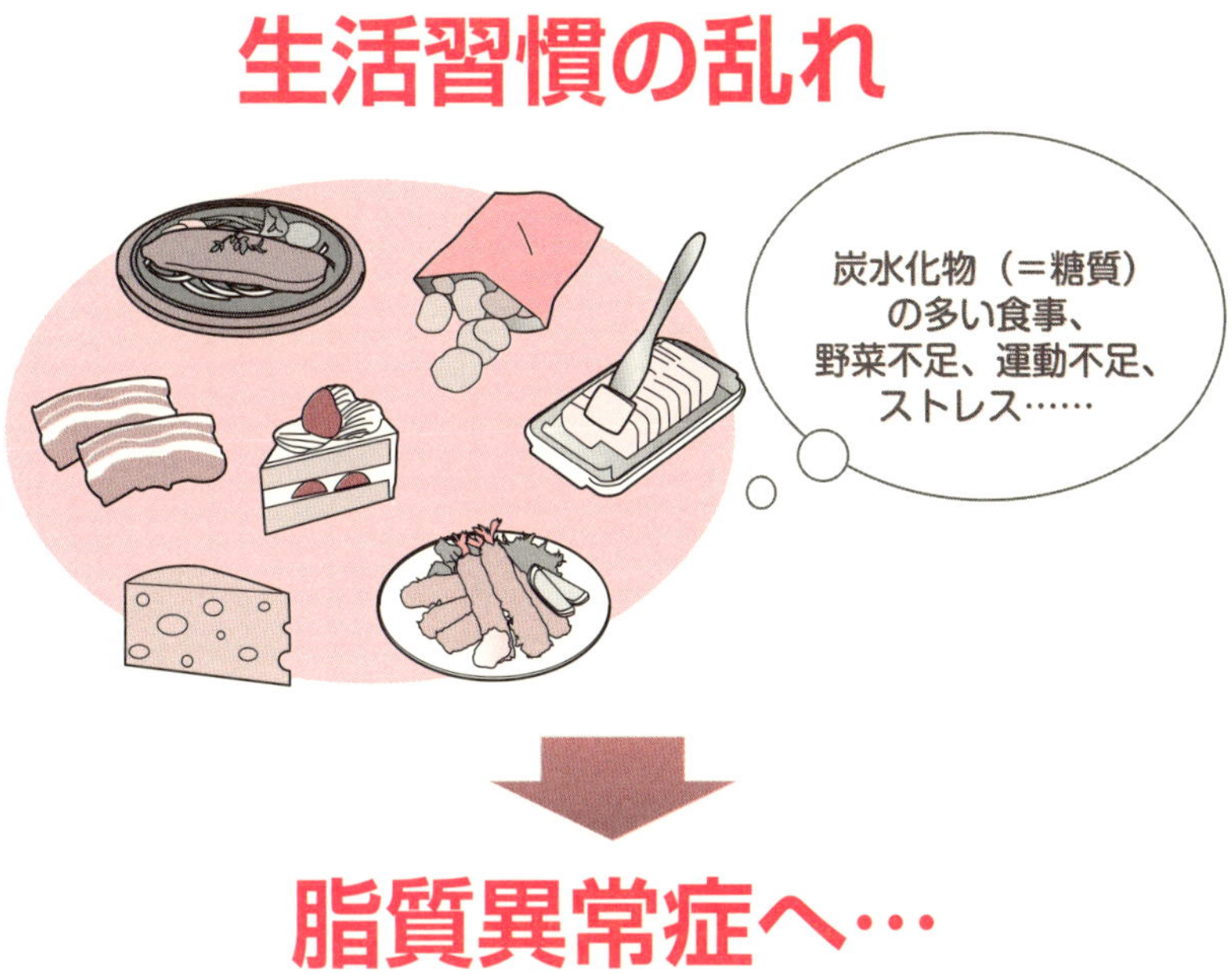
生活習慣の乱れ
炭水化物（＝糖質）
の多い食事、
野菜不足、運動不足、
ストレス……
脂質異常症へ…

脂肪肝は脂質異常症も引き起こします。
さらに炭水化物（＝糖質）の多い食事や野菜不足など乱れた食習慣は、
血液中の脂質のバランスを崩す要因になります。

脂質異常症は動脈硬化の危険因子

Q 脂質異常症からどんな病気になっていくの？

A　脂質異常症は、狭心症や心筋梗塞、脳梗塞や脳出血など、動脈硬化が原因で起こる重篤な病気の危険因子です。

危険因子とは、病気を引き起こしたり、悪化・進行させる要因です。

脂質異常症という危険因子がひとつあると、危険因子がまったくない人に比べ、狭心症や心筋梗塞、脳梗塞や脳出血が起こる危険度が5・1倍になるという報告があります。しかし、脂質異常症だけが危険因子になるのではなく、ほかにも高血圧、糖尿病、肥満があり、これを4大危険因子と呼んでいます。このうち2つが重なると危険度は9・7倍に、3〜4つが重なると危険度は31・3倍に跳ね上がります。

なかでも高血圧は、脂質異常症と並んで重大な危険因子で、この2つが合併すると、動脈硬化の進行にいっそう拍車がかかります。

●脂質異常症は動脈硬化の危険因子

●健康な人の血管

HDL コレステロール、LDLコレステロールや中性脂肪がバランスよく血液に溶け込み、血管の中を流れています。

HDL
コレステロール
LDL
コレステロール
中性脂肪
血管壁

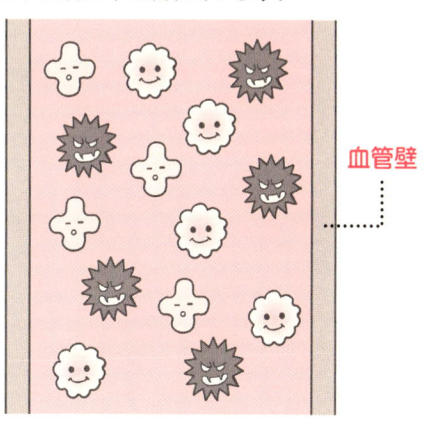

●脂質異常症の人の血管

中性脂肪が多くなると、HDLコレステロールが減ってLDLコレステロールが増えてきます。
増えた LDLコレステロールは血管壁に入り込み、動脈硬化を引き起こす原因となります。

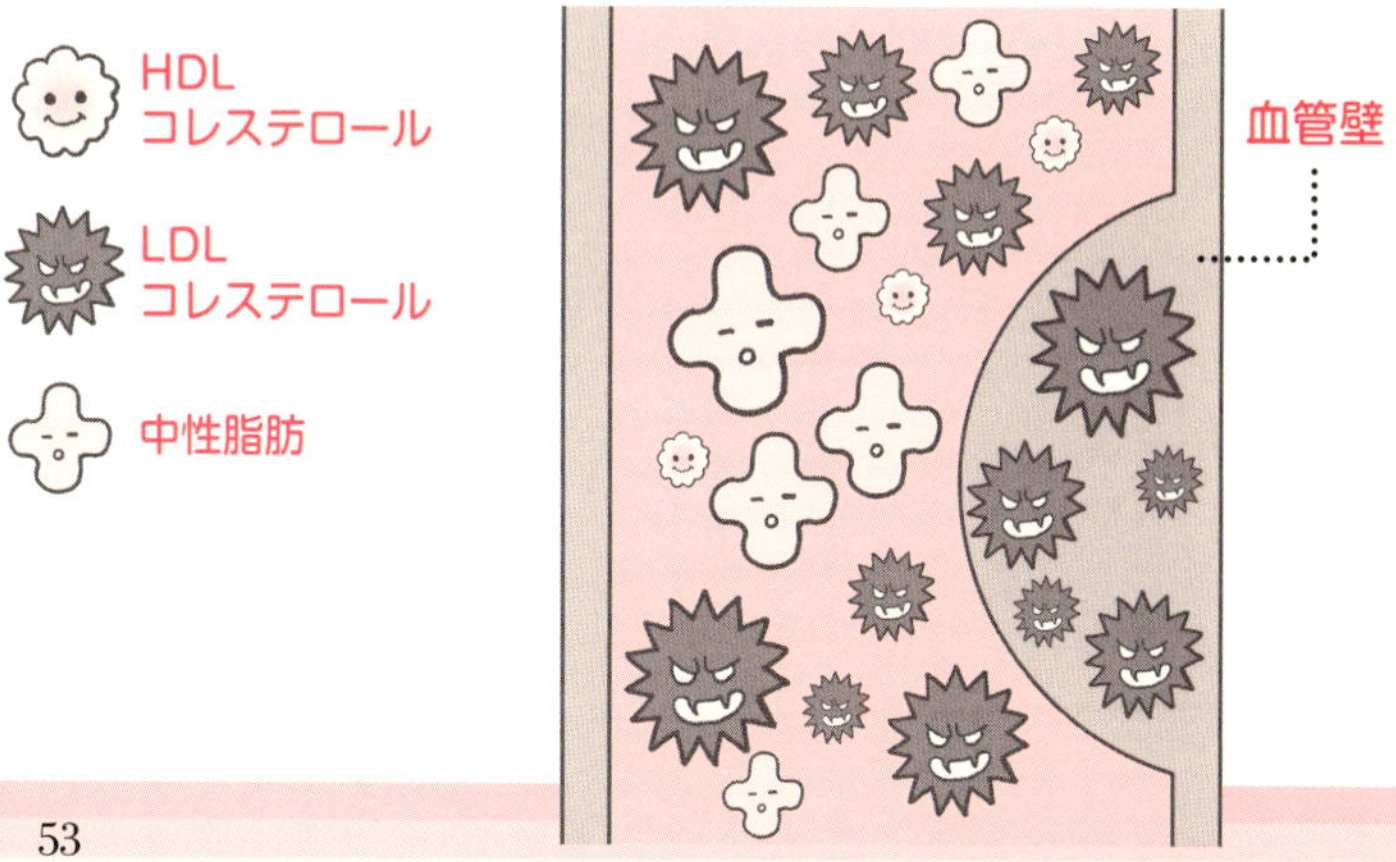

ホルモンのおかげで女性は脂質異常症になりにくい

Q 女性は脂質異常症になりにくいと聞きましたが？

A たしかに女性は、脳梗塞や心筋梗塞、脳梗塞や脳出血など、動脈硬化によって引き起こされる病気になりにくいといわれています。それはエストロゲンという女性ホルモンのおかげです。エストロゲンは本来、排卵を促したり、乳房や子宮を発達させたりするホルモンですが、ほかにも血液中のコレステロールを減らし、結果として脂質異常症になりにくくし、動脈硬化の進行を抑える働きを持っています。

しかしそれも、閉経を迎えるまでのこと。更年期以降、エストロゲンの分泌が減ると、コレステロール値が急激に上がり、脂質異常症になりやすくなってしまいます。当然、動脈硬化によって引き起こされる病気の発症率も高まります。

女性でも更年期以降は、食事内容の見直しや運動などで、エストロゲンに頼らなくても脂質異常症になりにくい体にしていくことが大切です。

女性の総コレステロール値の推移

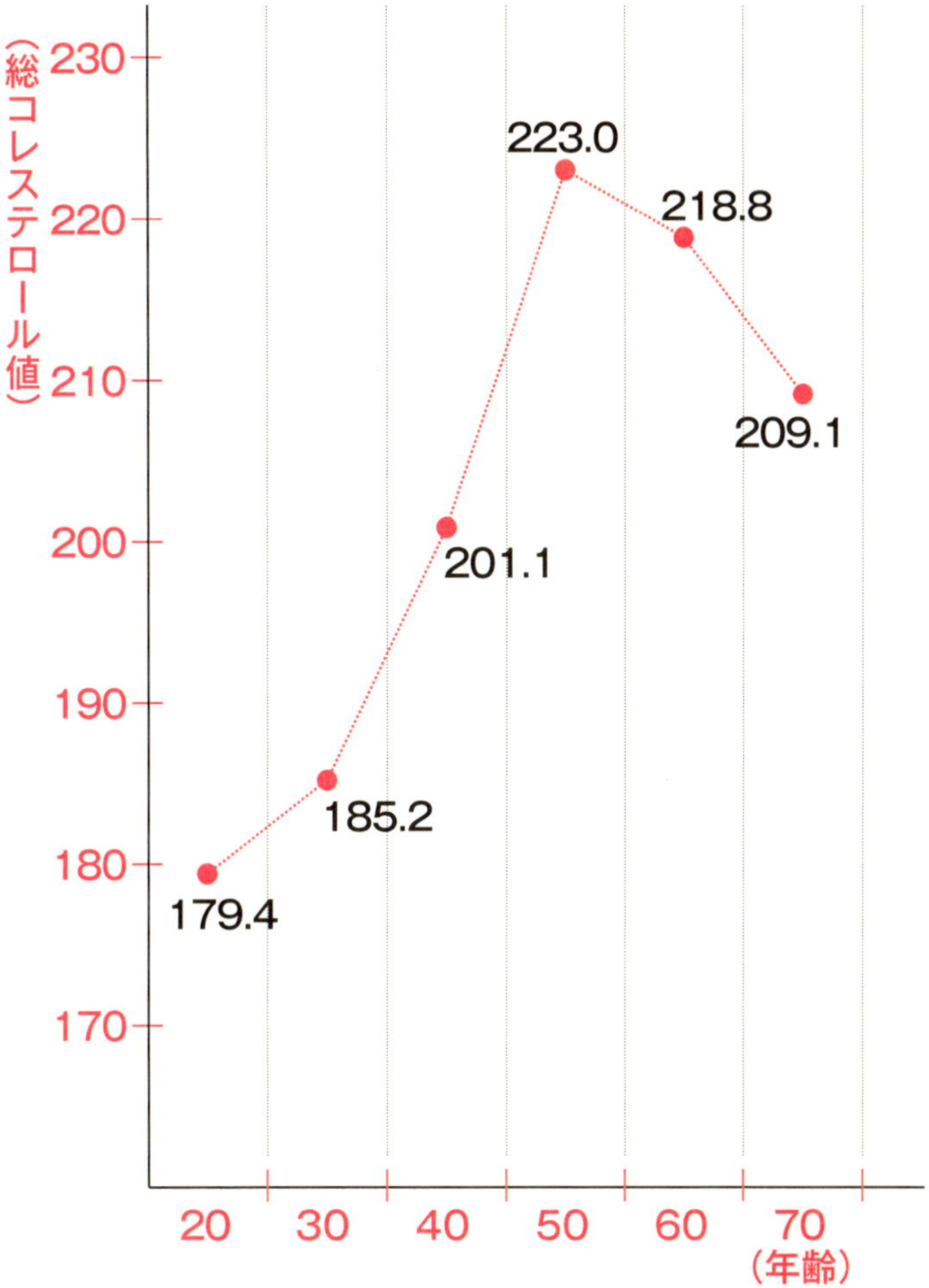

厚生労働省「国民健康・栄養調査」（平成16年）より

食べすぎや運動不足が原因 子どもの脂質異常症が増える

Q 脂質異常症なんておとなだけの病気でしょ？

A

コレステロールと中性脂肪の異常を脂質異常症と呼んでいます。ですから脂質異常症は、かつては、おとなになってから起こるものと考えられてきました。ところが近年、子どもの脂質異常症が増えています。脂質異常症は、たいてい肥満をともないます。肥満傾向にある子どもは30年ほど前に比べて、1・5～2倍になっています。食べる量に比べ、体を動かさなくなっていることが、その理由でしょう。

子どもに脂質異常があるからといって、コレステロールの摂取をやみくもに減らすわけにはいきません。コレステロールは細胞膜やホルモンの材料となるため、極端に不足すると、成長障害を起こす危険があります。

子どもの脂質異常症の多くは、家族の食生活が影響しています。家族全員で、栄養バランスを考えた食事内容に変更していくことが大切です。

●肥満傾向児の推移

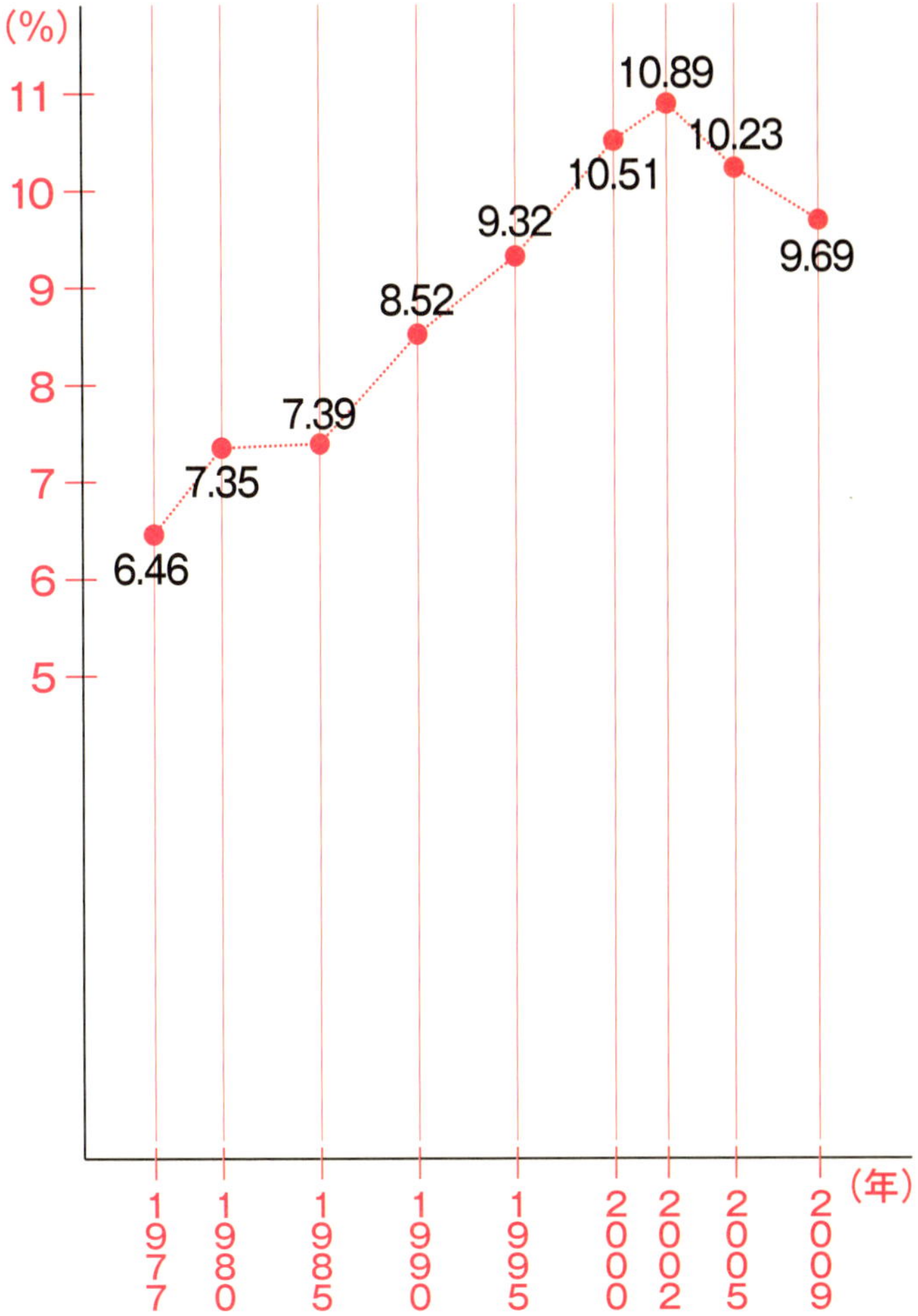

対象：11歳男女（小学6年生）
文部科学省「学校保険統計調査」（年次統計）より

脂肪肝、脂質異常症と糖尿病は原因がみな同じ

Q 脂肪肝は糖尿病も引き起こすと聞きましたが?

A

　たしかに、脂肪肝は糖尿病も引き起こします。脂肪肝、脂質異常症、糖尿病は、同じ原因で起こるので、章の最後に、糖尿病にも一言触れておきましょう。

　糖尿病は、すい臓から分泌されるインスリンという血糖を低下させるホルモンが、不足したり、働きが低下したりして、血液中のブドウ糖濃度＝血糖値が慢性的に高くなる病気です。糖尿病のこわさは、余ったブドウ糖により血管が傷つき、動脈硬化がどんどん進行してしまうことにあります。動脈硬化は、心筋梗塞や狭心症、脳梗塞や脳出血などの重篤な病気を知らず知らずのうちに招いてしまいます。

　また糖尿病は、三大合併症といわれる網膜症、腎症、神経障害を、同時進行的に引き起こしてしまいます。最近では、アルツハイマー型認知症や歯周病の原因にもなることも明らかになり、以前より一層注目されるようになりました。

●脂肪肝、脂質異常症、糖尿病は原因が同じ

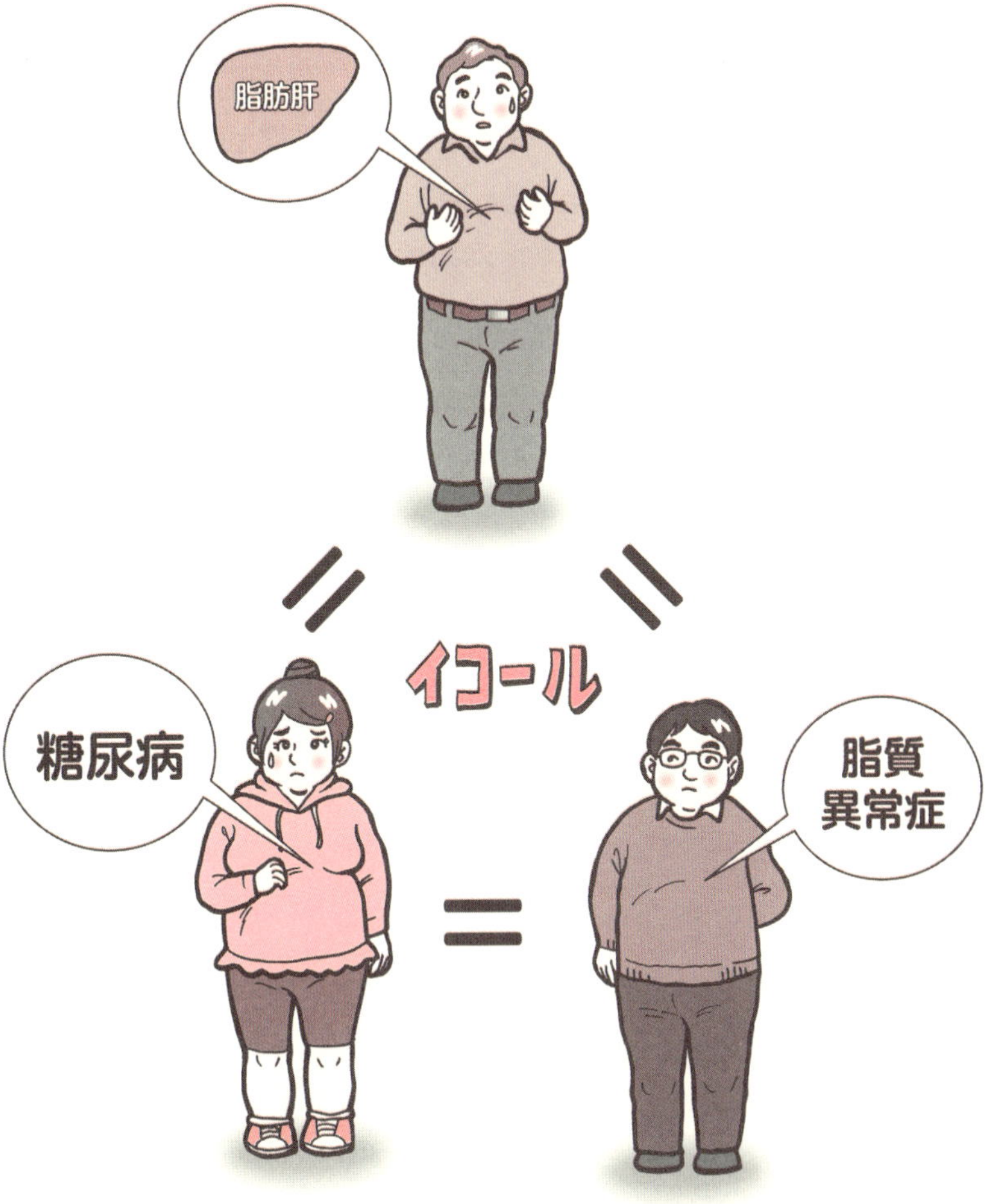

脂肪肝は糖尿病も引き起こします。
脂肪肝、脂質異常症、糖尿病は、みな同じ原因で起こります。

未病①

未病という考えを知る

わが国の医療は、いま大きな転換期を迎えようとしています。これまで長い間、病気になってから治療するという受身の医療が続いてきましたが、今後は、病気を未然に防ぐ医療にしなければなりません。本書で扱う脂質異常症のほか、高血圧、糖尿病などの生活習慣病は、食事や運動に関心を持つことだけでも改善します。これからは、自分自身の健康は、自分で管理して、守っていく時代なのです。

そのために、"未病"という概念をぜひ知っておきましょう。このことばは、未だ病にあらず、つまり、はっきり病気だとはいえないけれど、まったく健康かというとそうではないという、病気にいたる前の半健康状態を表現しています。

未病という考え方は、健康の維持や病気の予防において重要なことを示唆しています。また、健康と病気の間の状態が存在することも示してくれています。人は未病を経て病気になります。健康な人が、ある日突然病気になることはないのです。

第2章

コレステロールや中性脂肪の異常が病気を招く

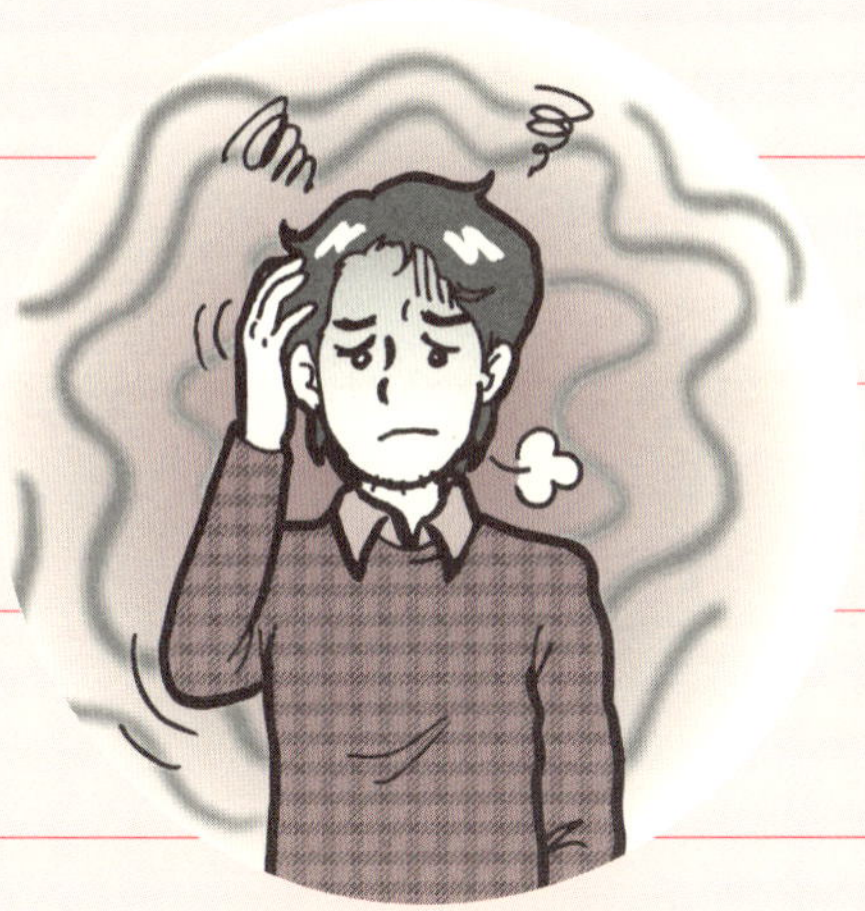

コレステロールや中性脂肪の異常は動脈硬化を引き起こす

Q 動脈硬化ってこわそうな名前ですが、どんな病気ですか？

A

　動脈硬化とは、動脈の血管壁がしなやかさを失って、硬くなった状態をいいます。本来血管は、ゴムホースのようにやわらかく、伸び縮みします。血管に柔軟性があるから血液がスムーズに流れ、体内に酸素や栄養を十分行き渡らせることができます。ところが年をとると、血管が厚く硬くなっていきます。

　こわいのは、動脈硬化が進んでますます血管が流れにくくなると、やがて血管が詰まってしまい、狭心症や心筋梗塞、脳梗塞や脳卒中といった、生命にかかわる重篤な病気にいたるということです。

　ＬＤＬコレステロールが高くＨＤＬコレステロールが低い人、中性脂肪が高い人などが動脈硬化を起こしやすい人といえます。さらにそこに、脂肪肝、糖尿病、高血圧、喫煙などの危険因子が重なると、動脈硬化の発症率は急激に高まります。

●動脈硬化の原因に

健康な人の血液

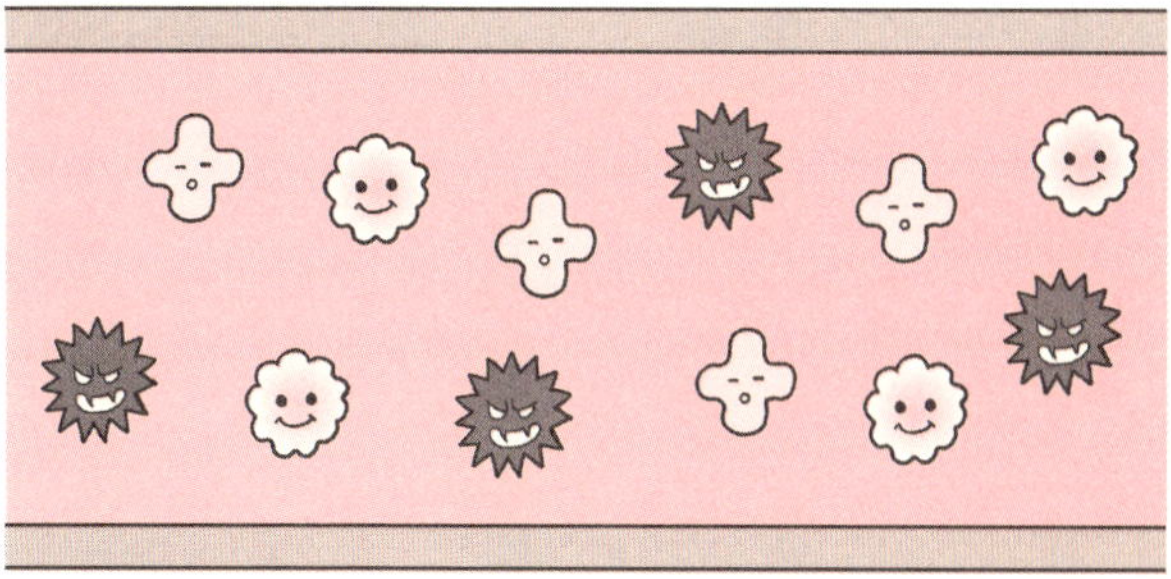

中性脂肪

HDLコレステロール

LDLコレステロール

中性脂肪、
HDLコレステロール、
LDLコレステロールが
バランスよく血液中を
流れています。

動脈硬化の予兆

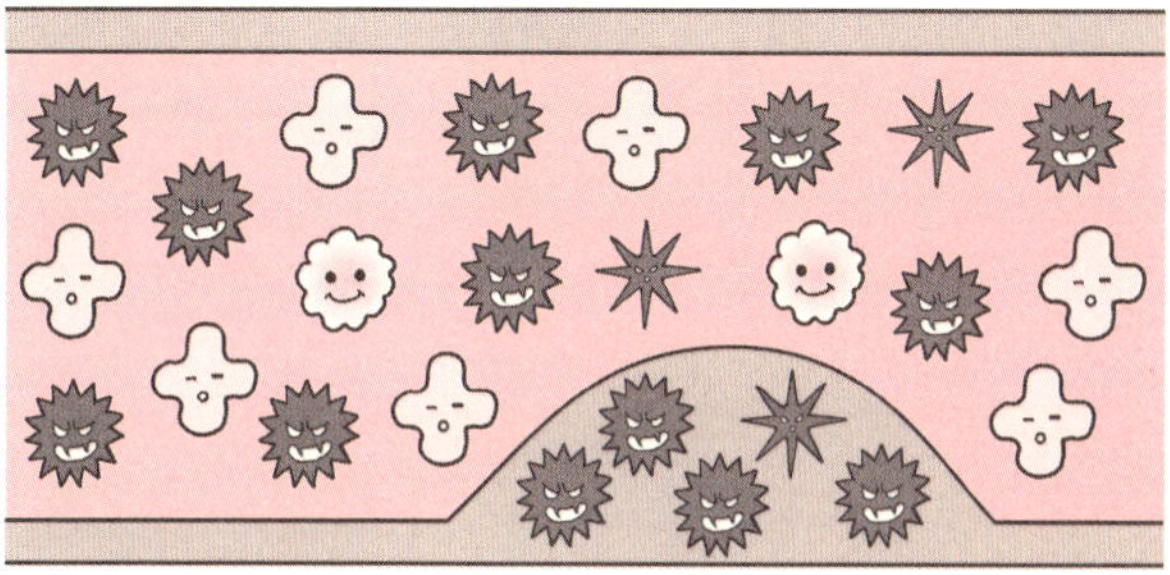

中性脂肪

HDLコレステロール

LDLコレステロール

小型
LDL コレステロール

中性脂肪が増えると、HDLコレステロールが減少し、
LDLコレステロールが増加します。
さらに小型LDLコレステロールも発生し、
動脈硬化を引き起こします。

動脈硬化が進行するとこわい心臓病を引き起こす

Q 動脈硬化からどんな病気になっていくのですか?

A

心臓の血管で動脈硬化が起きると、危険な心臓病を引き起こします。

心臓につながる冠動脈で動脈硬化が進むと、血管の内側が狭くなり、血液が流れにくくなります。一時的に心臓に血液がいかなくなってしまった状態が狭心症です。

動脈硬化によってしなやかさを失った血管は、血栓という血のかたまりが詰まりやすくなっています。血栓によって血液の流れがせき止められてしまい、心臓の筋肉に酸素と栄養が届かなくなった状態が心筋梗塞で、最悪の場合命を落とします。

厚生労働省の報告では、BMIが30以上の肥満男性は、狭心症や心筋梗塞など虚血性心疾患の発症リスクが30未満の人に比べて1・8倍高いとされています。さらに高血圧、高血糖などの危険因子は、狭心症や心筋梗塞の発症リスクを格段に高めます。危険因子がひとつなら5・1倍、ふたつなら9・7倍、3〜4つ重なると31・3倍に跳ね上がります。

●危険因子の数と狭心症・心筋梗塞の発症危険度

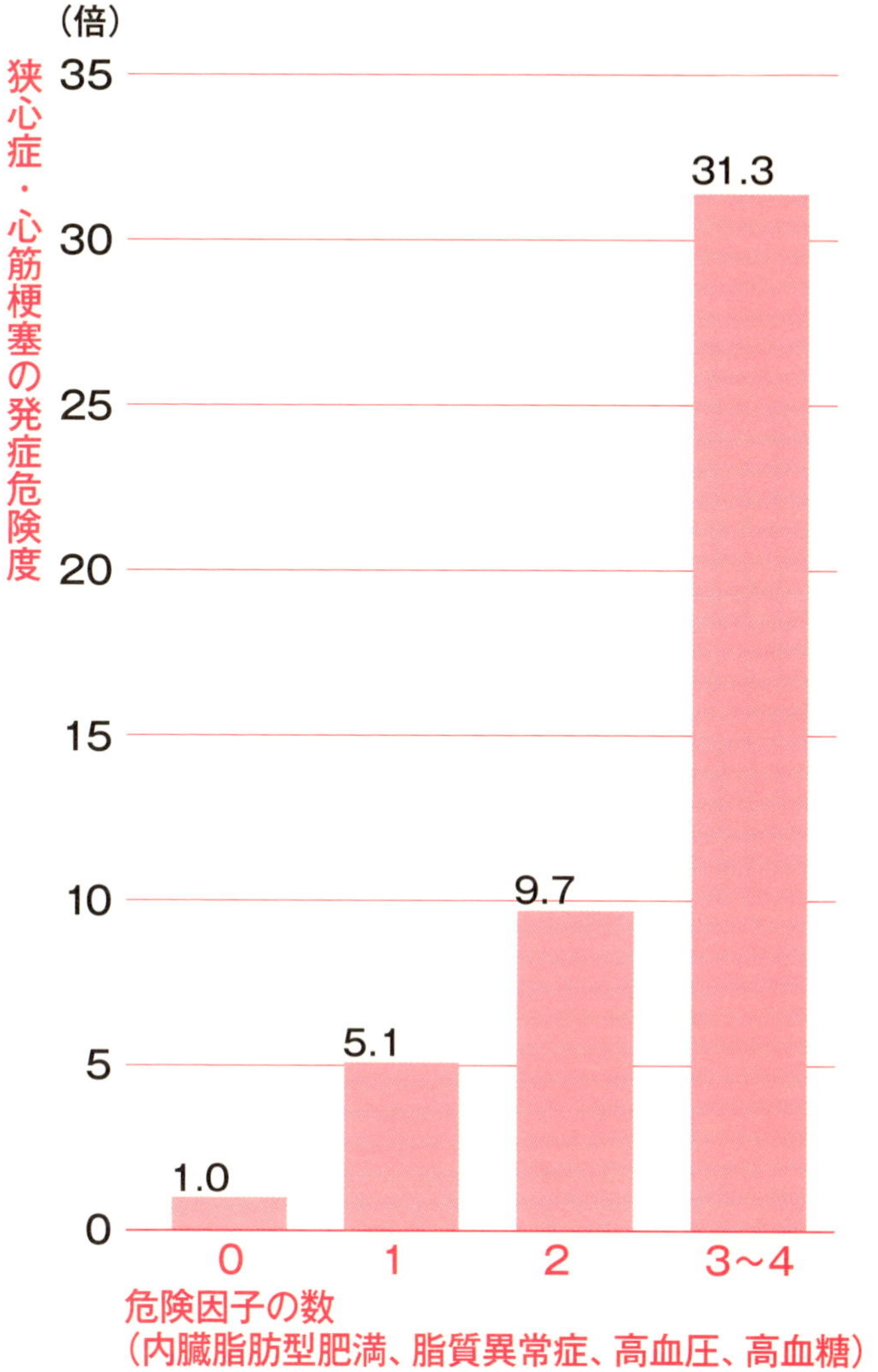

参考資料：Minds（マインズ）ガイドラインセンター

心臓の血管が詰まり始めると予兆を感じることも

Q 心臓の病気がわかる何か予兆はありますか？

A

脂質異常症→動脈硬化が原因で起きる発作は、何の前触れもなく起きます。しかし心臓の血管が詰まり始めた場合、次のような前兆を感じることがあります。

- 胸、首、左肩、腕、胃、下あご、左の奥歯、背中などがひどく痛む。
- 動悸や息切れ、吐き気がする。
- のどがつまる感じがする
- めまいがする
- 手足がしびれる。
- 足がむくむ。
- はげしく汗をかく。

このような症状が現れたら病院に行き、心臓の検査を受けるようにしてください。

●心臓病の予兆

このような症状が現れたら
病院に行き、
心臓の検査を受けましょう。

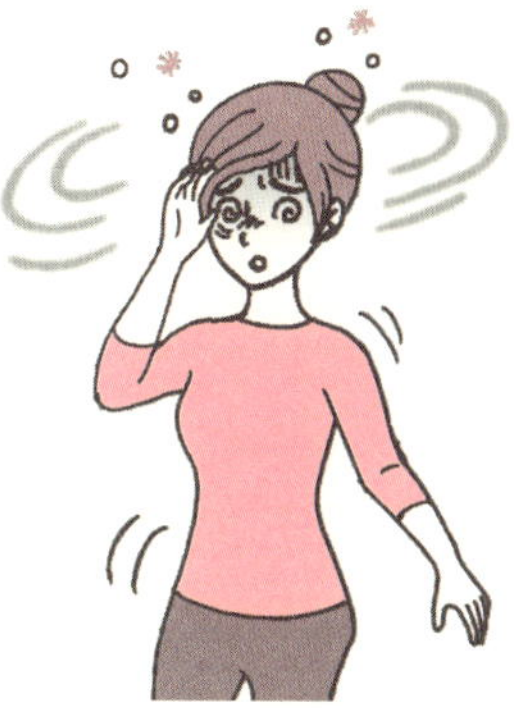

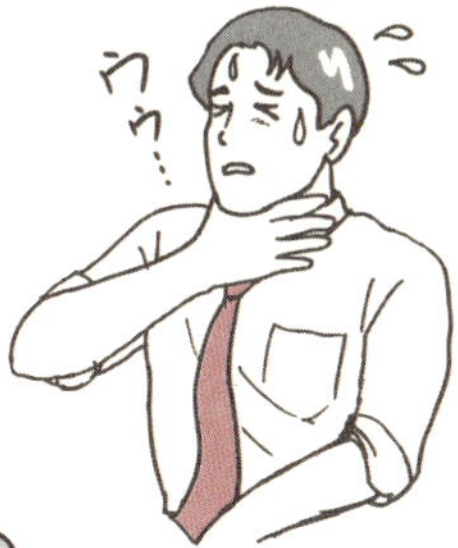

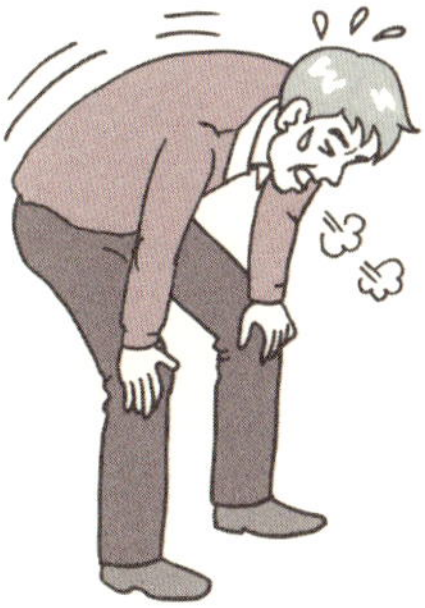

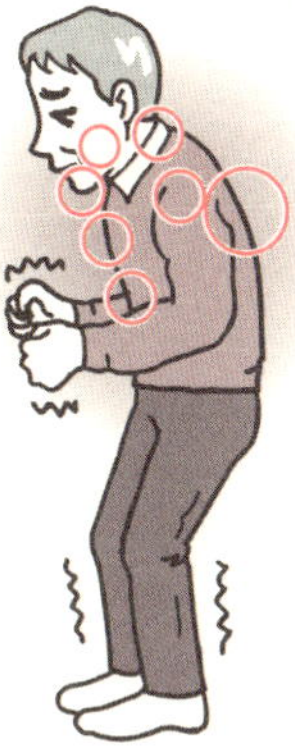

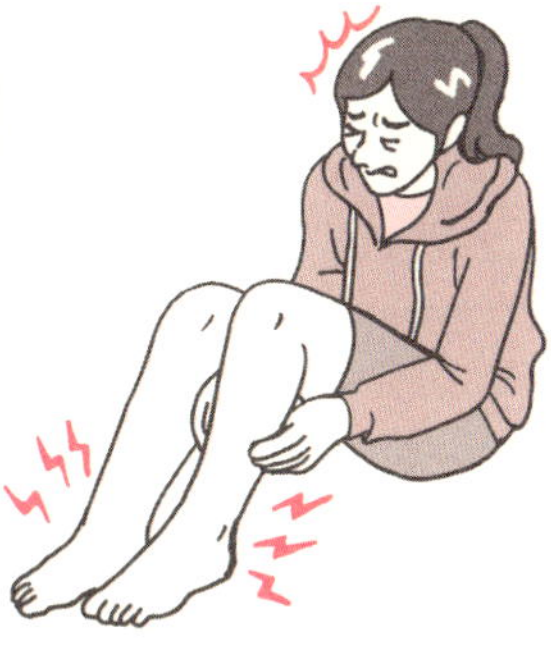

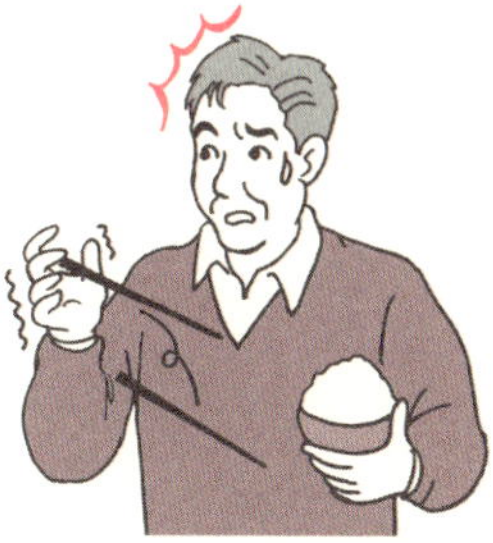

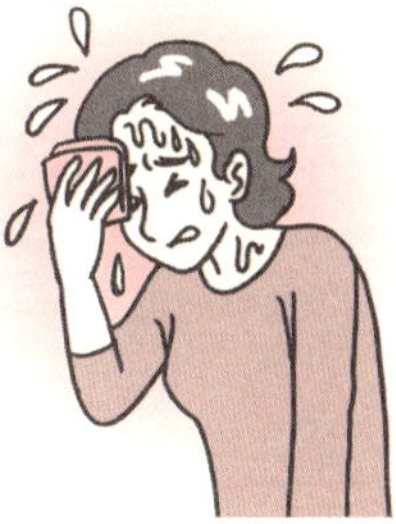

動脈硬化で脳の血管が詰まると脳梗塞を引き起こす

Q 心臓以外に動脈硬化が起こす病気はありますか？

A じつは、動脈硬化の影響をもっとも強く受けるのは、脳の血管です。危険な脳の病気も動脈硬化の進行によって引き起こされます。

動脈硬化によって脳の血管に血栓がたまり、血液がその先の脳細胞に流れなくなってしまうのが脳梗塞です。太い血管が詰まると運動障害や感覚障害、言語障害が起こりやすく、細い血管が詰まると認知症などの病気を合併しやすくなります。

脳出血は脳の血管が破れ、出血した血液が固まって血腫ができ、それが周囲を圧迫して脳に障害をもたらします。脳出血の中でも、脳の動脈の一部分が破れて脳の表面に出血するくも膜下出血は、とくに死亡率が高いことで知られています。

日本人のおもな死因を見てみると、トップはがんですが、2位は心臓病、3位は脳の病気です。2位と3位はどちらも動脈硬化によって引き起こされる病気なのです。

脳の病気

動脈硬化の影響を
もっとも強く受けるのは
脳の血管です。
脳の血管が詰まると
運動障害や感覚障害、
言語障害が起こりやすく、
細い血管が詰まると
認知症などの病気を
合併しやすくなります。

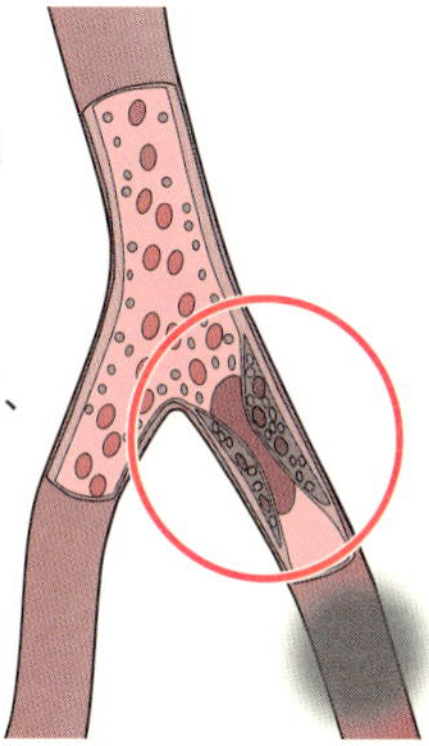

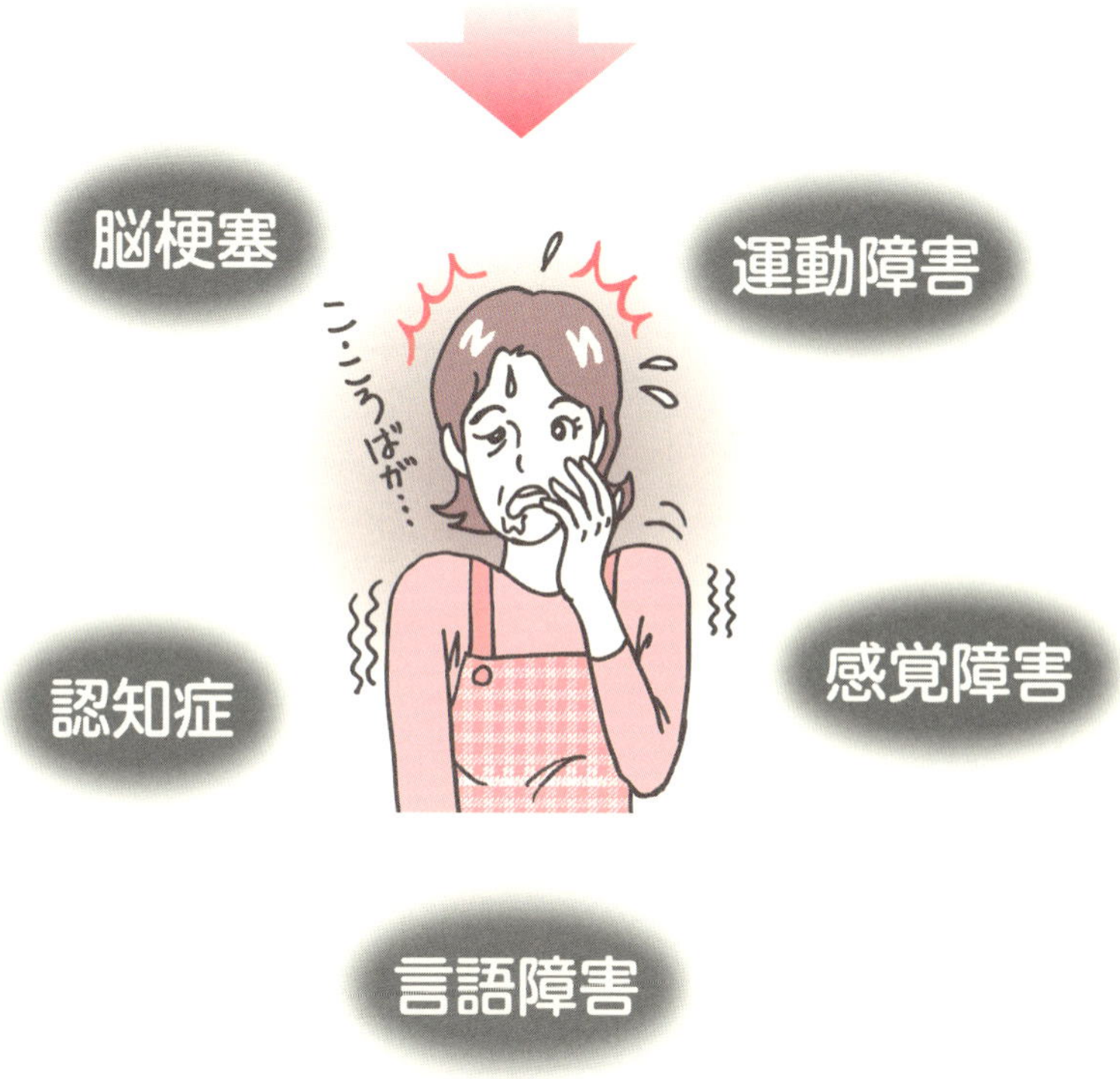

このような前兆を感じたら脳の血管が詰まった証拠

Q 脳の病気を知らせる前ぶれはありますか？

A

脂質異常症→動脈硬化が原因で起きる脳の病気は、予兆を伴って発症することがあります。次のような前兆を感じたら、脳の血管が詰まり始めた可能性があります。

- 物が二重に見える。
- 手足がしびれ、ペンや箸などを落とす。
- 舌がもつれ、言葉がうまく出てこない。
- 食べ物が飲み込みにくくなる。
- めまいがする。
- 頭痛がする。

このような症状が現れたら、すぐに専門病院に行きましょう。病院で早期に治療すれば、それだけ命が助かる確率も高くなります。

●脳の病気の予兆

このような症状が現れたら、
すぐに脳の専門病院に
行きましょう。

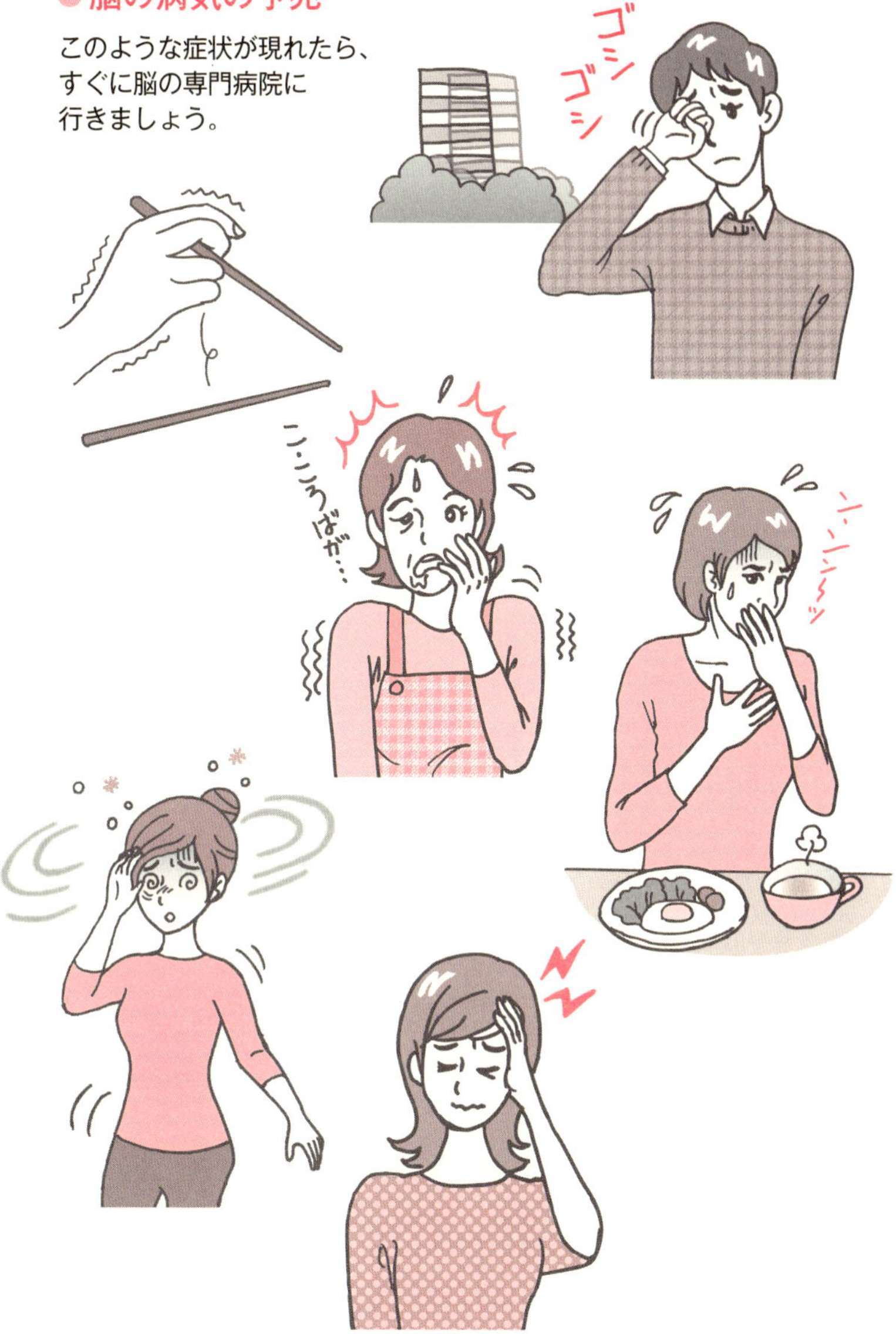

ほかにもある動脈硬化から起きる病気

Q 動脈硬化でほかの血管が詰まったらどうなるの？

A

●大動脈瘤・大動脈解離

大動脈という心臓からつながる直径約3㎝の太い血管があります。この血管の内壁が動脈硬化によって詰まり、コブのように盛り上がった状態を大動脈瘤といいます。コブが大きくなって破裂すると、命に危険がおよぶこともあります。また、この血管の内側の膜が破れ、そこに血液がたまった状態を大動脈解離といいます。大動脈解離は突然発症し、胸や背中に激痛が走ります。命を落とす危険性が高い病気です。

●閉塞性動脈硬化症

細い動脈や末梢血管に動脈硬化が起こり、血流が悪くなる病気を閉塞性動脈硬化症といいます。足に起こることが多く、足の冷えやしびれ、歩行時の足の痛みなどの症状がでます。動脈が完全にふさがってしまうと、その部分が壊死してしまう可能性もあります。

大動脈瘤・大動脈解離と閉塞性動脈硬化症

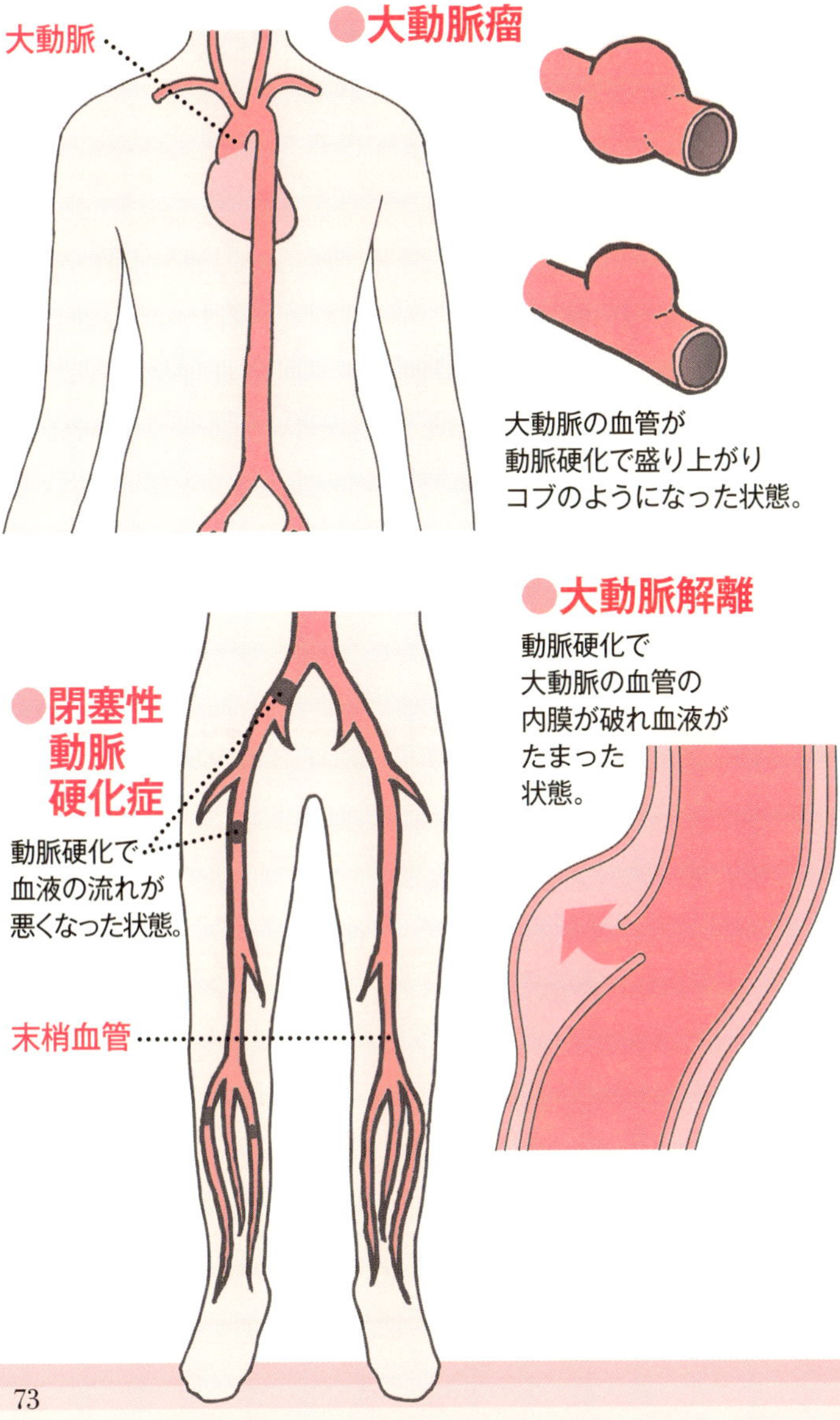
大動脈
大動脈瘤
大動脈の血管が
動脈硬化で盛り上がり
コブのようになった状態。
大動脈解離
動脈硬化で
大動脈の血管の
内膜が破れ血液が
たまった
状態。
閉塞性
動脈
硬化症
動脈硬化で
血液の流れが
悪くなった状態。
末梢血管

脂質異常症はこんな病気も引き起こす

Q 脂質異常症はどんな病気を引き起こしますか?

A

●すい炎

すい臓は胃の後ろにある小さな臓器です。すい液という消化酵素をたくさん含んだ消化液をつくり、十二指腸に分泌して、胃で消化された食べ物をさらに分解しています。このすい液が、すい臓自身を消化しようとするのが急性すい炎です。40~50歳代以上の男性に多くみられます。軽いと腹痛だけですみますが、重いとおなかや背中を激痛が襲います。呼吸困難やショック状態になることもあります。

●胆石

胆のうと肝臓などをつないでいる管を胆管といいますが、ここにできる硬い結晶を胆石といいます。胆石には、コレステロールを主成分とするコレステロール系結石があります。体内の消化しきれなかったコレステロールが結晶化すると考えられています。

すい炎と胆石

すい炎

すい臓がつくるすい液が、
すい臓自身を消化してしまいます。

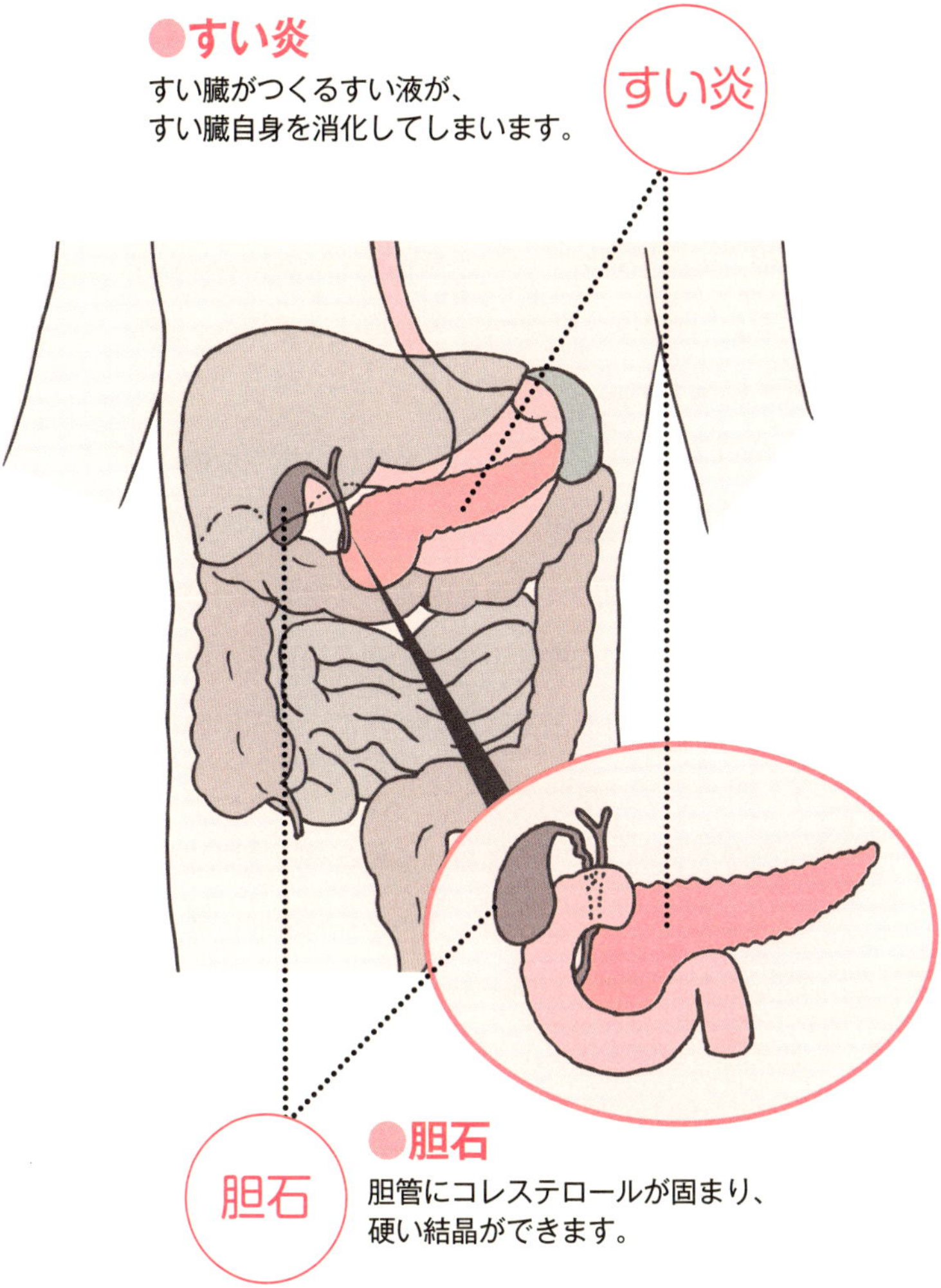

胆石

胆管にコレステロールが固まり、
硬い結晶ができます。

column

未病②

未病は古くて新しい考え方

未病は決して、新しい考え方ではありません。2300年前の中国最古の医学書である『黄帝内経《こうていだいけい》』の中で、はやくも未病は定義されています。そして未病に対する医師の取り組みが重要であると、説かれているのです。

「聖人不治既病、治未病」。名医は、すでに病気になってから治療するのではなく、病気にいたらないうちに治療を行い、病気を起こさせないという意味です。つまり、未病を治療できる医師こそが優れた医師であると、中国では漢の時代に、すでにいわれていたのです。

わが国でも、江戸時代初期に著された貝原益軒の『養生訓』に、「養生の道は、病気に罹る前に謹むにあり」との一節があります。未病のときにこそ、養生生活をおくるべきだと説かれているのです。

このように、未病という概念は古くからあったものではありますが、21世紀の今日、改めて脚光を浴びつつあるのです。

第3章

コレステロールや中性脂肪を改善させる食生活

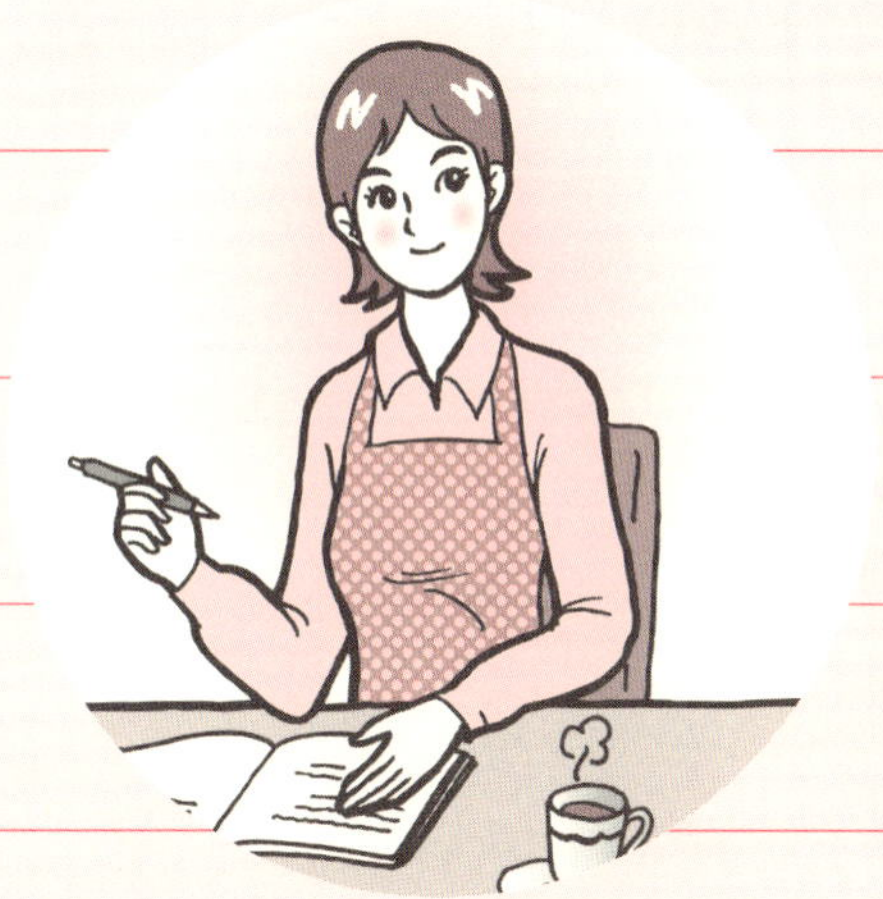

中性脂肪を増やさないために食生活を見直す

Q 中性脂肪を増やさないための食生活は？

A

中性脂肪をこれ以上増やさず、脂肪肝や肥満を防ぐためには、食生活を見直すことが大切です。まず、朝食抜きと夕食時間の改善から始めてみましょう。

朝食を抜くと肥満は加速します。食事と食事の間があくと、体が一時的に飢餓状態になり、次の食事から、できるだけ栄養を吸収しようとするからです。

夜遅く食事をとることは、ふたつの点で肥満を招きます。ひとつは、夜間には吸収をよくするホルモンが分泌されて、栄養分の吸収がよくなるということ。もうひとつは、睡眠中は昼間に比べエネルギー代謝が低いため、脂肪がたまりやすいということです。

夜遅く食べると翌日食欲がなく朝食が食べられない、そして夜またたくさん食べる。この悪循環を断つためにも、コップ1杯の牛乳でもいいので、朝食は必ずとりましょう。

また、まとめ食いも脂肪を増やすもととなります。毎日決まった時間に食事をとりましょう。

●朝食欠食の状況

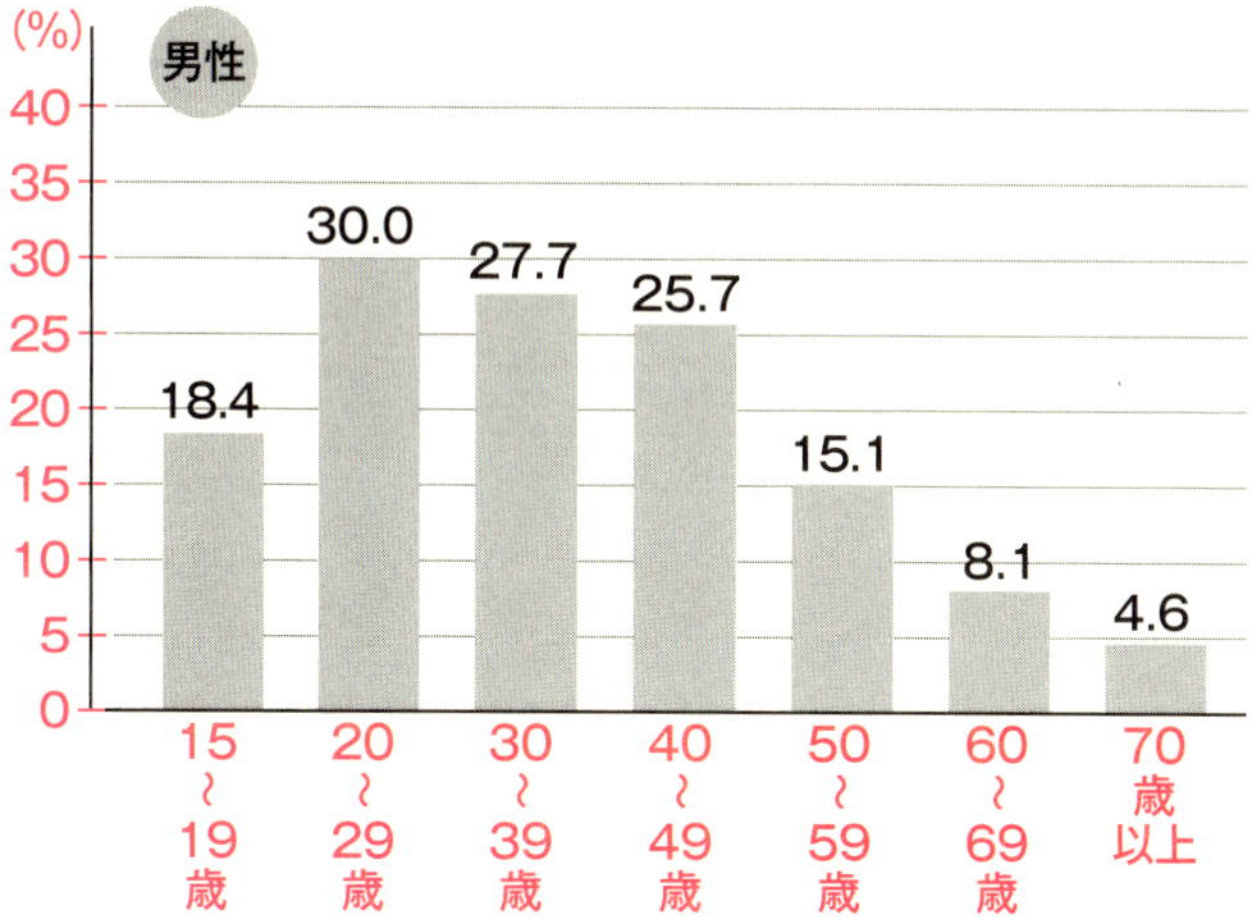

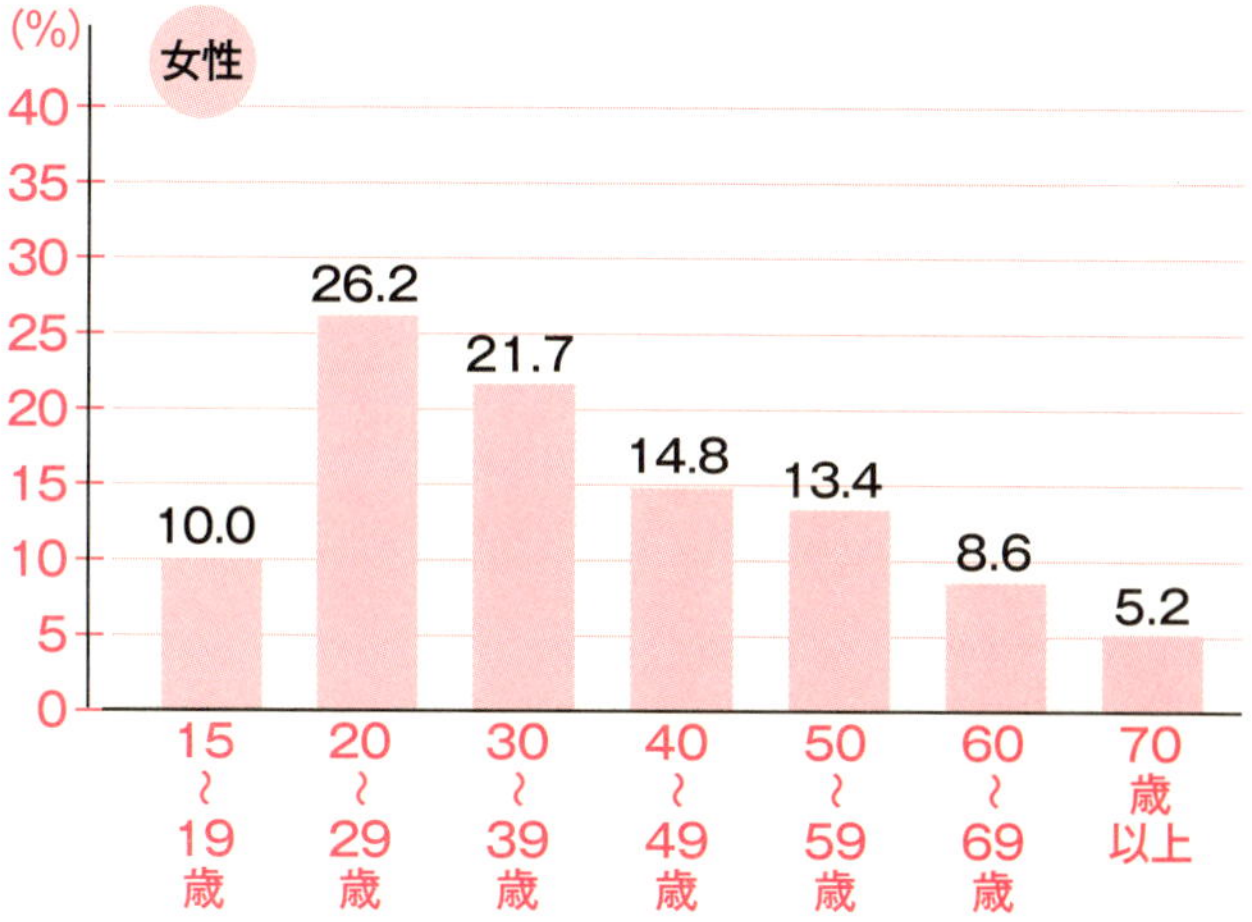

参考資料：「国民健康・栄養調査」（厚生労働省・平成20年）

早食いは中性脂肪を増やしてしまう 食事はゆっくりよく噛んで

Q 早食いなんですが、直さなければいけませんか？

A

ものすごい勢いで、満腹になるまで食べている人をよく見かけますが、早食いも中性脂肪を増やし、肥満を招く危険な食習慣です。

早食いをして、一気にたくさん食べ物を食べると、血糖が急激に上昇します。すると、すい臓からインスリンというホルモンがたくさん分泌され、血糖を低下させようとします。しかしインスリンには、エネルギーを脂肪に変えて蓄える性質があります。脂肪をためない基本は、あまりインスリンを分泌させないことなのです。

食事はゆっくりとりましょう。また、よく噛むことも大切です。そのためのちょっとしたコツをお教えします。ご飯をひと口食べたら、お箸を箸置きにおいて、ゆっくり噛んで食べるのです。食べ終わったら、箸置きからお箸をとり、またご飯をひと口食べます。これを繰り返せば、ゆっくりよく噛む食事の習慣が得られるようになります。

●早食い

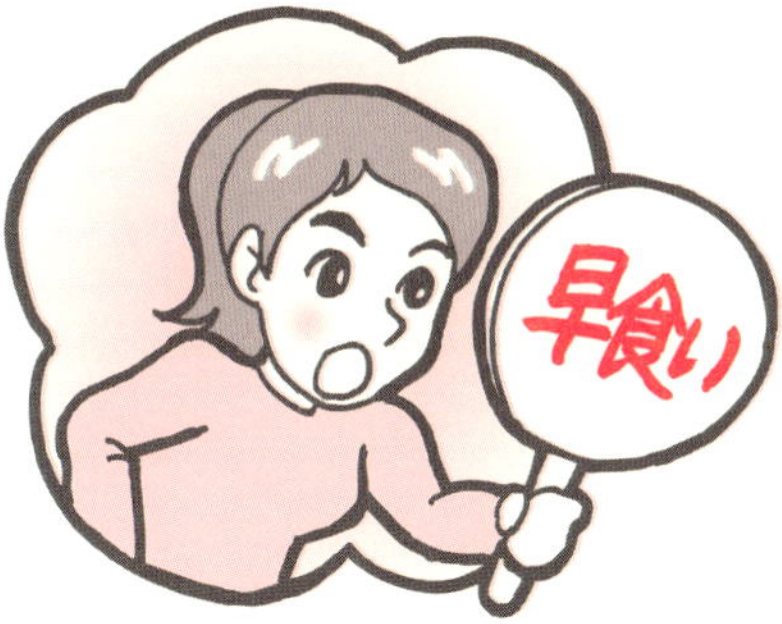

ものすごい勢いで
満腹になるまで
食べている人を
よく見かけますが、
早食いも中性脂肪を増やし、
肥満を招く
危険な食習慣です。

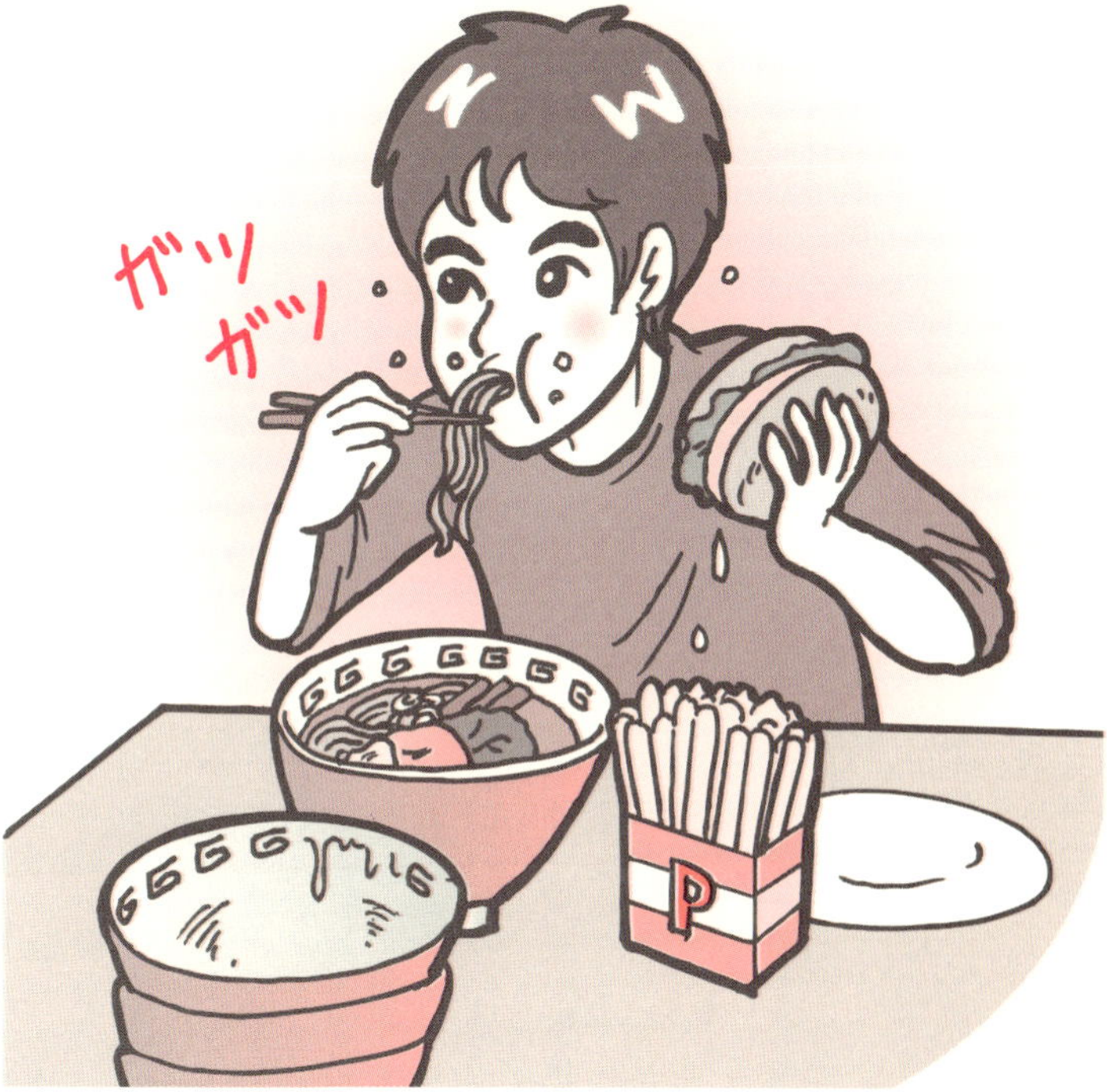

食生活の改善に重要な3つのポイント

Q 食事のことで、直すべきことはまだありますか？

A

3食きちんと食べる。早食いをさける。このほかにも、食生活の改善には、さらに3つの重要なポイントがあります。

まず、食べる順序を工夫しましょう。野菜、海藻類のように、糖質の少ないものを最初に食べます。野菜や海藻類を食べているうちに、ゆっくりと血糖値が上がり、満腹中枢化からおなかいっぱいのサインが出始めます。そのあと主菜や主食と進みます。

次にもったいないをやめましょう。もったいないといって、残ったものを食べていると、結局、毎食食べすぎということになってしまいます。残り物はさっさと処分をする、これが、中性脂肪をこれ以上増やさないための秘訣です。

最後のポイントは、危険因子となる食べ物を控えることです。中性脂肪の高い人は、ご飯や甘いもの、果物などをできるだけ控えるよう心がけましょう。

●食生活改善の3つのポイント

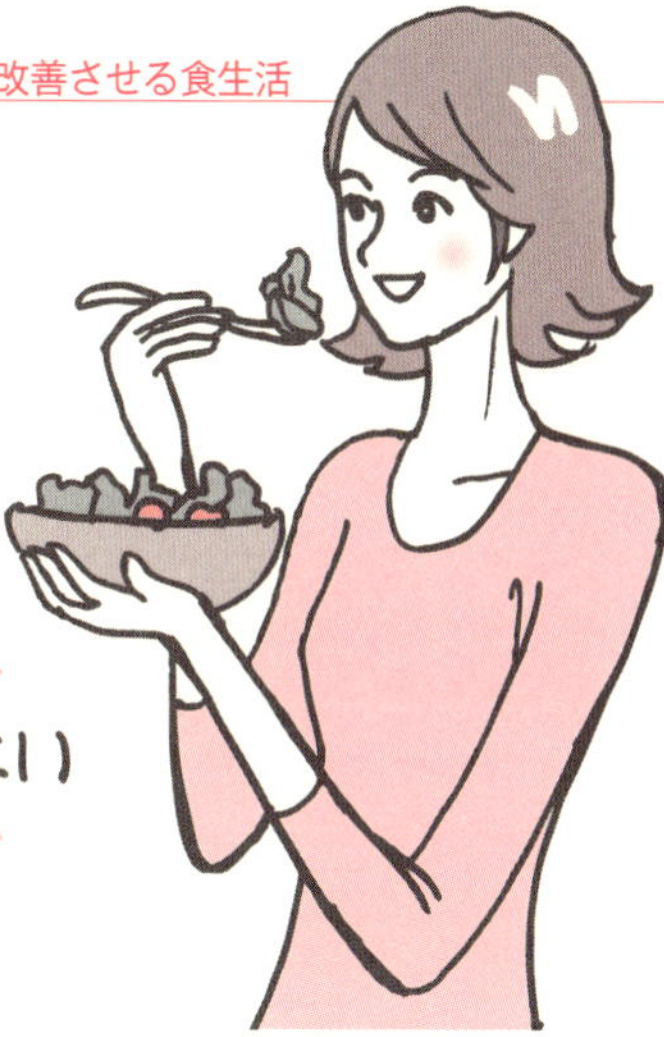

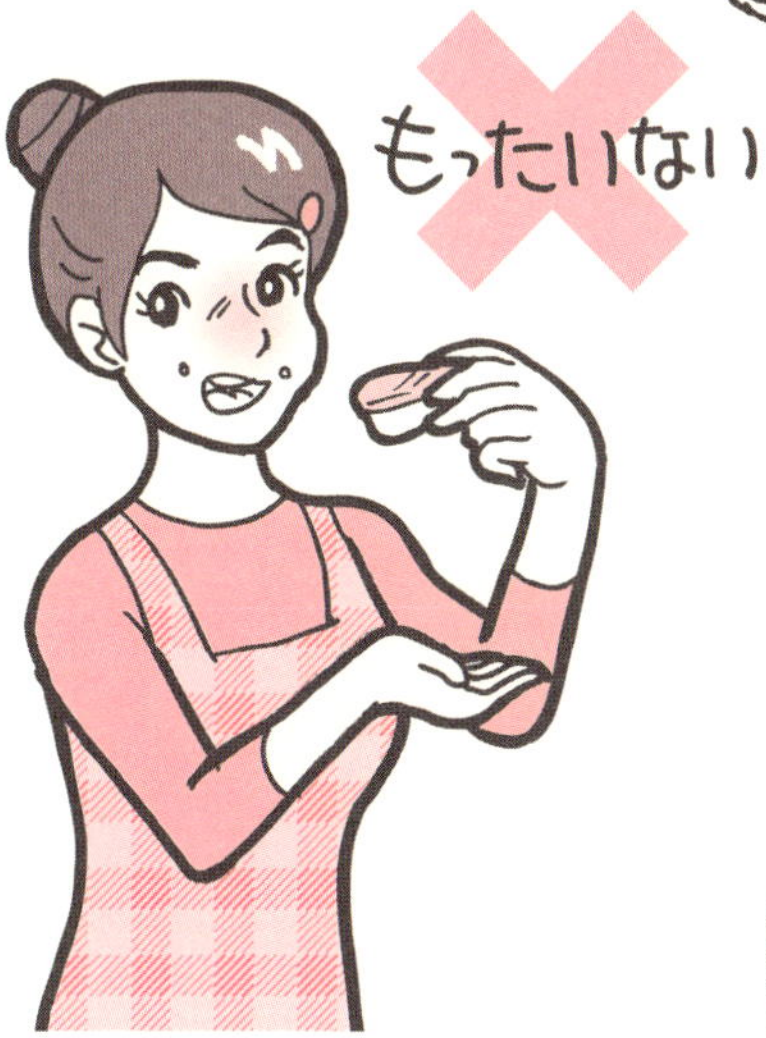

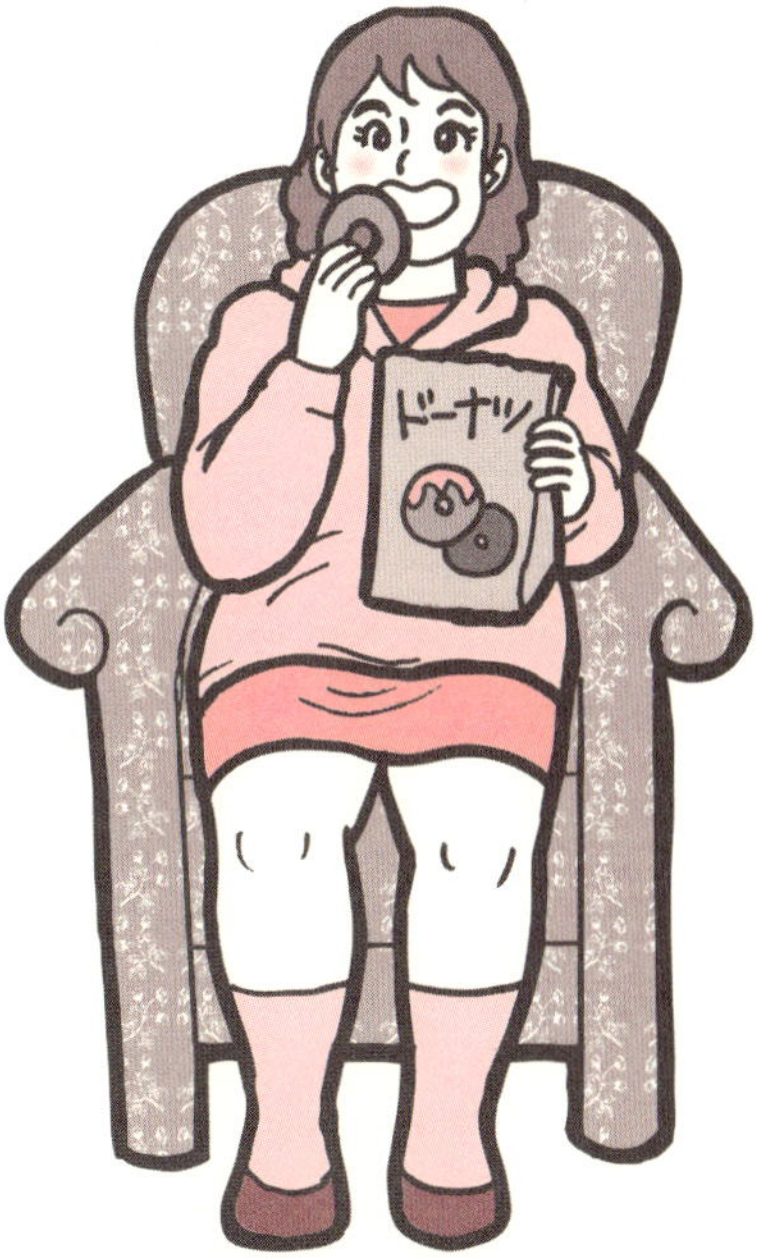

ほかにも重要な
ポイントがあります。
食べる順序を工夫する、
もったいないをやめる、
危険因子となる
食べ物を控える。
これが食生活の改善の
３つの重要なポイントです。

自分の食生活を見直すため食事日記をつけてみよう

Q 自分の食事のどこが問題かわからないのですが？

A 食生活の改善は、自分の食生活のどこに問題があるかを、見極めることが大切です。しかし、それがはっきりわかっている人は、案外少ないと思います。

そのために、食事日記をつけてみましょう。食事日記には、毎食の食事の内容はもちろん、間食、飲料など、口に入れたものはすべて、時間や場所とともに書き込んでいきます。書き込んでいくと、自分の食習慣のクセがわかります。

たとえば、朝食抜きのことが多い、頻繁に間食をする、夜遅くまで食べている、カロリーの高そうな揚げ物類が多い、肉料理が魚料理に比べ多いなどです。

その中からいちばん大きな問題だと思う点を当面の目標として設定し、その目標が達成できたら次の目標に進みます。さらにカロリーを計算し、自分が1日にどのくらい食べているかが把握し、炭水化物（＝糖質）もちょっとだけ減らすよう心がければ完璧です。

●食事日記をつける

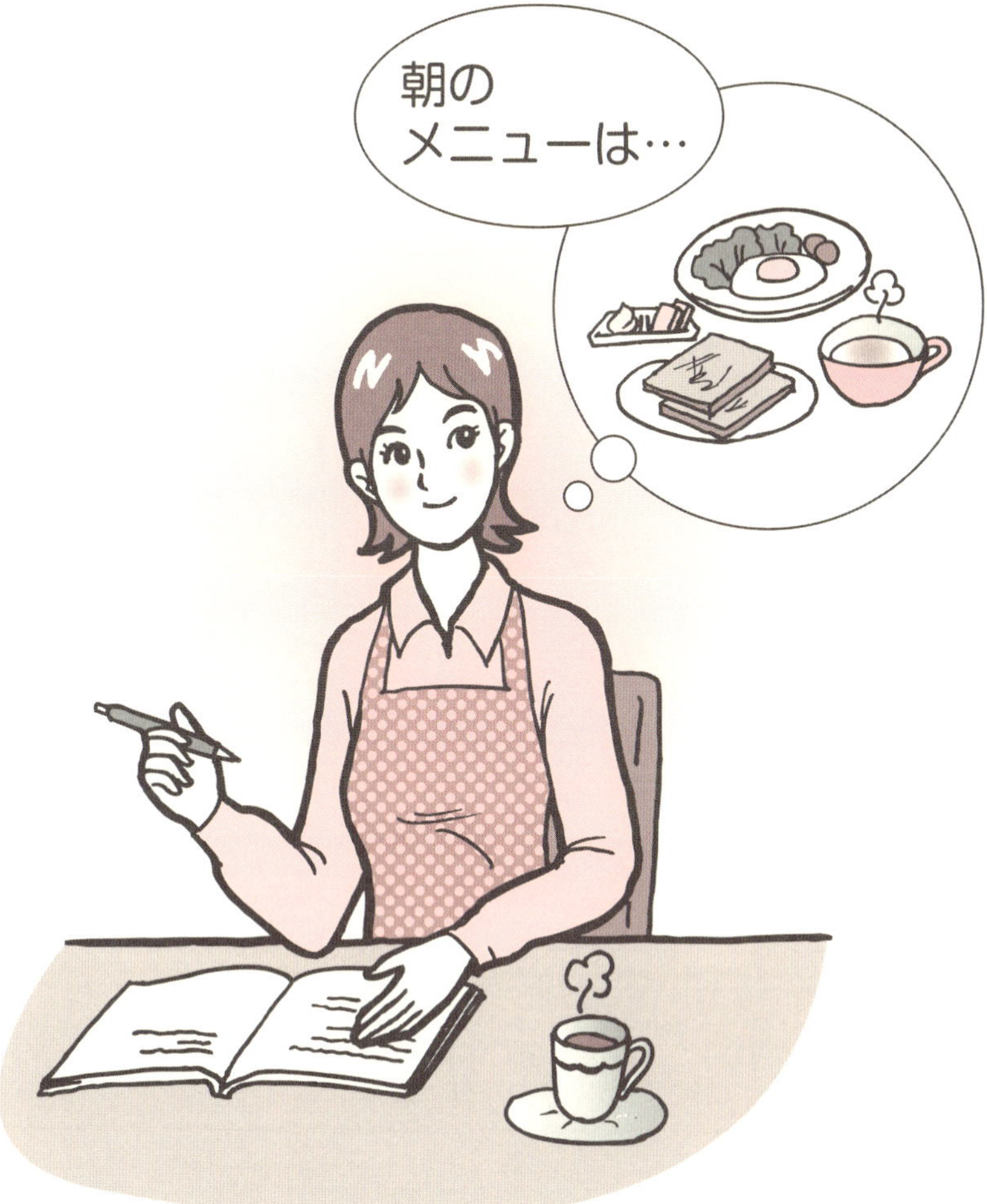

毎日食事日記をつけて、
自分の食生活のどこに問題があるか見極めます。
毎食の食事の内容に加え、間食、飲料など、
口に入れたものはすべて書き込みます。

Q 冷たい飲み物で血液がドロドロにコールドドリンク症候群

冷たい飲み物が大好きですが、飲んではいけないの？

A

暑くなれば、冷たい飲み物が欲しくなります。私は世界中を見て回ったわけではありませんが、日本ほど飲料の自動販売機がいたるところにある国はないと思います。もちろん家庭の冷蔵庫にも、水やお茶などが冷やされています。そのおかげで、いつでもどこでも、すぐに冷たいものが飲むことができます。

ところが、冷たいものを頻繁に飲むことが、血液の流れを悪くして、ドロドロにしてしまいます。私はこれを、コールドドリンク症候群と名付けました。

冷たいものを飲むと、まず血管が縮んで、それだけで血流が悪くなります。そのうえ、血管の中を流れる血液の温度も下がります。血液の中にはコレステロールや中性脂肪などの脂質が含まれていますが、この脂が冷えて固まり、さらに血液をドロドロにします。こうしてますます血流が悪くなり、体内の細胞の代謝を悪くしてしまいます。

●コールドドリンク症候群①

冷たいものを飲むと、
血管が縮んで血流が悪くなります。
冷たいものを頻繁に飲むと、
血液がドロドロに
なってしまうのです。
私はこれを、コールドドリンク症候群
と名付けました。

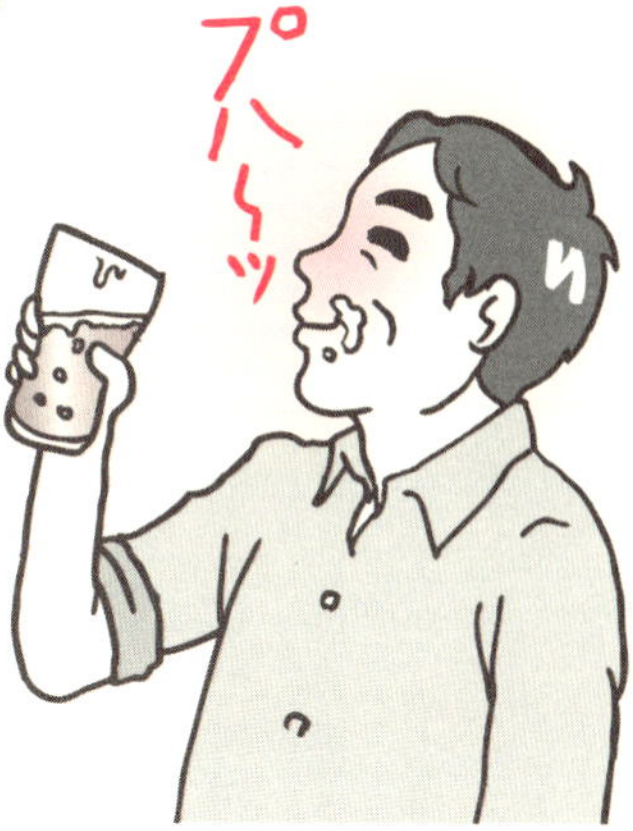

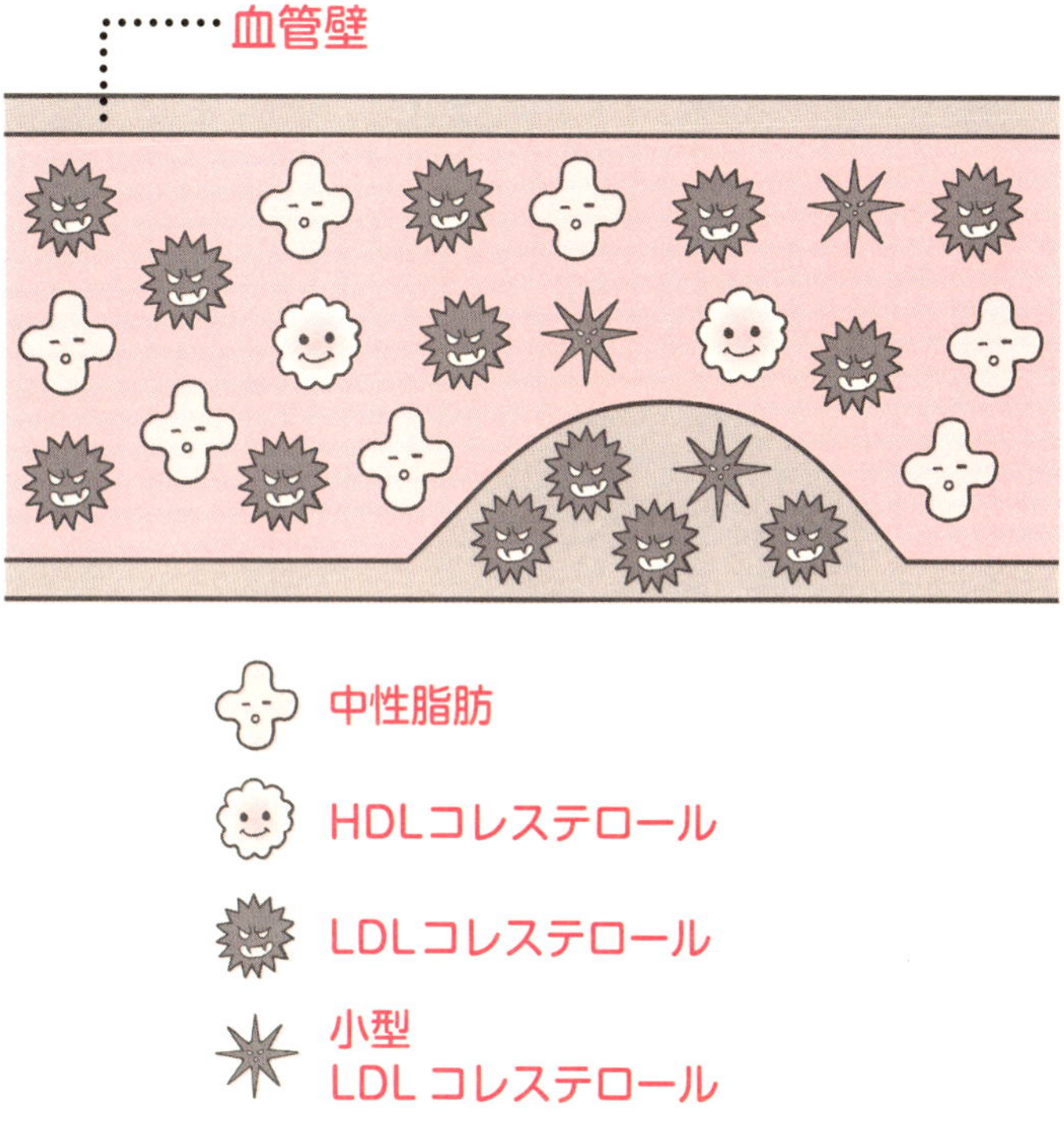

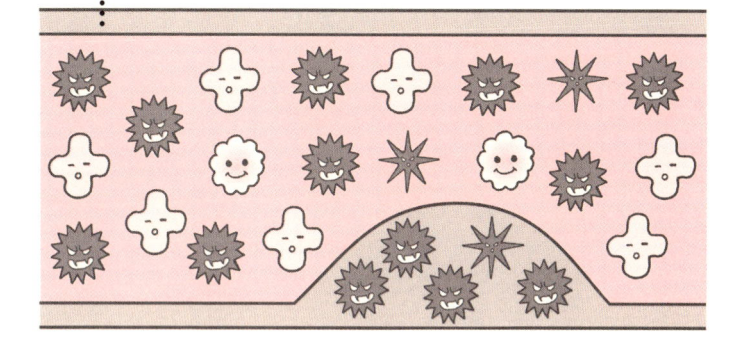

コールドドリンク症候群は内臓の脂肪も増やし始める

Q この症候群の特徴は、血液ドロドロだけですか？

A

いいえ。冷たい飲み物は、内臓に脂肪をため込む要因のひとつにもなるのです。これもコールドドリンク症候群の特徴です。

飲みものを飲んだあとの消化・吸収活動でも、エネルギーを消費しますが、おなかが冷やされて代謝が悪くなっていると、この活動が低下して、カロリーが消費しにくくなります。この状態が長く続くと、内臓の脂肪はいつまでたっても燃焼されません。

そのうえ、冷たい飲み物で胃が常に冷やされていると、体は胃袋を守ろうとして周りに脂肪をつけ始めます。代謝が悪くなり、脂肪が燃えにくい体になるだけでなく、さらに脂肪がつきやすい状態になってしまうのです。

夏、おなかだけポッコリ出ている体型の女性が急増しています。若い女性によく見られるポッコリおなかは、コールドドリンク症候群が起因しているのかもしれません。

●コールドドリンク症候群②

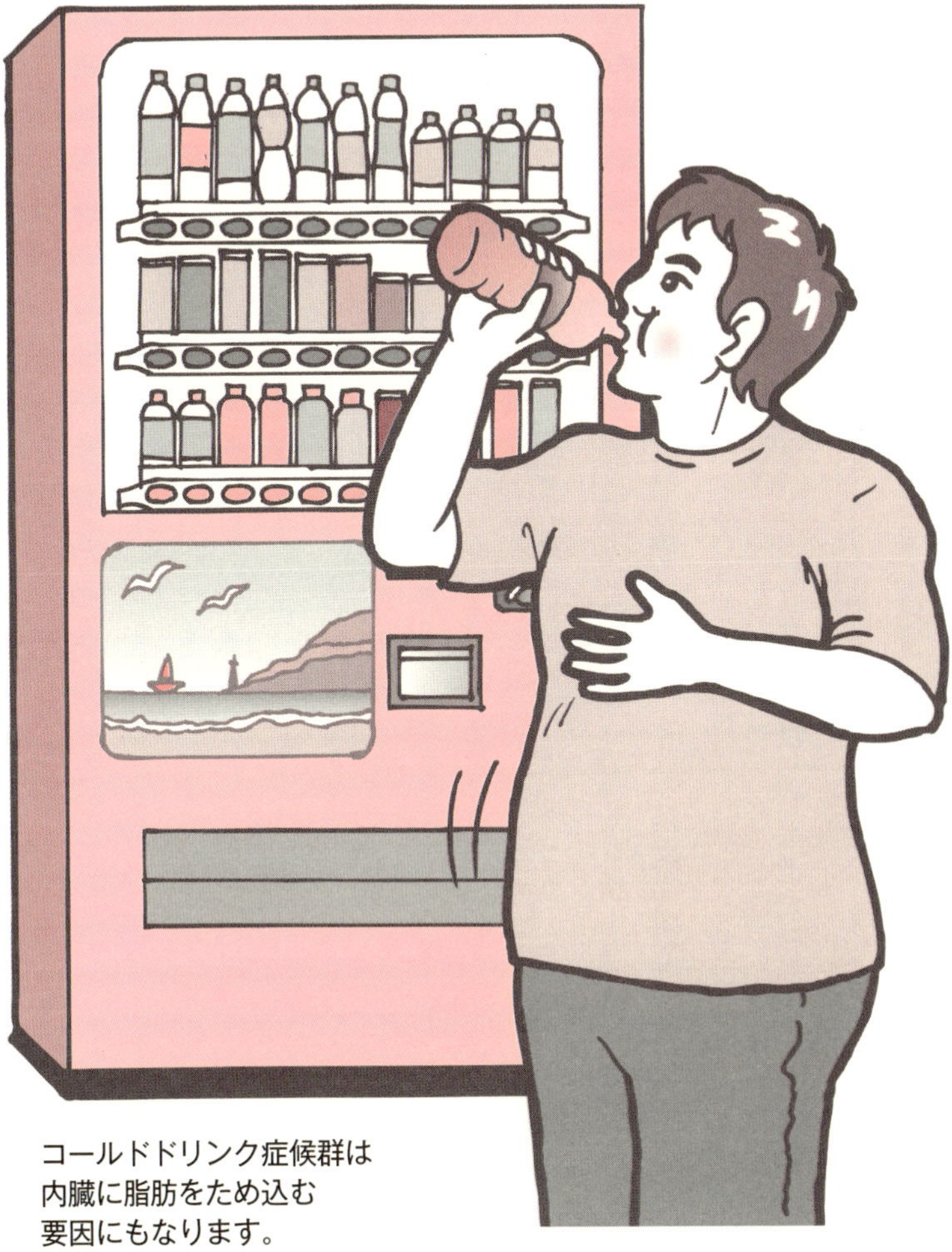

コールドドリンク症候群は
内臓に脂肪をため込む
要因にもなります。
冷たい飲み物で胃が冷やされていると、脂肪が燃えにくい体になるだけでなく、さらに脂肪が付きやすい状態になってしまいます。

適正なエネルギーの量を知り食事のカロリーと比較する

Q 食べすぎかどうかって、どうしたらわかるの？

A

食べすぎは、確実に中性脂肪を増やします。中性脂肪を増やさないためには、自分にとって適正なエネルギーの量を知り、毎日とっている実際の食事のカロリーと比較してみる必要があります。

1日に必要なエネルギー量の計算方法はいくつかありますが、ここでは「体重1kgあたりの基礎代謝量×体重×生活活動強度指数」を使う方法を紹介します。基礎代謝量には個人差がありますが、左の表「年齢層別体重1kgあたりの基礎代謝量」を目安にしてください。また消費するエネルギー量は、人それぞれに違っています。それを4段階に分類したのが、左の表「生活活動強度」です。それぞれの強度に合わせた指数が表示されています。

1日に必要なエネルギー量と1日の食事のカロリーを比べ、収支のバランスがとれるよう、食事と運動で生活を改善していきましょう。

●年齢層別体重1kgあたりの基礎代謝量

年齢	男性	女性
12～14歳	31.0	29.6
15～17歳	27.0	25.3
18～29歳	24.0	22.1
30～49歳	22.3	21.7
50～69歳	21.5	20.7
70歳以上	21.5	20.7

参考資料：「日本人の食事摂取基準2010年版」（厚生労働省）

●生活活動強度

生活活動強度	指数	例	時間	内容
1（低い）	1.3	安静	12	散歩、買い物などゆっくりしたペースで1日1時間程度の歩行のほかは、大部分が座位、または横になって読書、勉強、談話、テレビ視聴、音楽鑑賞などをしている場合。
		立つ	11	
		歩く	1	
		速歩	0	
		筋運動	0	
2（やや低い）	1.5	安静	10	通勤・通学などで1日2時間程度、歩いたり、電車・バスに乗る。仕事の大部分は座って行う事務系だが、接客、家事など立って行う業務・作業もある。
		立つ	9	
		歩く	5	
		速歩	0	
		筋運動	0	
3（適度）	1.7	安静	9	生活活動強度2にあたる人が1日1時間程度、速めのウォーキングなど比較的強い運動を行っている場合。また、業務の大部分を立って行う人が、1日1時間程度、農作業など比較的活動強度の高い作業に従事している場合。
		立つ	8	
		歩く	6	
		速歩	1	
		筋運動	0	
4（高い）	1.9	安静	9	1日のうち1時間程度は激しいトレーニングや、木材の運搬など筋肉を多く使う強い作業に従事している場合。
		立つ	8	
		歩く	5	
		速歩	1	
		筋運動	1	

●1日に必要なエネルギーの計算

体重1kgあたりの基礎代謝量×体重×生活活動強度指数

参考資料：「第6次改定　日本人の栄養所要量」（厚生労働省）

血糖値の急激な上昇を防ぐためにGI値の低い食品を食べる

Q 脂肪をためない食べ物ってあるんですか?

A

食べ物を食べて血糖値が急激に上がると、すい臓からインスリンが大量に分泌されます。インスリンは、エネルギーを脂肪に変えてためるため、体内に脂肪がどんどん蓄積されてしまいます。脂肪を増やさないためには、インスリンをあまり分泌させないこと、そのためには、血糖値を上げないほうがいいということになります。

そこで活用したいのが、グリセミック・インデックス(GI)です。食品のGI値を利用して、食事中の血糖値の上がり方をコントロールする方法です。

GI値とは、食べたときの血糖値の上がるスピードを、食品ごとに数値化したものです。GI値が高い食品ほど血糖値の上がるスピードが速くなり、低い食品ほど血糖値はゆっくりと上昇します。血糖値の急激な上昇を防ぐためには、GI値の低い食品を食べることです。GI値の低い食品を選んで食べるようにしたいものです。

おもな食品のGI値

●主食（ご飯・パン・麺類）

フランスパン	93
食パン	91
精白米	84
うどん（生）	80
スパゲッティ	65
小麦粉（薄力粉）	60
そば（生）	59
玄米	56
小麦粉（強力粉）	55
春雨	32

●野菜・いも類

じゃがいも	90
にんじん	80
かぼちゃ	65
さつまいも	55
ごぼう	45
玉ねぎ	30
長ねぎ	28
大根	26
にら	26
なす	25
ブロッコリー	25
ほうれん草	15

●肉・魚介類

ちくわ	55
牛肉（レバー）	49
ベーコン	49
豚肉（レバー）	48
牛肉（ロース、もも、ひき肉）	46
鶏肉（レバー）	46
ハム、ソーセージ	46
牛肉（サーロイン、ヒレ、ばら、タン）	45
豚肉（ロース、もも、ばら、ひき肉）	45
鶏肉（ささみ、もも、むね、ひき肉）	45
羊肉（ロース）	45
いわし	40
さば	40
さんま	40

●果物

パイナップル	65
すいか	60
バナナ	55
メロン	41
りんご	36
レモン	34
みかん	33
いちご	29

●乳製品・卵

生クリーム	39
チーズ	32～31
バター	30
鶏卵	30
牛乳	25
ヨーグルト	25

●菓子

キャンディー	108
チョコレート	91
ドーナッツ	86
ケーキ	82～75
アイスクリーム	65
ポテトチップス	60
プリン	52

●飲料

ココア	47
コーラ	43
オレンジジュース（100%）	42
スポーツドリンク	42
ビール	34
ワイン	32
コーヒー、紅茶、日本茶	10

参考資料：TN ヘルスプロジェクト

余った炭水化物（＝糖質）は体内に中性脂肪として蓄積される

Q 中性脂肪を増やす食べ物は脂ものでしょ？

A

体内で必要な栄養素は、バランスよくとることが大切です。理想とされるのは、炭水化物（＝糖質）を60％、たんぱく質を15～20％、脂質を20～25％という割合です。ただし炭水化物（＝糖質）は、知らぬ間にとりすぎていることが多い栄養素です。

中性脂肪という名前から、控えるべきは脂質と誤解している人がかなりいます。しかしじつは、体に脂肪をためる犯人は、炭水化物（＝糖質）だったのです。

従来、脂肪をため込む原因は、肥満、糖尿病、お酒の飲みすぎとされてきました。しかしそれでは説明のつかない脂肪が昔から存在していました。そして、その原因として浮かび上がったのが、炭水化物（＝糖質）のとりすぎだったのです。中性脂肪が高いということは、炭水化物（＝糖質）の摂取量が多いということです。炭水化物（＝糖質）のとりすぎは、ＨＤＬコレステロールを下げ、動脈硬化を促進させることになります。

●フルーツやスイーツも炭水化物（＝糖質）

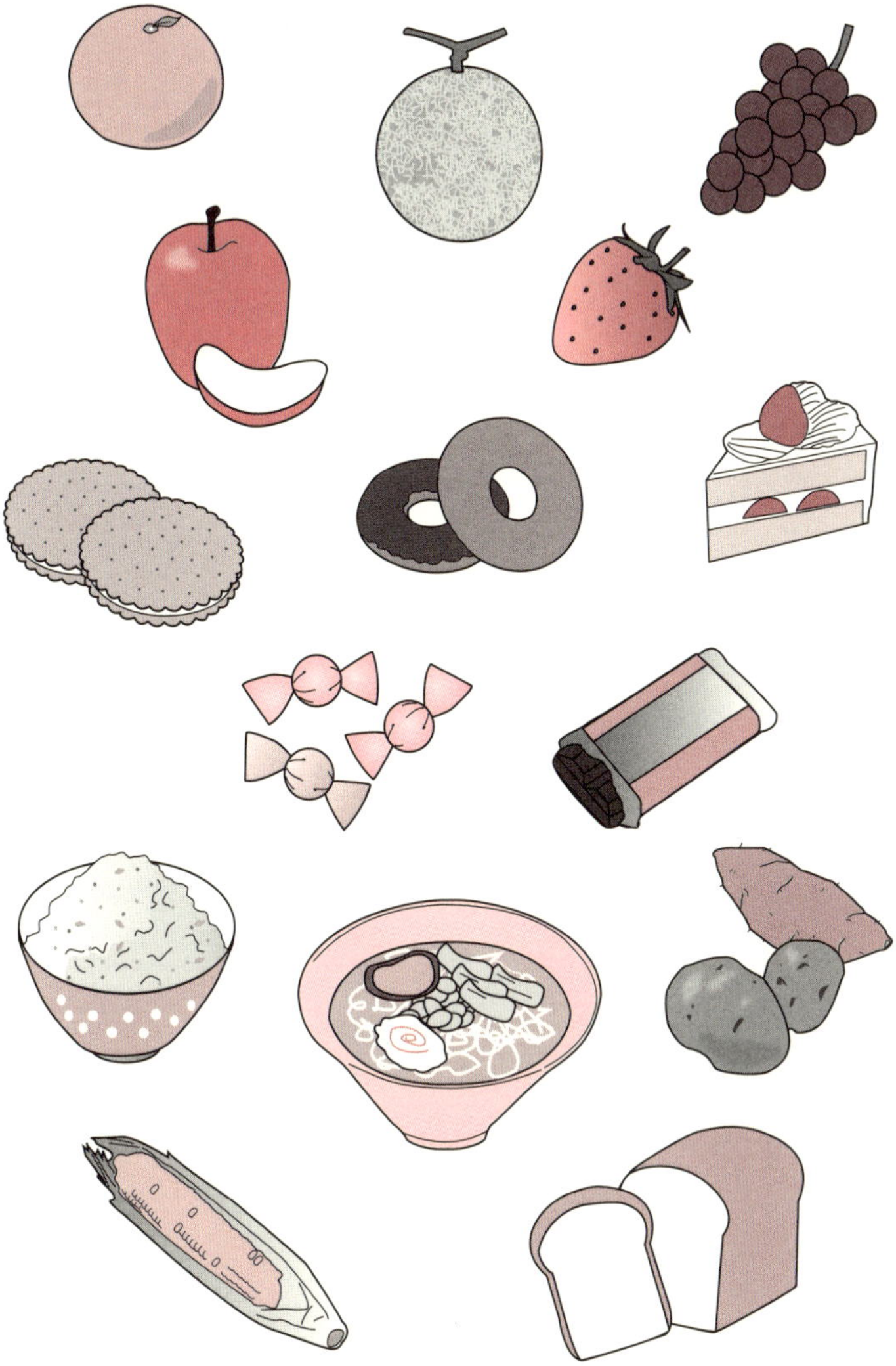

炭水化物といえば、米、パン、麺類などの穀物を考えがちですが
じつはフルーツやスイーツも炭水化物（＝糖質）だったのです。

ご飯やパンは量を少なくそして早食いを避ける

Q 体の脂肪を増やさないための、炭水化物（＝糖質）のとり方は？

A

肝臓や血液に脂肪をためる最大の原因は、ご飯や麺類、パンなどの炭水化物（＝糖質）の食べすぎであることは、前項で説明をした通りです。炭水化物（＝糖質）は、脂質やたんぱく質よりはるかに速く吸収されます。ですから炭水化物（＝糖質）を、たくさん食べると、血糖値が急激に上昇してしまいます。その結果、すい臓からインスリンが多量に分泌されますが、必要以上のインスリンは、炭水化物（＝糖質）を脂肪に変えてしまいます。体に脂肪をためないためには、インスリンの分泌を抑えることです。ですから炭水化物（＝糖質）の摂取は、控えめにしたほうが賢明なのです。

ここに早食いが加わると、さらに吸収がよくなりインスリンをたっぷり出すことになってしまいます。麺類などは、あまり噛まないで食べてしまうので、どうしても早食いになってしまいます。ここにも脂肪をためる原因があるのです。

●炭水化物（＝糖質）のとり方

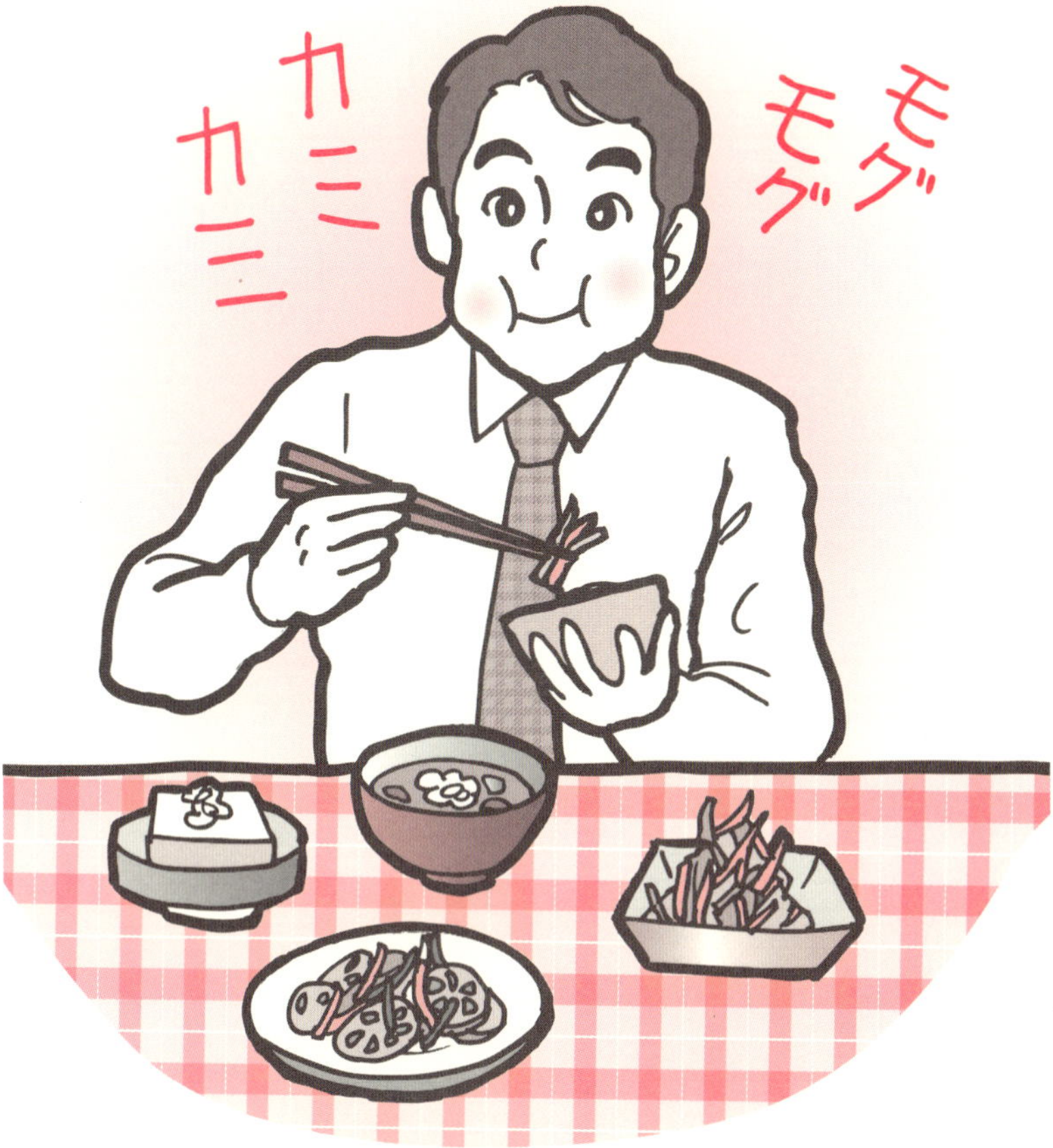

体に脂肪をためないためには、
ご飯や麺類、パンなどの炭水化物（＝糖質）の摂取は控えめにします。
また早食いもさけなければなりません。

フルーツの果糖が脂肪をつくる さらに「糖化」は老化の原因にも

Q フルーツは体にいいと昔から言われていますが?

A

「フルーツはヘルシーだ」という常識が変わろうとしています。フルーツに含まれる果糖は血糖値をあまり上昇させず、インスリンの分泌も増えません。ところが果糖は、分解されることなく速やかに肝臓へ運ばれ、脂肪になってしまうのです。

最近、「酸化」とともに「糖化」という言葉が注目され始めています。糖化とは、果糖やブドウ糖などの糖質が、血管や皮膚のたんぱく質と結合して、老化の原因となる反応を起こすことです。血液中に糖質が多いと老化が起こりやすくなり、動脈硬化や皮膚のシワ、たるみの原因のひとつになると考えられています。

フルーツに含まれる果糖は、ブドウ糖に比べ10倍も糖化しやすい糖質であるといわれています。健康にいいと思って、フルーツをたくさん食べると、老化を進めてしまう可能性があるのです。甘いフルーツには、危険なワナが隠されているのです。

●フルーツは「糖化」の原因に

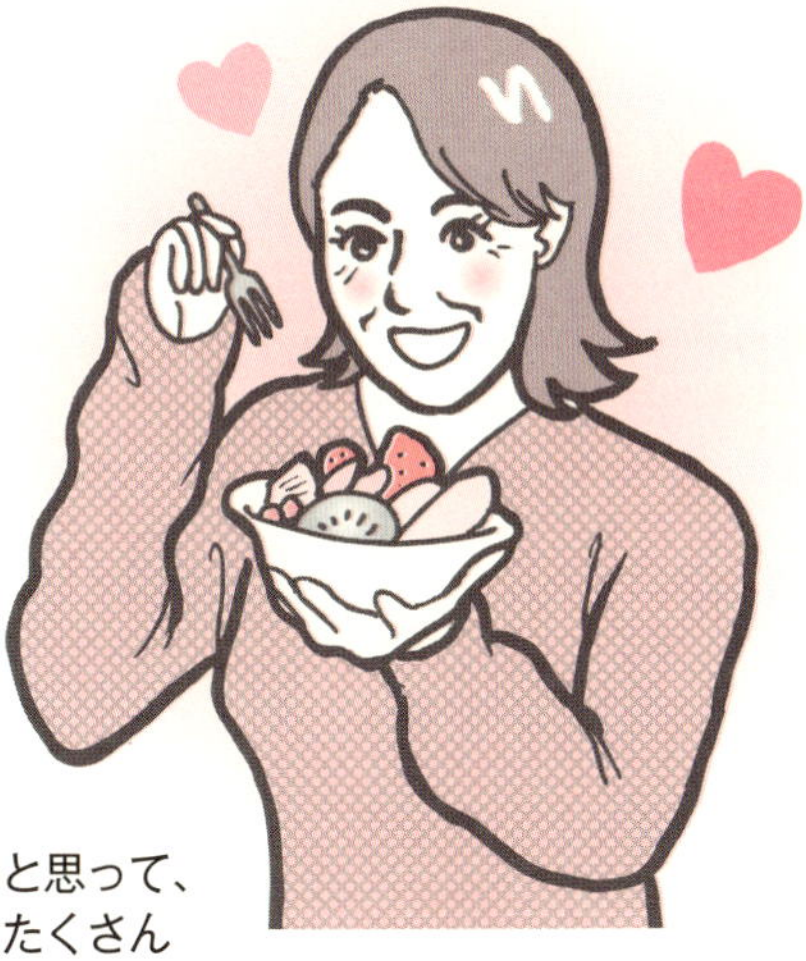

健康にいいと思って、
フルーツをたくさん
食べてしまうと、
老化を進めてしまう
可能性があります。
甘いフルーツには、
危険なワナが
隠されているのです。

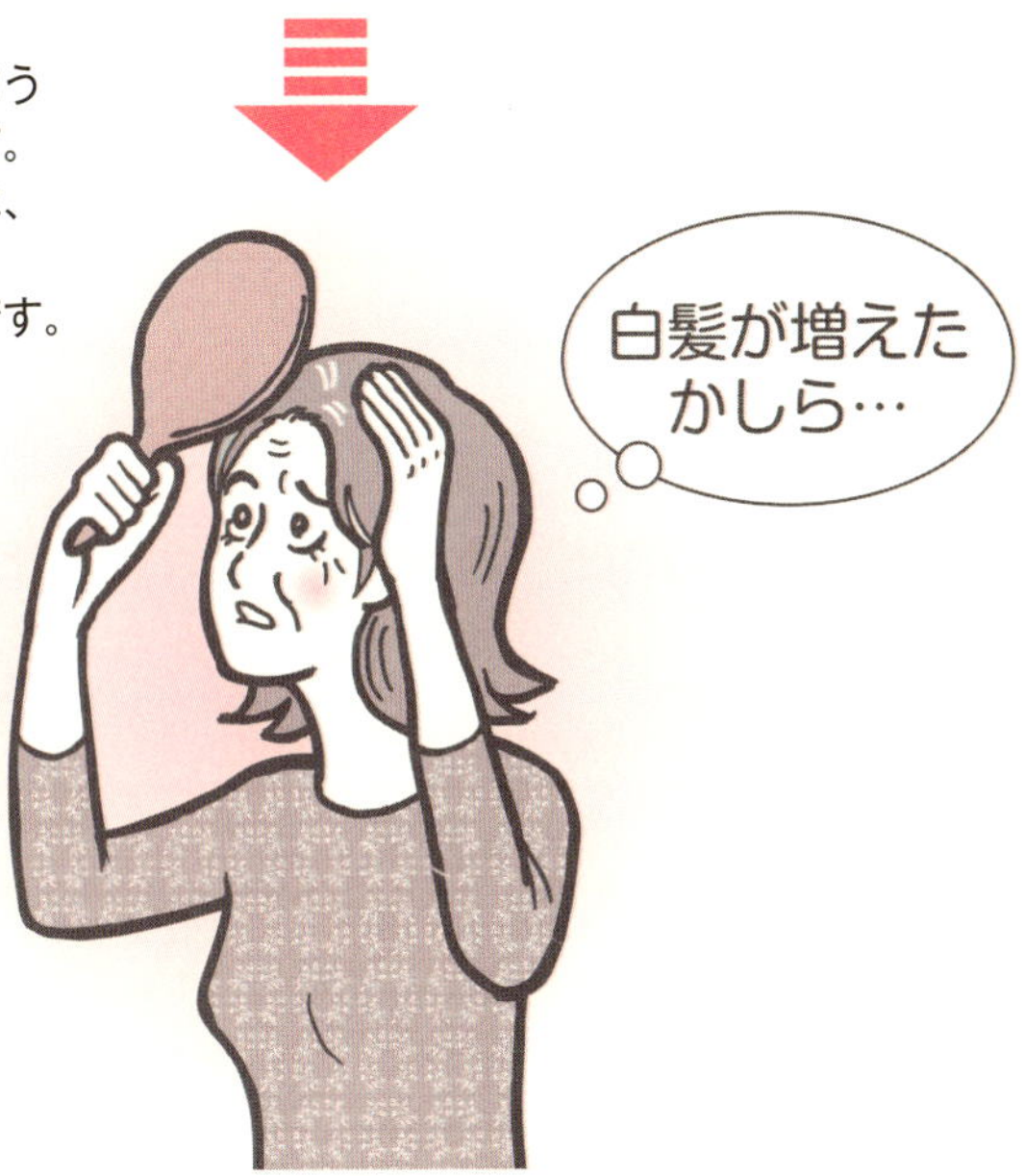

若いうちは植物由来の油 歳をとったら脂っこい肉

Q 脂肪といえば脂質です。上手な脂質のとり方は？

A

体に脂肪をためる栄養素は、炭水化物（＝糖質）でした。ならば脂質は問題ないかというと、さすがにとりすぎはよくありません。上手なとり方が必要です。

脂質はその質が問題となります。肉類などに多い飽和脂肪酸は、体の脂肪を増やすので、植物由来の不飽和脂肪酸を中心にとるのがいいでしょう。そのなかでもオリーブオイルを代表とするオレイン酸は、とくに健康効果が高いことで知られています。

また、ＬＤＬコレステロールが低いと免疫力が下がって、がんを発症する危険が出てきます。ですから私は、コレステロールが低い人には、脂ぎった肉をとらないとダメだよ、という言いかたをよくします。若い人の脂質のとりすぎはよくありませんが、ある程度歳を取ったら、脂っこいものを少し食べたほうが、コレステロールのためにもいいのです。

その年齢の境は、65歳というところでしょうか。

●脂質の上手なとり方

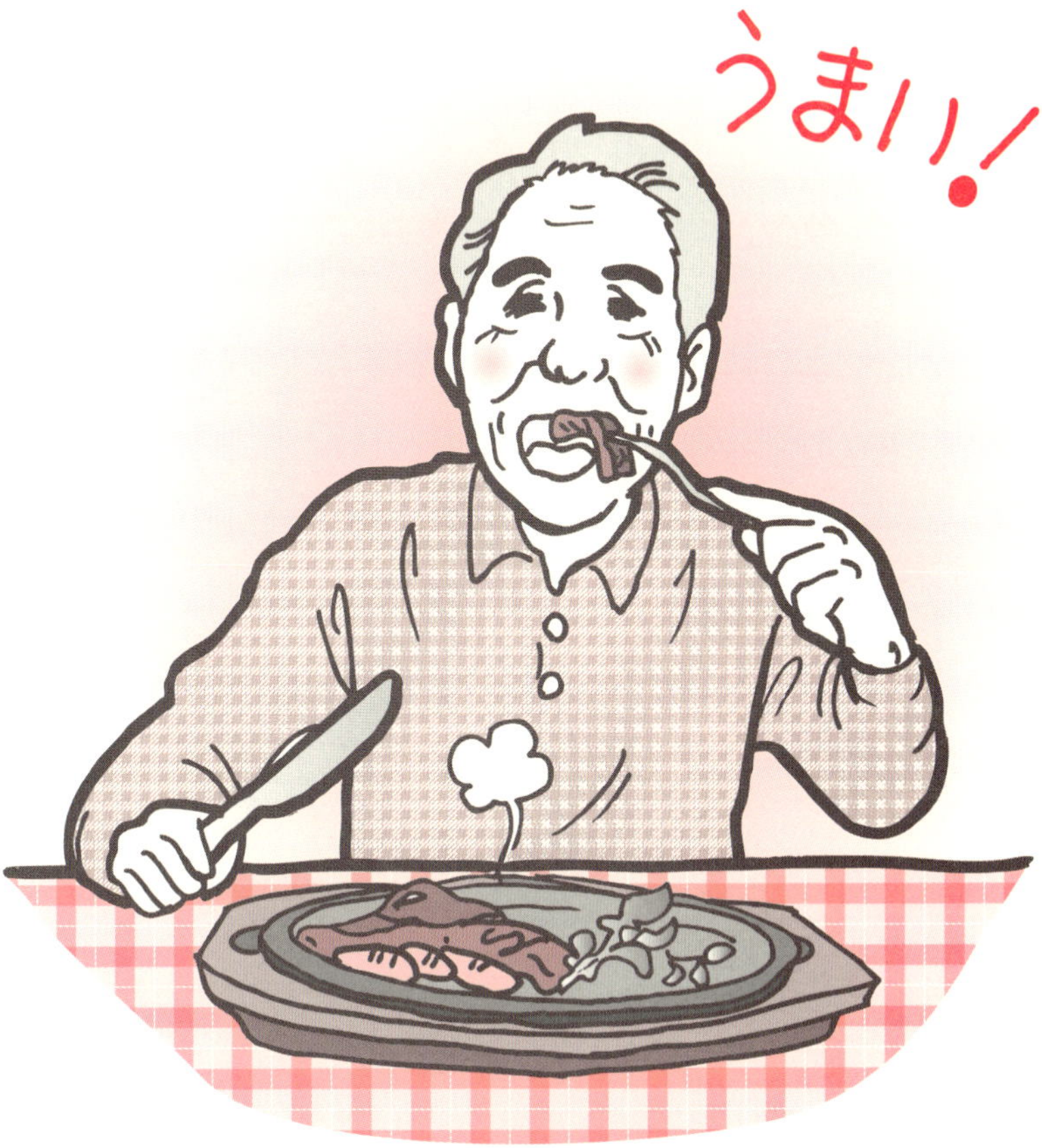

若い人の脂質のとりすぎはよくありませんが、
65歳を過ぎたら脂っこいものを
少し食べたほうが
コレステロールのためにもいいのです。

たんぱく質をとるときは部位の選び方にひと工夫

Q たんぱく質をとるために、どんな肉でも食べていいの？

A

たんぱく質は、脂肪を燃やす焼却炉である筋肉の材料で、欠かすことのできない栄養素です。たんぱく質は20種類のアミノ酸から構成されていますが、そのうちの9種類は体内でつくることができません。食べものでとることが必要です。

たんぱく質の重要な供給源は、肉、魚、卵などですが、たんぱく質とともに、脂質もとりすぎてしまう傾向にあります。そこで肉や魚は、部位の選び方にひと工夫を凝らします。牛肉なら脂ののった霜降り肉より赤身肉を、豚肉も三枚肉ではなくロースかもも肉を選びます。鶏肉は、むね肉やささみがおすすめです。魚についても同じです。刺身ならトロよりも赤身、赤身よりも白身がいいでしょう。

また、たんぱく質に含まれるアミノ酸は、いろいろな食品からとった方がいいとされているので、肉や魚だけでなく、大豆などの植物性も積極的にとるようにしましょう。

●たんぱく質の上手なとり方

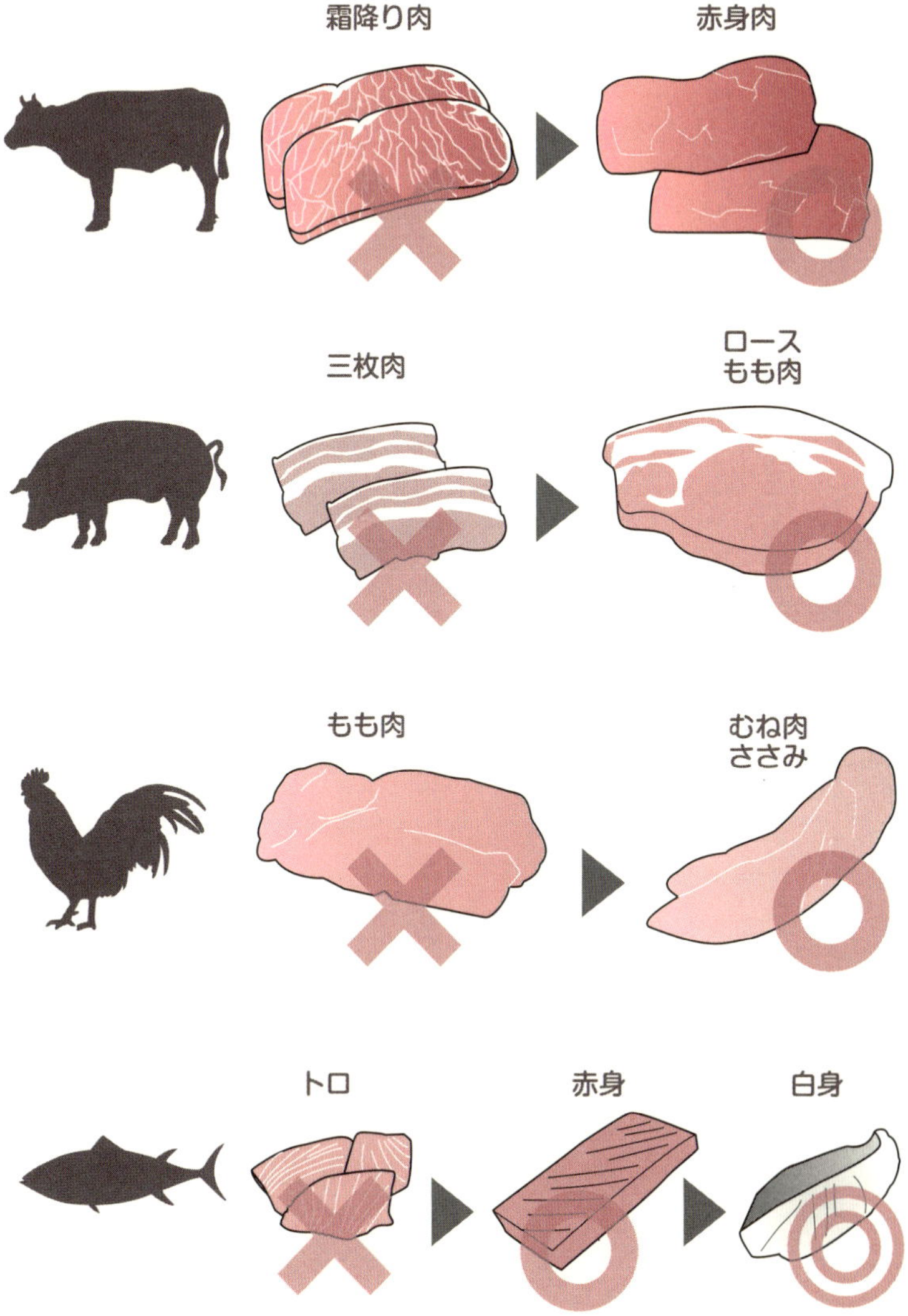

食物繊維は不足しがちな栄養素
ふだんから意識してとろう

Q 食物繊維がよくわかりません。どういうものなのですか？

A

食物繊維には、便秘の予防・解消や腸内の善玉菌の増殖、食べものの中の有害物質を体外へ排出するなどの働きがありますが、腸内で余分な脂質や糖質などをとり込み、便として排出する作用もあります。

食物繊維には、水に溶ける水溶性と水に溶けない不溶性の2種類があり、それぞれ異なる働きをしています。中性脂肪などの脂肪を排出する作用があるのは、海藻やこんにゃく、寒天などに多く含まれる水溶性のほうです。一方、便秘解消効果や腸の働きを活発にするのは不溶性。両方をバランスよくとることが大切です。

食物繊維を多く含む食品は、総じて低カロリー。しかも食物繊維が体内で水分を吸収して膨らむため、満腹感が得やすく、食べすぎ防止の効果もあります。食物繊維は日本人に不足している栄養素です。ふだんから意識してとるようにしましょう。

●水溶性食物繊維と不溶性食物繊維

●水溶性食物繊維

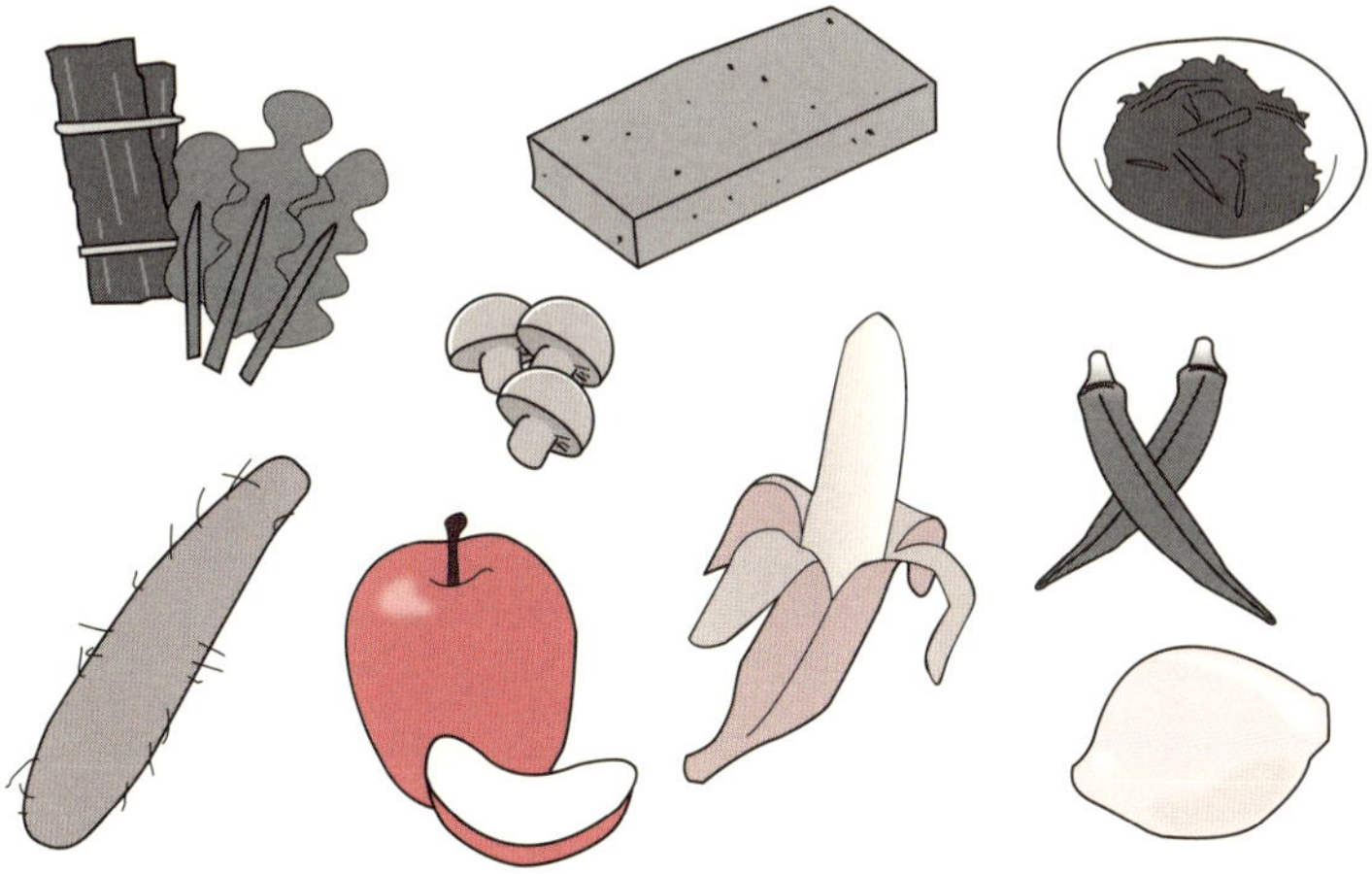

●不溶性食物繊維

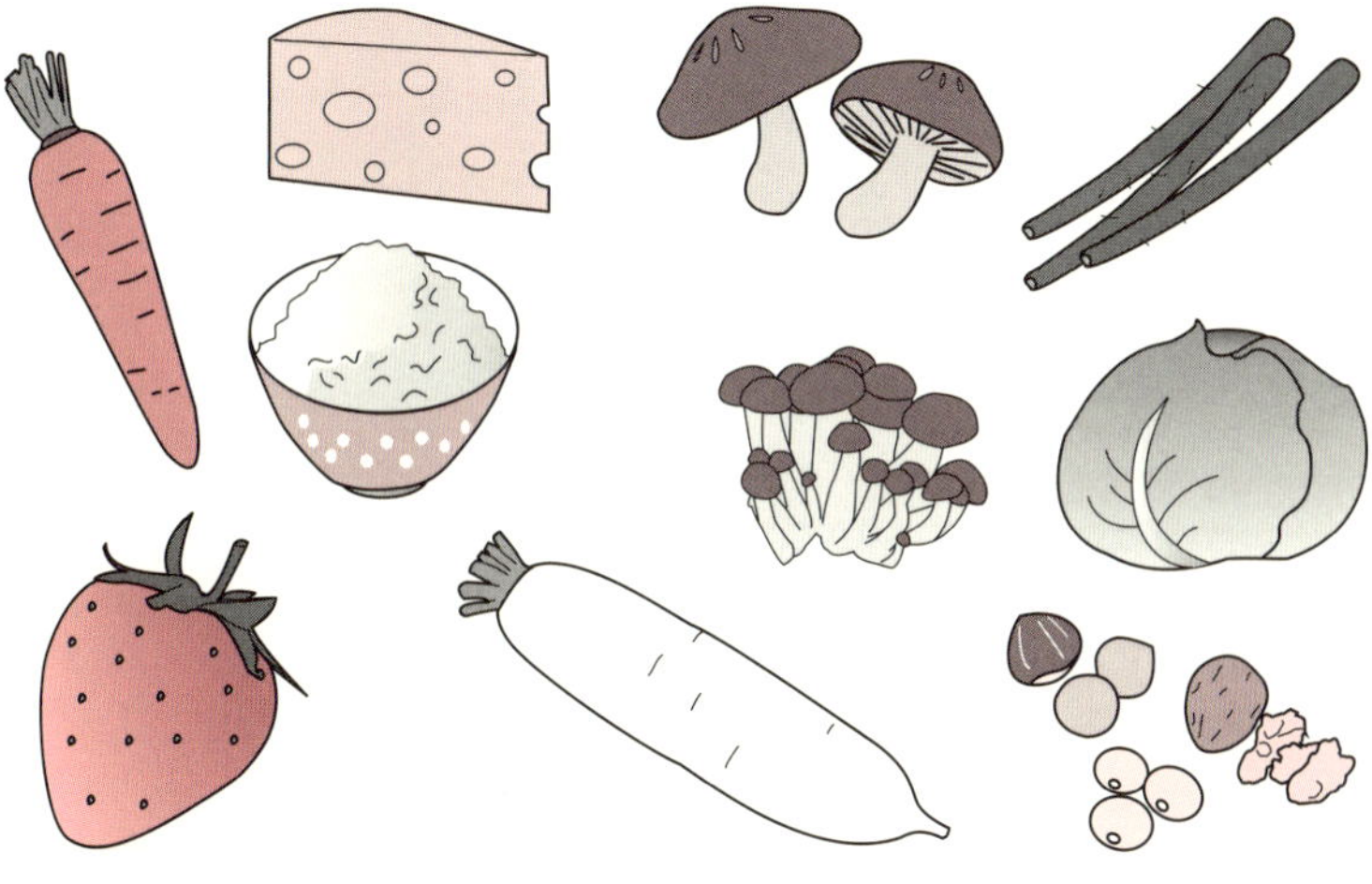

3大抗酸化ビタミンは活性酸素の掃除人

Q ビタミンって、どう体にいいのですか?

A

活性酸素の害が、しばらく前から注目されています。活性酸素は強力な酸化力を持つ酸素です。LDLコレステロールが活性酸素によって酸化されると、動脈硬化が進行します。しかし私たちは、活性酸素の存在を知るずっと以前から、ごく自然にその害から身を守るすべを知っていました。それが毎日の食事からとっている抗酸化物質です。

赤ワインやお茶に含まれるポリフェノール、緑黄色野菜の天然色素であるカロチノイドやフラボノイド、アントシアニンなどが、抗酸化物質の代表的なものです。とくにβ-カロテン、ビタミンC、ビタミンEの3大抗酸化ビタミンは、活性酸素を除去して、LDLコレステロールの酸化を防ぐ作用があるので、動脈硬化の進行を防ぐ働きがあります。

次のページから、活性酸素の掃除人(スカベンジャー)とも呼ばれている、3大抗酸化ビタミンを、それぞれ見ていくことにしましょう。

●ビタミンは活性酸素の掃除人

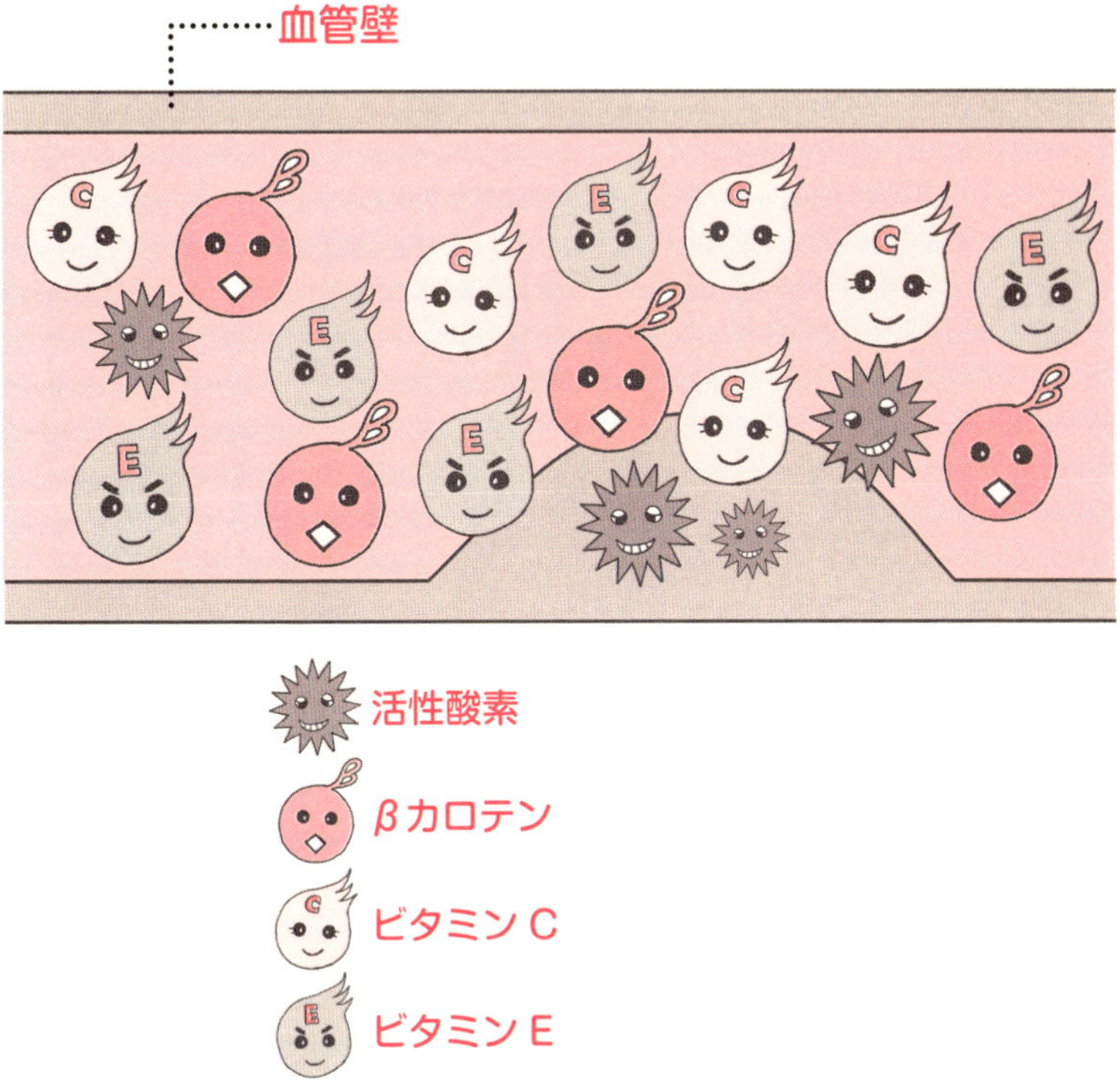

β－カロテン、ビタミンC、
ビタミンEの３大抗酸化ビタミンは、
活性酸素を除去して、
ＬＤＬコレステロールの酸化を防ぐ作用があるので、
活性酸素の掃除人（スカベンジャー）と呼ばれています。

β－カロテンは強い抗酸化力を発揮　ビタミンCはストレス抵抗を強める

Q　まずはβ－カロテンとビタミンCを教えて？

A

●β－カロテン

β－カロテンは、体内に取り込まれると、必要に応じてビタミンAに変わり、強い抗酸化力を発揮します。また、皮膚や粘膜を丈夫にして免疫細胞の働きを活性化します。とくに緑黄色野菜には、豊富に含まれています。油といっしょにとると、吸収率がアップします。また、後述するビタミンEといっしょにとると、抗酸化パワーが倍増します。

●ビタミンC

抗酸化ビタミンの代表です。また、ストレスへの抵抗力を強める作用があることから、ストレス対抗ビタミンとも呼ばれています。さらに、体の免疫力を高めたり、血圧を下げる作用など、多くの働きを持つ栄養素です。ビタミンCは水に溶けやすく、熱に弱いという性質があるため、なるべく新鮮なものを生で食べるようにしましょう。

● β－カロテンとビタミンC

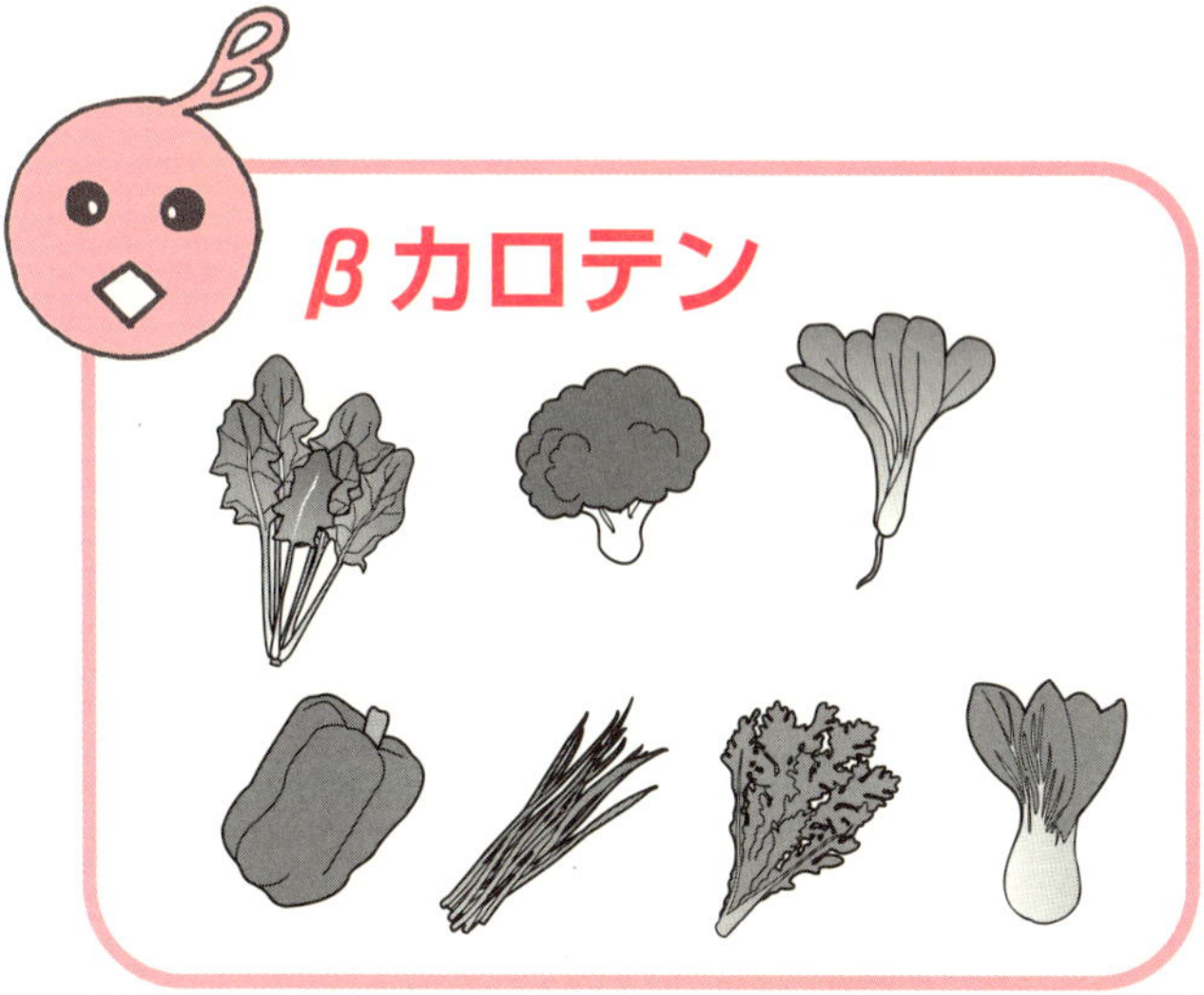

体内に取り込まれると、必要に応じてビタミンAに変わり、強い抗酸化力を発揮します。

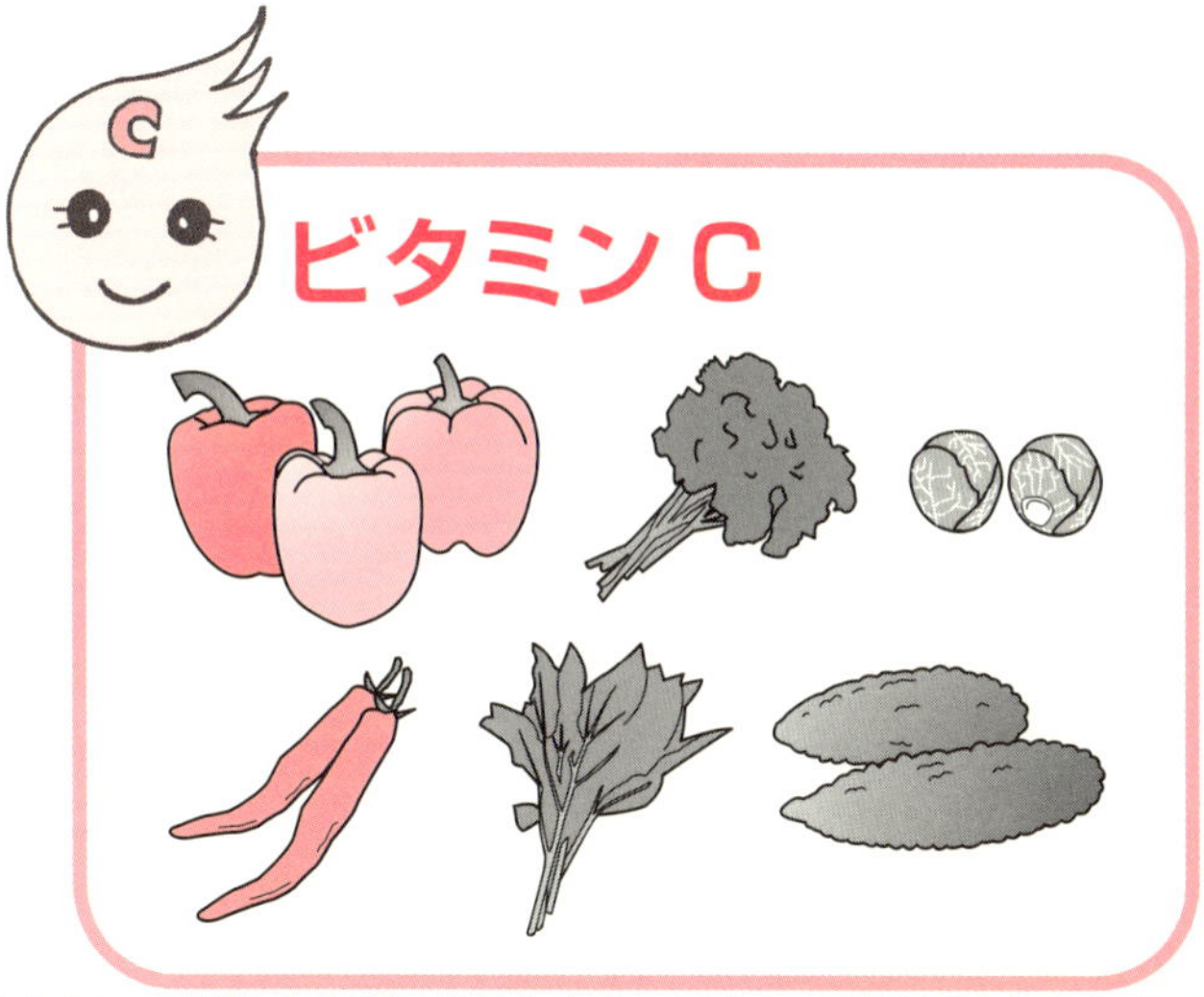

ストレスへの抵抗力を強めることから、ストレス対抗ビタミンとも呼ばれています。

ビタミンEは抗酸化力と老化防止にすぐれたビタミン

Q 残りの抗酸化ビタミンは、ビタミンEですよね?

A

●ビタミンE

抗酸化力が非常に優れているビタミンで、細胞膜を構成する脂質が、活性酸素によって酸化されるのを防ぎます。また、皮膚や粘膜の再生にもかかわり老化を防ぎます。このことからビタミンEは、老化防止のビタミンともいわれています。ほかにも血流をよくしたり、発がん物質を抑える作用など、健康へのさまざまな効果が期待されています。

●ビタミンB群

抗酸化ビタミンではありませんが、ビタミンB群も動脈硬化の予防には重要なビタミンですので、ここでひと言触れておきます。ビタミンB群とは、8種類のビタミンの総称で、糖類や脂質、たんぱく質を体内で消費するときに補酵素として働きます。エネルギーの代謝に深くかかわるビタミンのため、動脈硬化だけでなく、肥満の予防にも効果があります。

●ビタミンEとビタミンB群

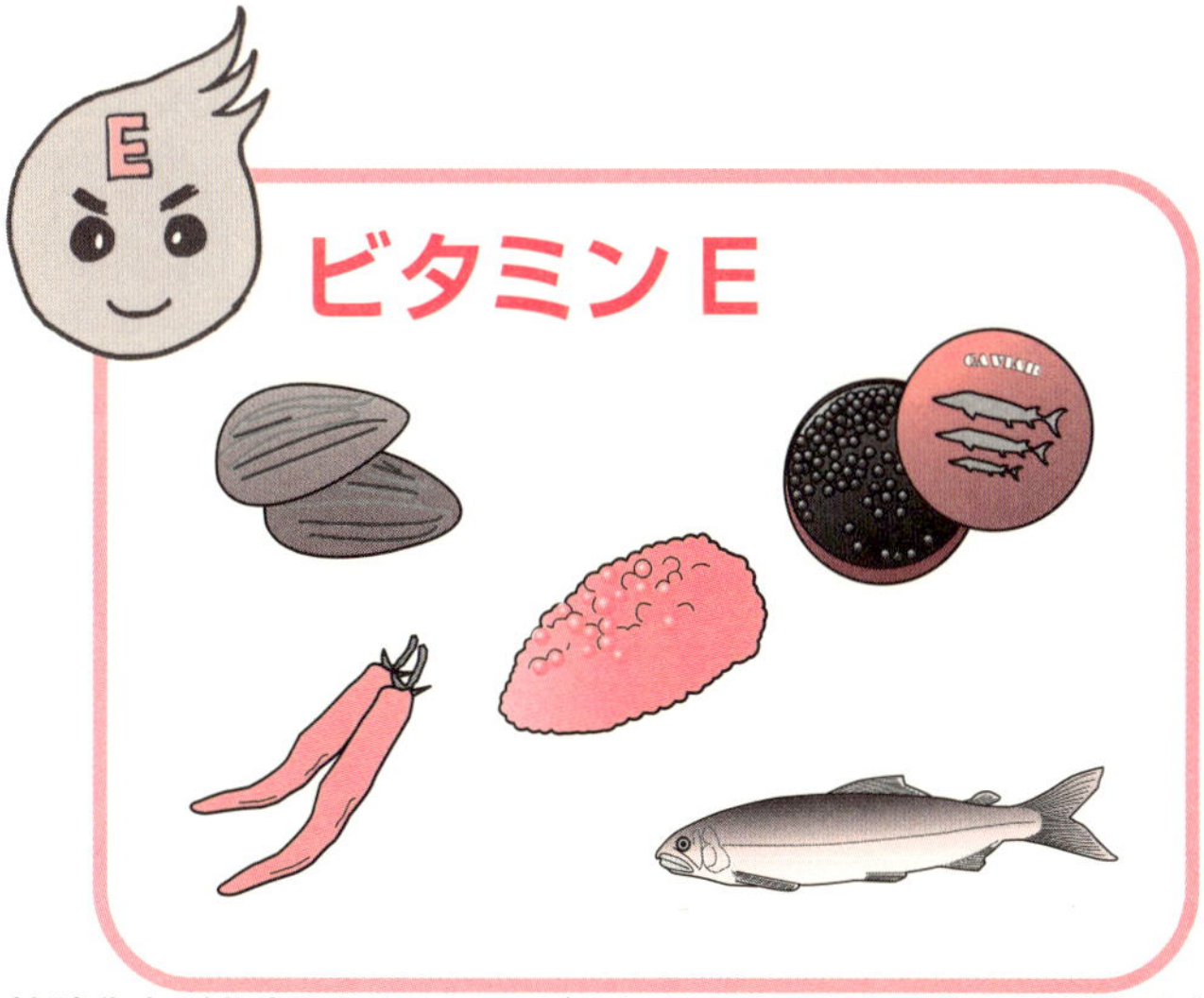

抗酸化力が非常に優れているビタミンです。また老化を防ぐ作用もあります。

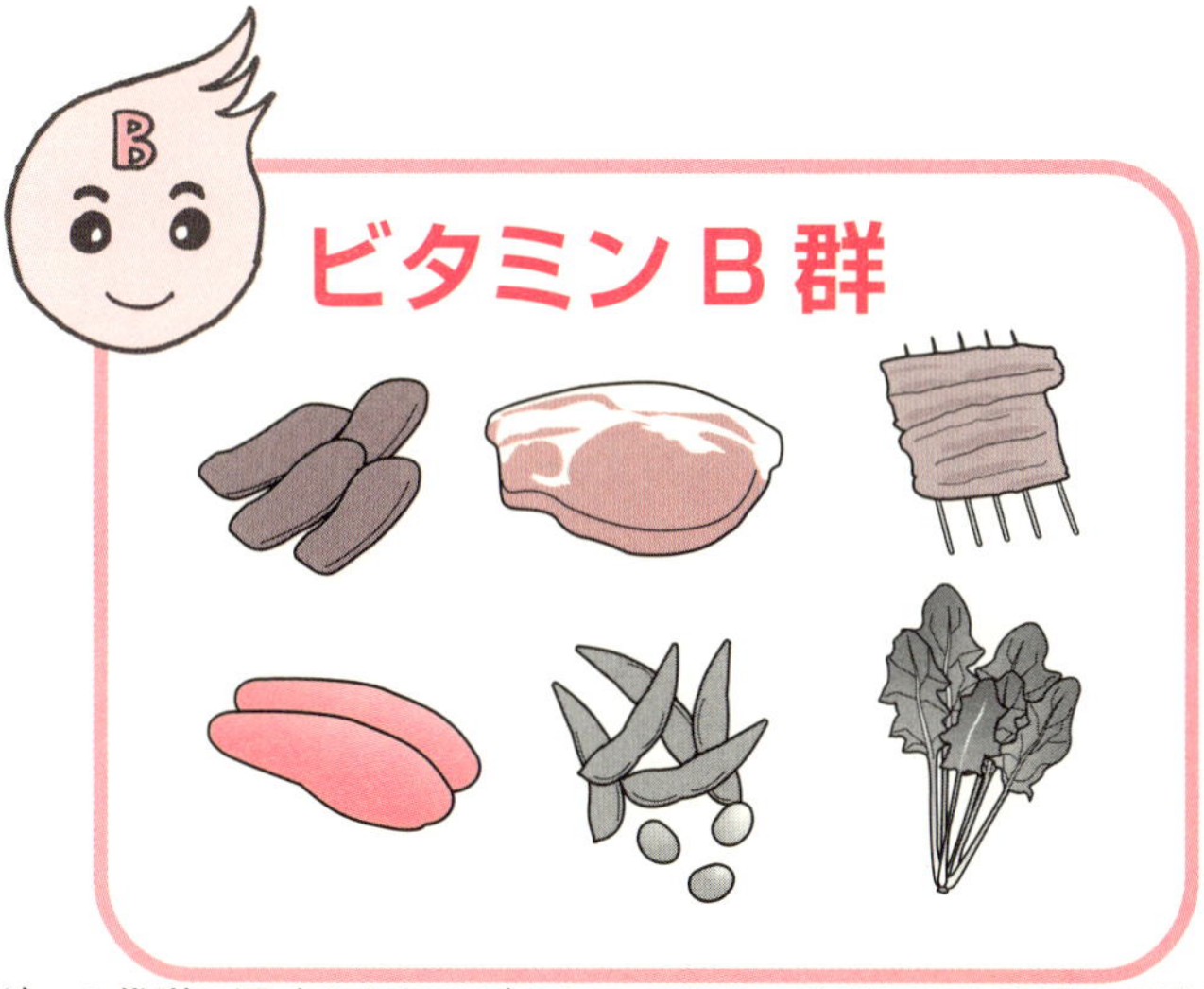

エネルギーの代謝に深くかかわるビタミンのため、動脈硬化や肥満の予防に効果があります

体内では合成されないミネラルは日々の食事から積極的に摂取する

Q ミネラルという栄養素のことを教えて？

A

ミネラルは、骨や歯などの構成要素になったり、新陳代謝などの生理機能を正常化させるなど、体の維持や機能調節に欠かせない微量栄養素です。主要ミネラルと微量ミネラルをあわせ、合計16種類あります。

中性脂肪の高い人が摂取したいミネラルには、コレステロールや中性脂肪を正常に保つクロム、脂質や糖質の代謝にかかわるマンガン、酵素を活性化するマグネシウム、コレステロールの蓄積を防ぐ亜鉛、脂質の酸化を抑制するセレンなどが挙げられます。

ミネラルの必要量はわずかですが、体内では合成することができないため、日々の食事から摂取しなければなりません。また、リンをとりすぎるとカルシウムの吸収が低下、ナトリウムのとりすぎはカリウムを体外に排出させるなど、複数のミネラルが互いに影響しあっているものもあるので、いろいろな食品からバランスよくとる必要があります。

●必須ミネラル

分類	ミネラル名	働き	おもな食品
主要ミネラル	ナトリウム Na	浸透圧の調整や、pH の調整。筋肉や神経の興奮性を弱めます。	食塩、しょうゆ、みそ
主要ミネラル	塩素 Cl	胃液の塩酸成分。浸透圧の調整。肝臓の働きを助けて老廃物を処理。	食塩、梅干し、しょうゆ、みそ
主要ミネラル	カリウム K	神経や心肺機能の調整。利尿作用。エネルギー代謝、血圧調節など。	ほうれん草、じゃがいも、ブロッコリー、にんにく、アーモンド、ピーナッツなど
主要ミネラル	カルシウム Ca	骨や歯の組織を形成。血液凝固、筋肉の収縮、神経の興奮抑制など。	牛乳・乳製品、小魚、海藻類、大豆製品、緑黄色野菜など
主要ミネラル	マグネシウム Mg	酵素の働きを活性化する。精神安定作用、エネルギー代謝、体温調節など。	玄米、そば、かき、干しえび、豆腐、納豆、こんぶ、ひじき、アーモンドなど
主要ミネラル	リン P	骨・歯の形成や、筋肉の収縮。エネルギー代謝、体液の浸透圧の調節など。	卵黄、牛乳、チーズ、ココア、大豆製品、煮干し、かつお節、のりなど
主要ミネラル	イオウ S	アミノ酸の構成成分として毛髪、爪、皮膚などをつくります。解毒作用もあり。	卵、肉、魚類など
微量ミネラル	鉄 Fe	赤血球のヘモグロビンを生成。全身に酵素を運搬。	レバー、ひじき、しじみ、ごま、煮干し、パセリ、小松菜、ほうれん草など
微量ミネラル	亜鉛 Zn	酵素の構成成分。血中コレステロールの調整、インスリンの分泌促進など。	いわし、かき、肉類、レバー、乳製品、ピーナッツ、アーモンド、くるみなど
微量ミネラル	銅 Cu	酵素の構成成分。赤血球、骨、脳、神経細胞組織を生成。	牛レバー、かき、枝豆、アーモンド、くるみ、ピーナッツ、バター、えび、かになど
微量ミネラル	マンガン Mn	酵素の構成成分。骨の生成促進、体内組織の機能維持、骨や肝臓の酵素の活性化など。	穀類、緑黄色野菜、お茶、アーモンド、くるみ、ピーナッツ、ごまなど
微量ミネラル	コバルト Co	ビタミン B12 の生成。造血作用、神経の働きを正常にします。	肉、レバー、ミルク、かき、はまぐり、あさり、葉野菜など
微量ミネラル	クロム Cr	インスリンの活性化。糖・脂質・コレステロールの代謝。	小麦、牛肉、鶏肉、かき、バター、じゃがいも、赤唐辛子、りんごなど
微量ミネラル	ヨウ素 I	甲状腺ホルモンの構成成分。脂質、糖質の代謝を促進。	海藻類、さけ、はまぐり、いわし、かつお、かき、卵、しいたけ、キャベツなど
微量ミネラル	モリブデン Mo	糖質、脂質の代謝を促進。	牛レバー、卵、カリフラワー、ほうれん草、にんにく、乳製品など
微量ミネラル	セレン Se	酵素の構成成分。抗酸化作用、ビタミン E の活性化、視力回復など。	いわし、にしん、ほたて貝、はまぐり、かき、えび、小麦、大豆、りんごなど

栄養補給は食事が基本
不足が気になるときにサプリを活用

Q　サプリで栄養補給をしようと思いますが?

A

サプリメントは、通常の食事では不足しがちな栄養素を補うことを目的とした食品です。医薬品ではないので、飲むだけで血中脂肪の値が下がるというわけではありません。あくまでも食事を基本とし、栄養素などの不足が気になるときに活用します。もちろん食事もとらず、サプリメントだけというわけにもいきません。

たとえば、HDLコレステロールを増やすには、青背魚に含まれるEPAやDHAを、中性脂肪の多い血液をサラサラにするためには、血栓を溶かすナットウキナーゼや血栓予防のイチョウの葉を、それぞれ補うという具合です。

基本は栄養のバランスよく食べることですが、忙しい現代人にはなかなかこれができません。たりないものをたりない分だけ補う、これがサプリメントの使い方です。またサプリメントのとり方のコツは、毎日決まった量を決まった時間にとることです。

● サプリメント

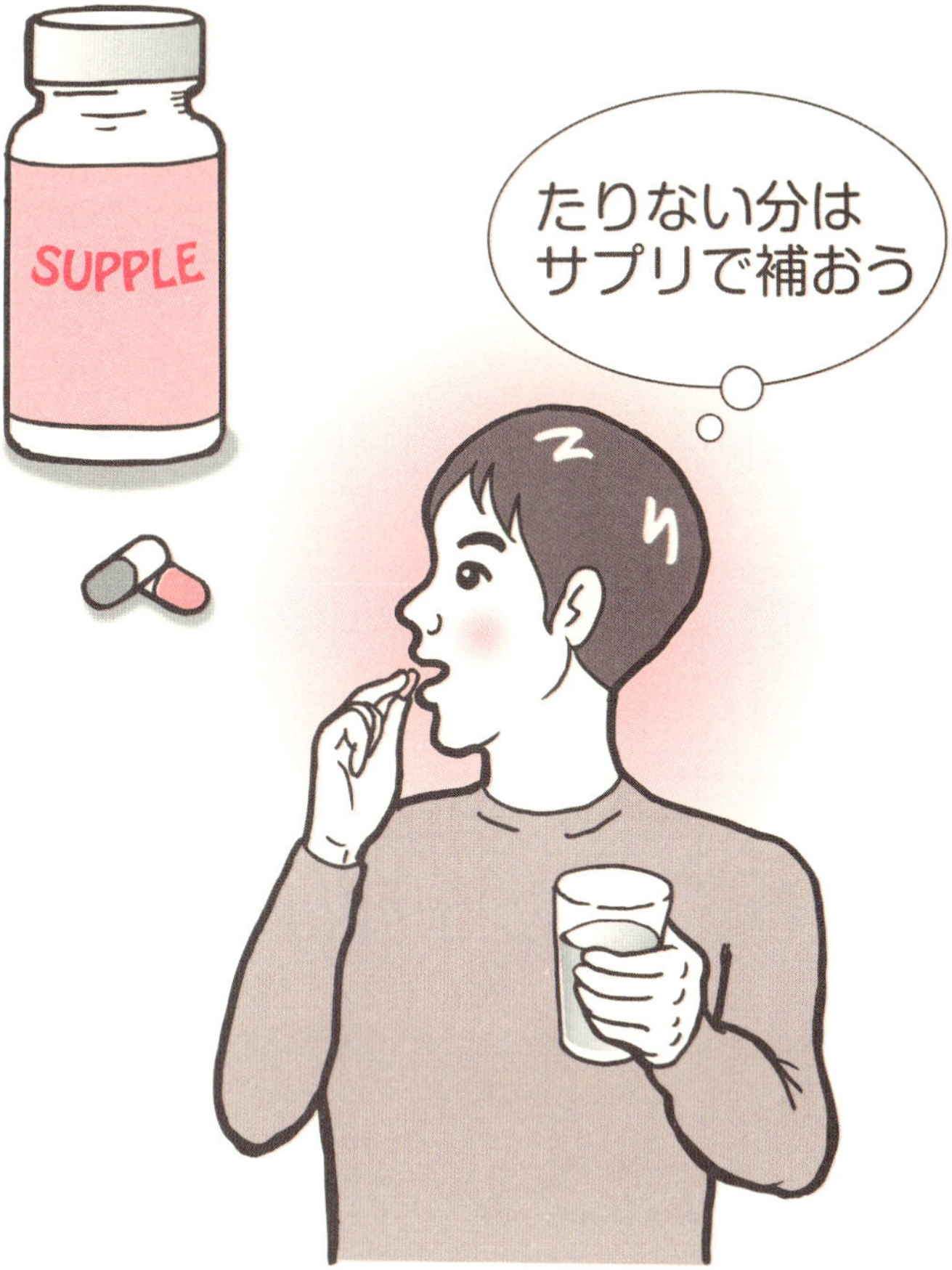

サプリメントは、
通常の食事では不足しがちな栄養素を補うことを目的とした食品です。
あくまでも食事を基本とし、
栄養素などの不足が気になるときに活用します。

健康効果が保証されているトクホ規定の量を守って摂取

Q トクホとサプリの違いを教えて?

A 健康への効果をはっきり表示できるのは、特定保健用食品、通称〝トクホ〟と呼ばれる商品に限られています。

いまさら説明するまでもないことですが、特定保健用食品とは、健康づくりに役立つ食品として、その有効性や安全性が国に承認された製品のこと。体の調子を整えるのに効果があり、かつ安全性にも問題がないと認められた成分が含まれています。個別の審査を経て厚生労働省が認可をしているので、効果のほどは保証されています。しかし保健効果は認められているものの、サプリ同様、医薬品ではありません。

トクホには、1日や1回の摂取目安が表示されているので、それを守って利用しましょう。たくさん食べたり飲んだりしても、体に害があるわけではありませんが、効果が上がるというわけでもありません。規定の量を守って摂取することが大切です。

●トクホ

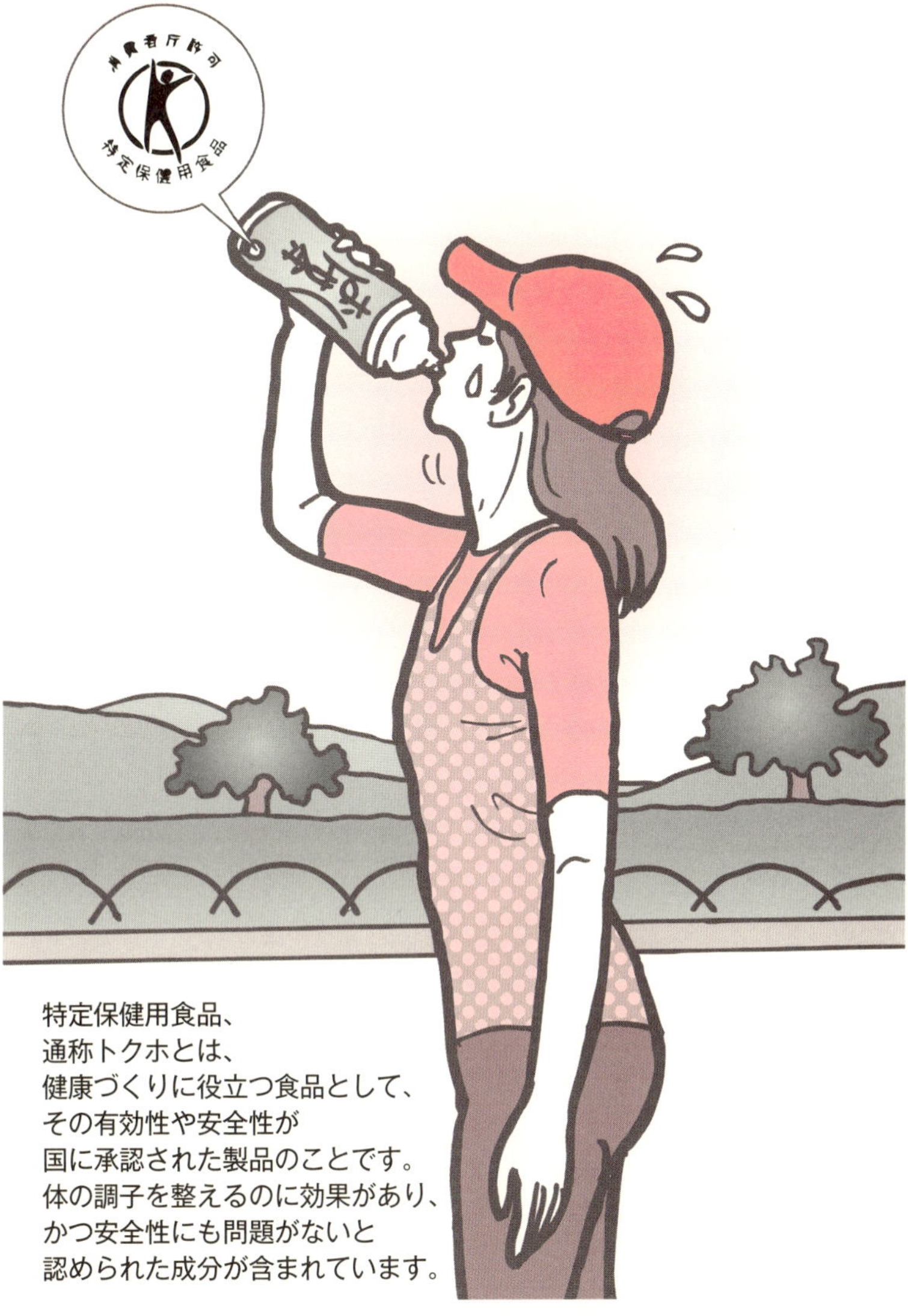

特定保健用食品、
通称トクホとは、
健康づくりに役立つ食品として、
その有効性や安全性が
国に承認された製品のことです。
体の調子を整えるのに効果があり、
かつ安全性にも問題がないと
認められた成分が含まれています。

お酒は決して悪者ではない 動脈硬化や脂肪肝の予防に役立つ

Q お酒が好きでよく飲みます。それって体に毒ですか？

A

アルコールは、コレステロールや中性脂肪を増やし肥満のもとになると、昔から悪者扱いをされています。しかし、じつはアルコールは、適量を守って飲めば、害にはなりません。むしろ代謝をよくして、動脈硬化の予防に一役買ってくれるのです。

近年の研究では、アルコールが脂肪肝の予防・治療に有効だということがわかってきました。適量の飲酒なら、飲まない人より脂肪肝になりにくいという結果が出ています。脂肪肝に有効ということは、当然同じ脂質である血液中の中性脂肪にも有効です。

また飲酒が、直接肥満に結び付くこともありません。お酒を飲んで太ったという人の話をよく聞きますが、そういう人はアルコールのせいというより、たいていはおつまみの食べすぎが原因です。フライドポテトをつまみにビールを飲んで、締めにラーメンを食べて帰宅する。この炭水化物（＝糖質）が、脂肪肝をもたらし、肥満を招いているのです。

●お酒の適正量①

アルコールは、
適量を守って飲めば、
害にはなりません。
むしろ代謝をよくして、
動脈硬化の予防に
一役買ってくれるのです。

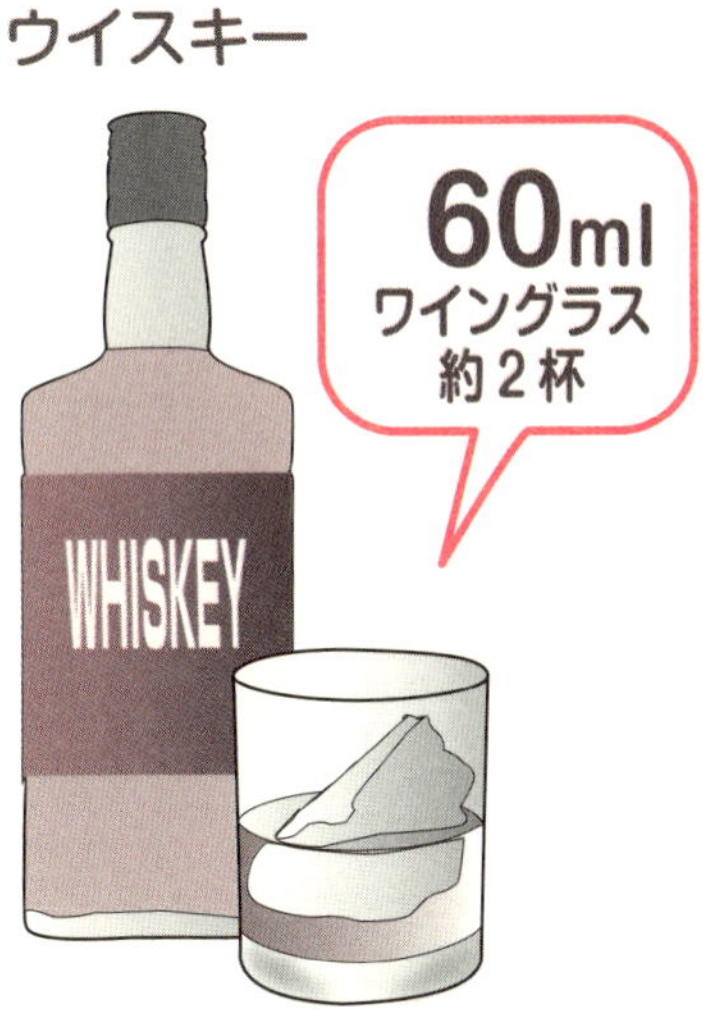
ウイスキー
60ml
ワイングラス
約2杯
WHISKEY

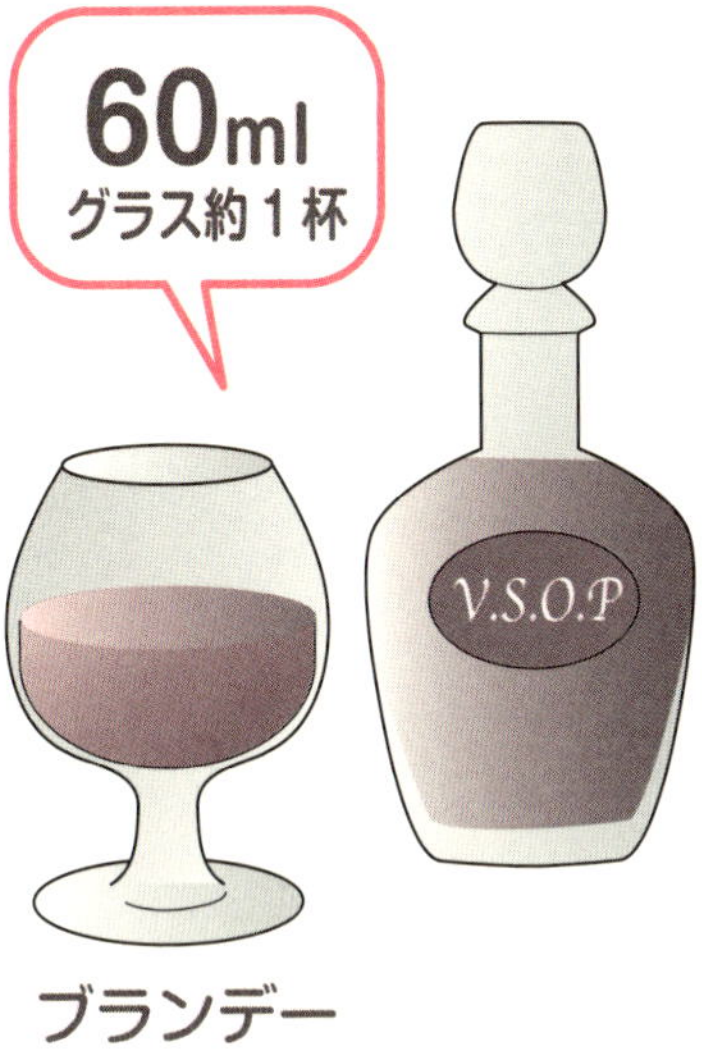
60ml
グラス約1杯
V.S.O.P
ブランデー

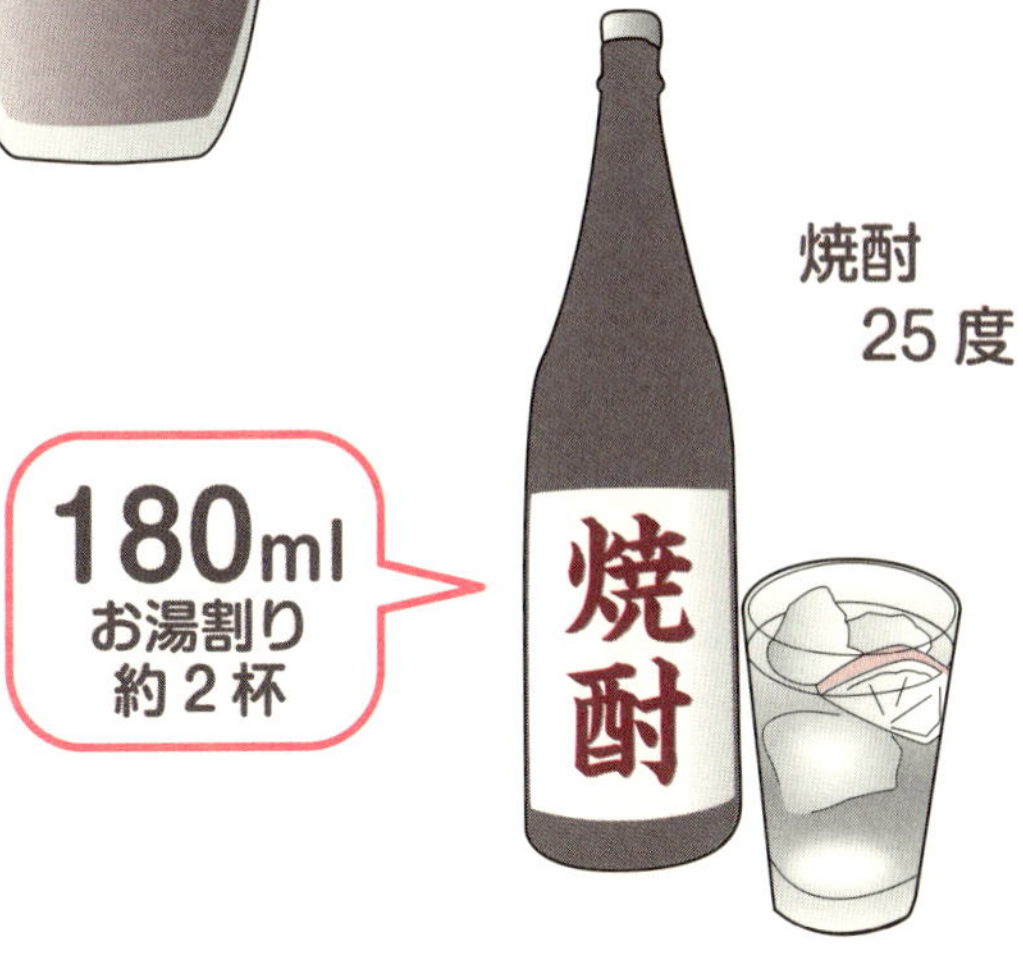
焼酎
25度
180ml
お湯割り
約2杯
焼
酎

まだまだあるアルコールのさまざまな健康効果

Q お酒のいいところって、ほかにもありますか?

A ほかにもアルコールには、さまざまな健康効果があります。まず気分をリラックスさせてくれます。また血行がよくなり、代謝がよくなります。HDLコレステロールを増やしてくれるので、前述通り、動脈硬化の進行も抑えてくれます。

加えて、ビールには赤血球の膜をしなやかにして、変形能力を高める作用があり、日本酒には、血小板が凝固するのを防ぐ働きがあります。赤ワインには抗酸化物質である、ポリフェノールが多く含まれています。

さらにアルコールには、インスリンが十分作用しない状態＝インスリン抵抗性を改善し、糖尿病の予防にも一役買っていることまでわかってきました。

ただし、こうした効果が期待できるのも適量までです。大量の飲酒は、アルコール依存症につながります。アルコール依存症になってしまっては、元も子もありません。

●お酒の適正量②

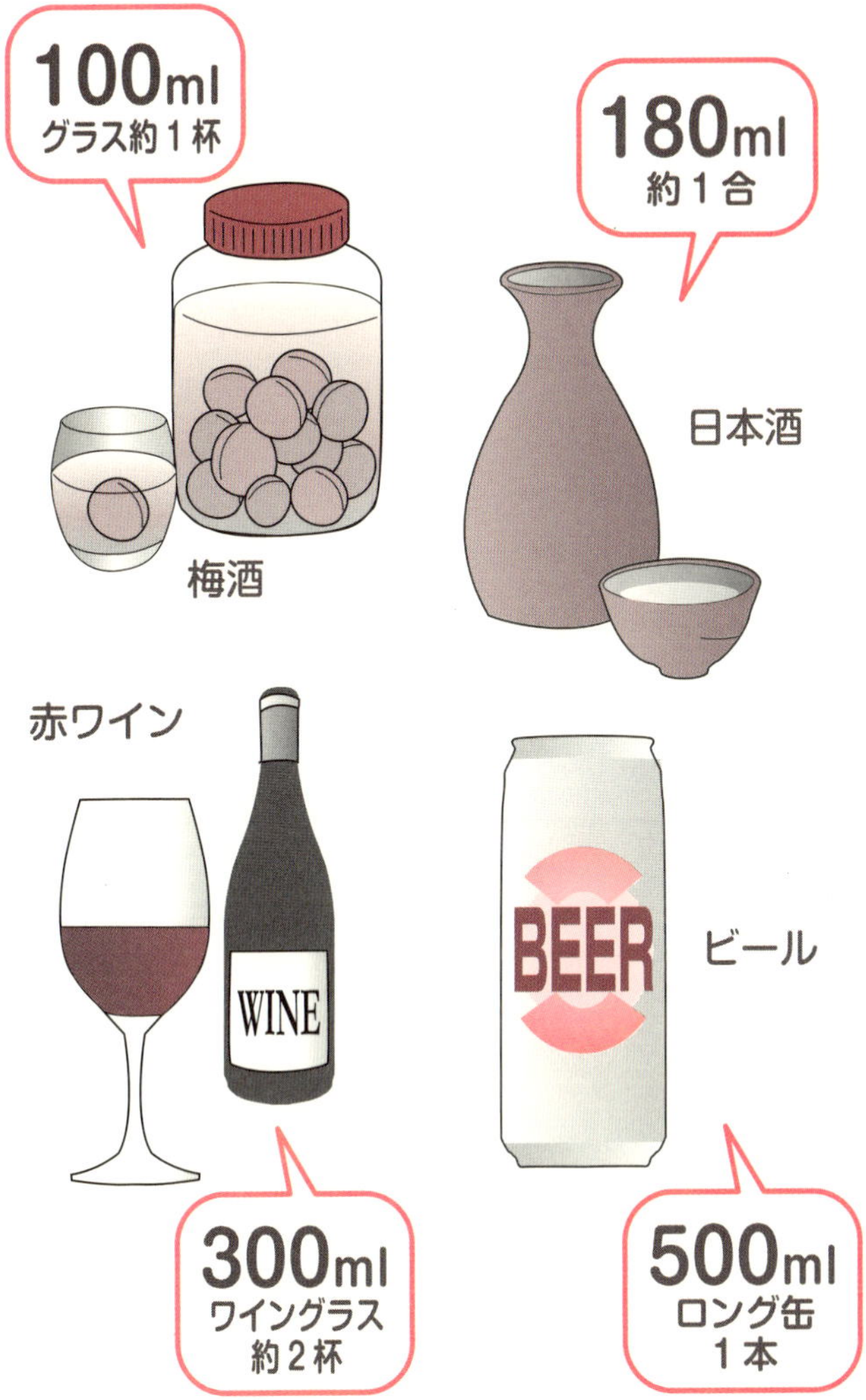
100ml
グラス約1杯
梅酒
180ml
約1合
日本酒
赤ワイン
WINE
300ml
ワイングラス
約2杯
BEER
ビール
500ml
ロング缶
1本

アルコールにはさまざまな健康効果がありますが、
効果が期待できるのも適量までです。
大量の飲酒はアルコール依存症につながってしまいます。

外食やコンビニ弁当はよりよいメニューの選択が大事

Q 昼は毎日外食です。気を付けなくてはいけないことは?

A

都会のビジネスマンのお昼は、外食かコンビニ弁当が主流です。食生活はすべてコンビニという若者もいます。今や外食やコンビニ抜きで、私たちの食生活は語れません。体によくないと、外食やコンビニ弁当をやみくもに嫌うのではなく、その中からよりよい選択をしていくのが、賢い生き方です。

外食ではどんぶりものなど、すばやく食べられる食事が人気ですが、炭水化物(=糖質)中心で栄養バランスが悪く、高カロリー、そのうえ早食いになるので、注意したいメニューです。また、どんぶりものは一般的にご飯の量が多く、味付けも濃いめの場合が多いので、炭水化物と塩分を、ともに多めにとってしまいがちです。ですから注文するときに、ご飯の量を少なくしてもらうか、少し残すようにしてみましょう。それではものたりないという人は、野菜や海藻の入ったサラダを一品追加し、サラダから食べましょう。

●外食のとり方①

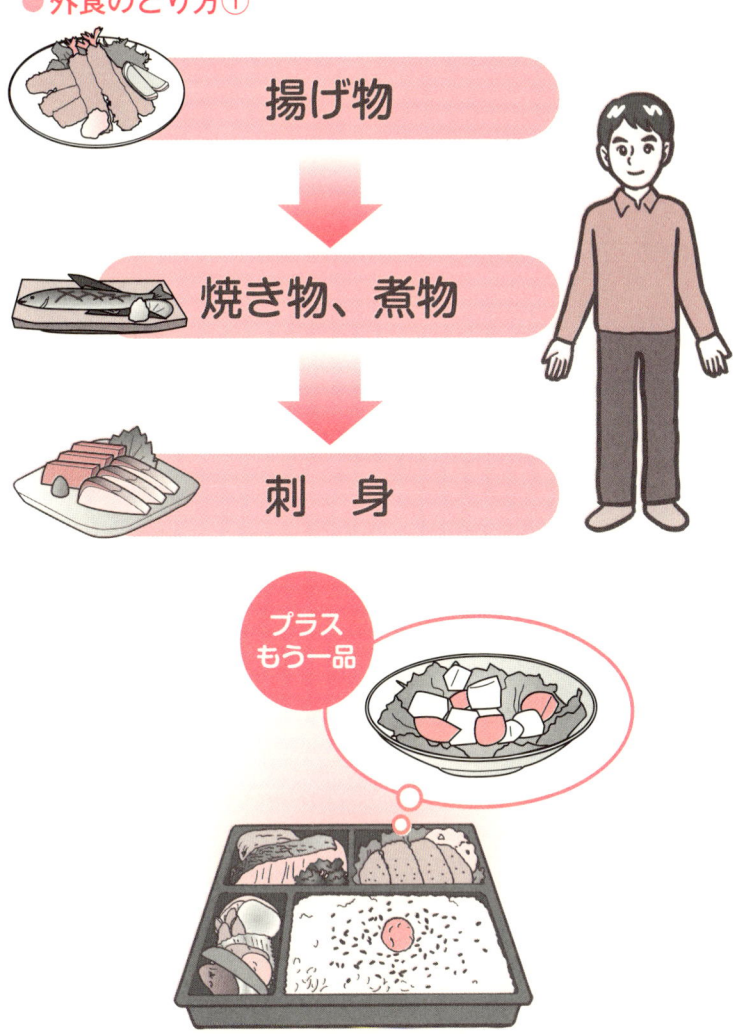

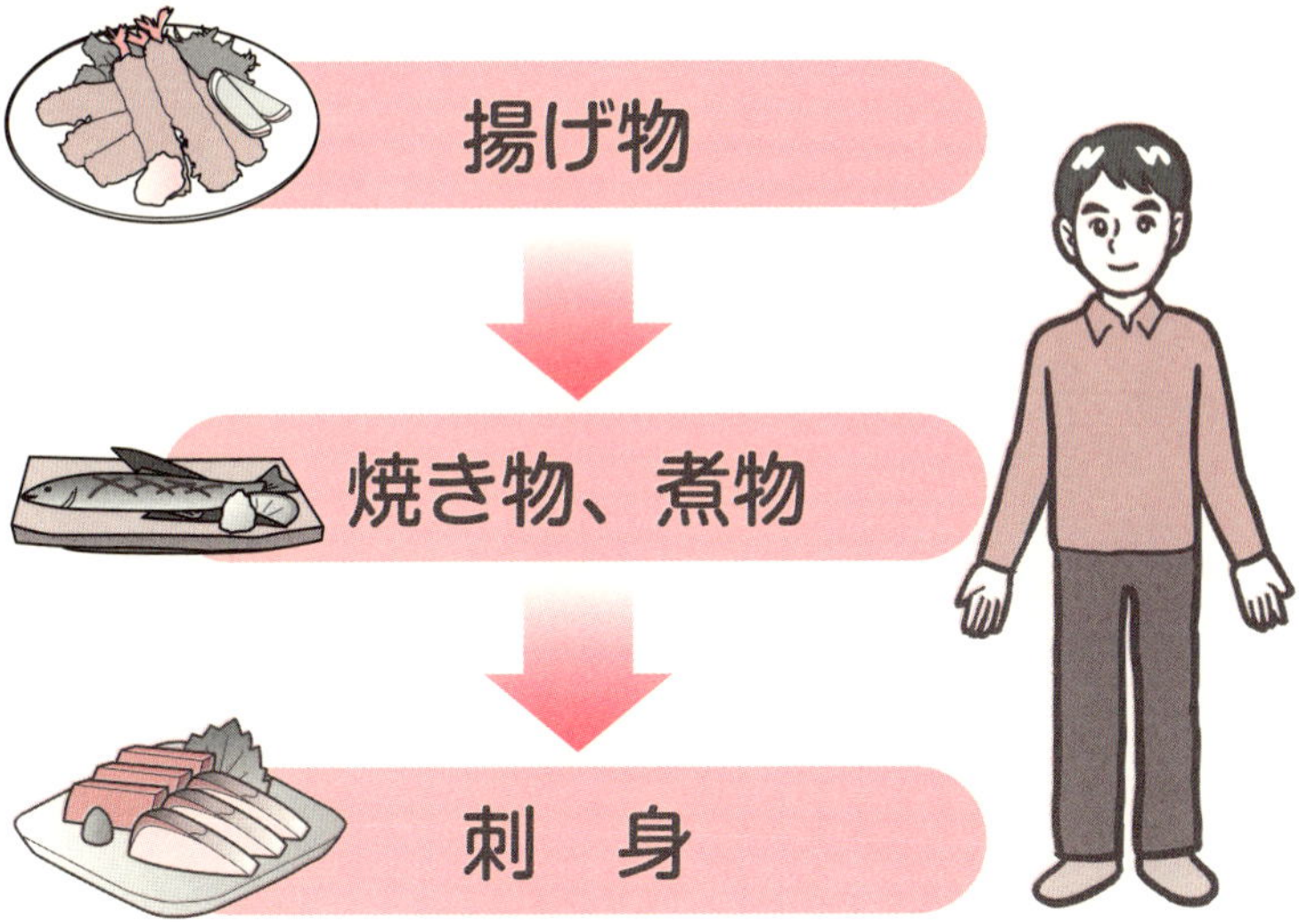

外食やコンビニ抜きで私たちの食生活は語れません。
体によくないと外食やコンビニ弁当を嫌うのではなく、
その中からよりよい選択をしていくのが賢い生き方です。

テイクアウトのお弁当は小さめのものを選ぶのがコツ

Q コンビニのお弁当で注意することは？

A 栄養バランスからいうと、いちばんいいのが和定食。コンビニ弁当でいえば幕の内弁当です。テイクアウトのお弁当の場合は、小さめのものを選びましょう。全体の量を減らすことで、食べすぎを防ぐことができます。またおかずにも注意をしてください。メインのおかずは肉より魚、同じ魚なら味付けが濃くなりがちな煮魚より、焼き魚のほうがいいでしょう。また漬物や佃煮は塩分が強いので、量を抑えて残すようにしましょう。

一般的に洋食や中華料理に比べ、和食はカロリーが低いので、肥満防止にはおすすめです。しかし和食は、塩分の多さが難点なので、主菜のおかずは薄味のものを選ぶようにしましょう。また主菜以外の煮物や漬物などは食べる量を控えめにし、味噌汁やお吸い物は少し残すようにします。和食のポイントは、塩分を減らすことにあります。

またコンビニ弁当では、かならずお惣菜パックを一品追加する習慣をつけましょう。

●外食のとり方②

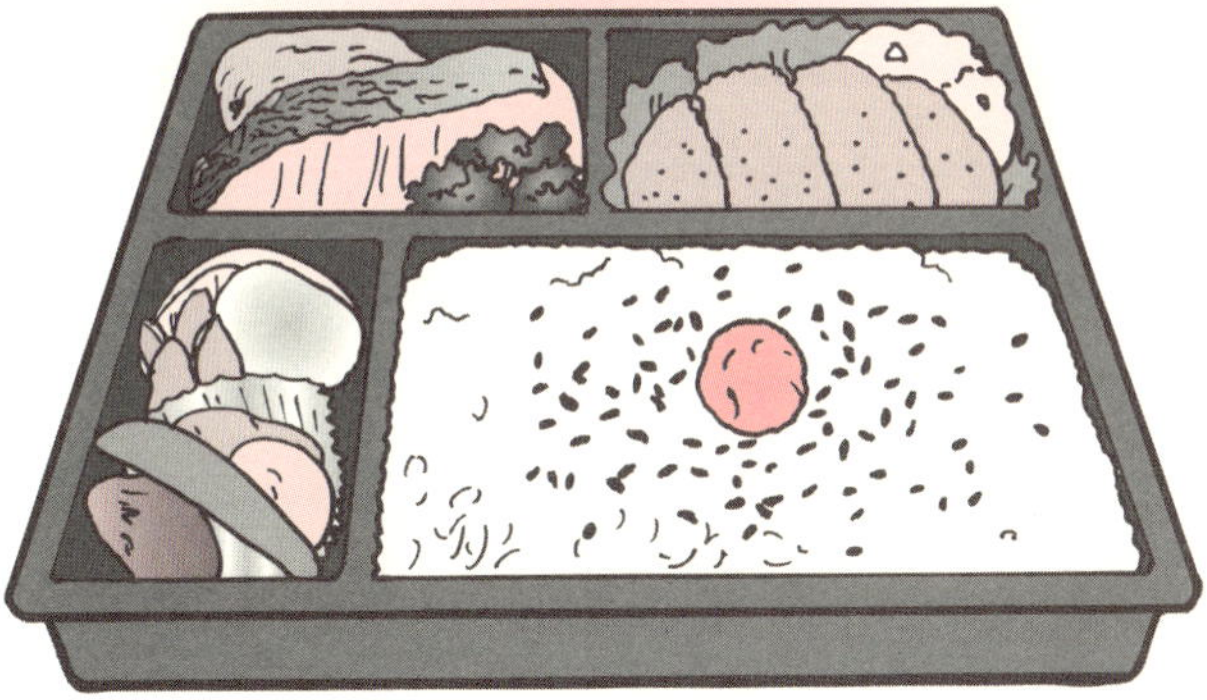

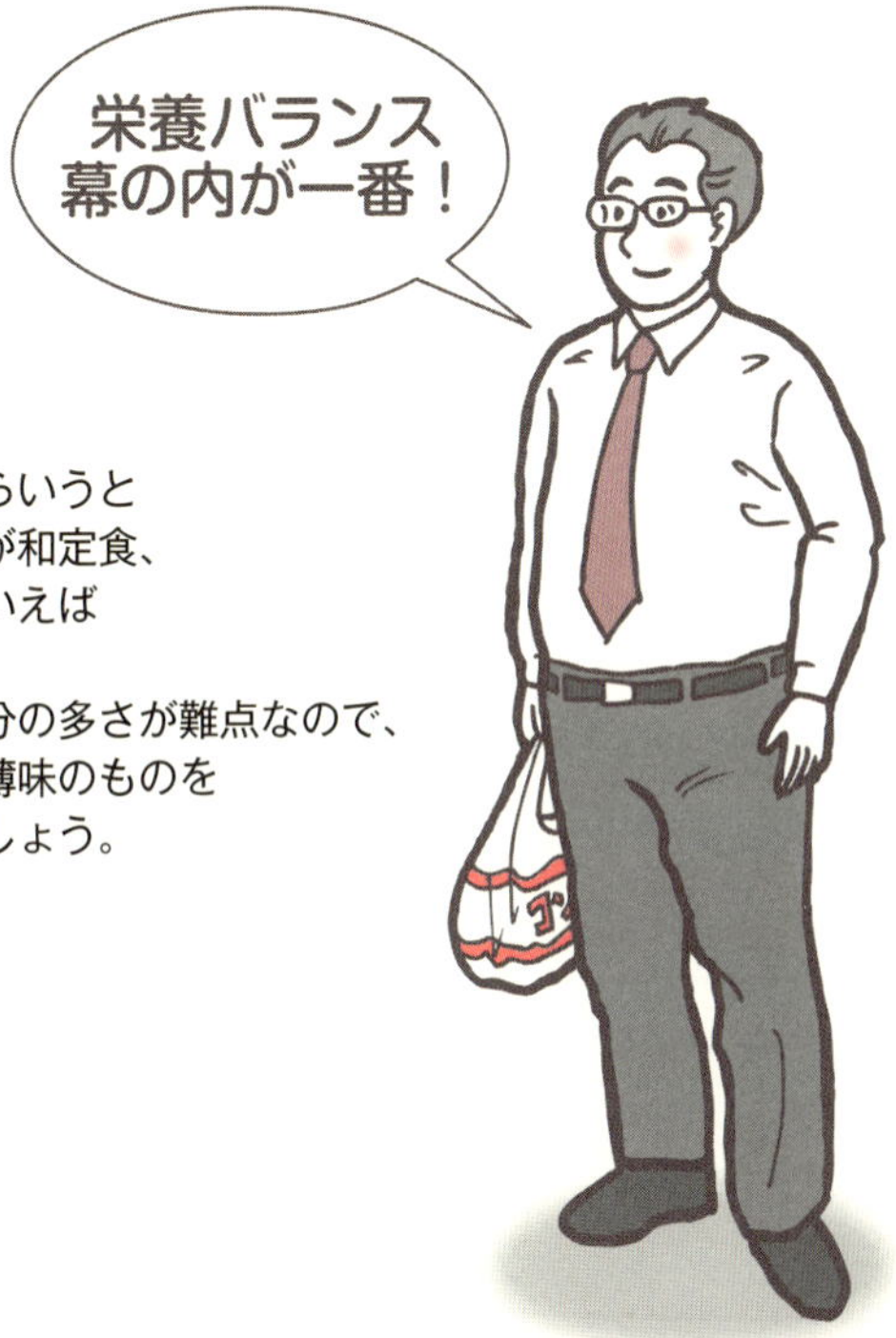
栄養バランス
幕の内が一番！

栄養バランスからいうと
いちばんいいのが和定食、
コンビニ弁当でいえば
幕の内弁当です。
しかし和食は塩分の多さが難点なので、
主菜のおかずは薄味のものを
選ぶようにしましょう。

未病③

未病は自分の意志で治す

実際には、どのような状態を未病というのでしょうか。それは、検査で軽度ながら異常値が表れる状態をいいます。脂質異常症、高血圧、糖尿病などの比較的軽い人が該当します。1日30本以上の喫煙者もこの範疇に入るでしょう。これは奇しくも、メタボリックシンドロームと同じ概念を表しています。

未病を治すのは、あなた自身の意志です。これからは、“医師”に頼る時代ではなく、ひとりひとりの“意志”が試される時代なのです。未病を治すため、食事や運動に気をつける生活を送ってください。また、三日坊主にならないよう、継続して行っていくことも大切な条件です。

とはいうものの、決して難しいことではありません。ここで改善方法をふたつほどお教えしましょう。いまより1000歩多く、速足で歩いてみましょう。また、一口30回噛むような気持ちで食事をしてみましょう。これだけでいいんです。こんな簡単なことが、意外にも効果的なのです。

第4章

コレステロールや中性脂肪を改善させるおすすめ食材

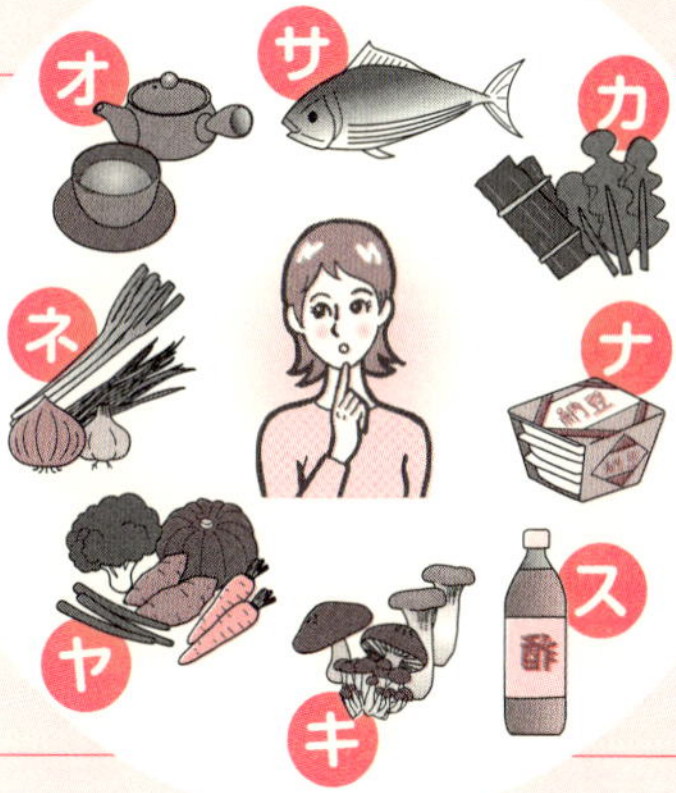

コレステロールや中性脂肪を整える食べ物それは〝オサカナスキヤネ〟の食品です

Q 実際に何を食べれば体にいいのですか?

A

前章の説明で、コレステロールや中性脂肪を整えるには、食生活がいかに大切かということが、わかっていただけたと思います。

では具体的に何を食べればいいのでしょう。それは、お茶、魚、海藻、納豆、酢、きのこ、野菜、ネギ類の8品目。食品の頭の文字を並べて、〝オサカナスキヤネ〟と覚えましょう。そう「お魚、好きやね!」です。〝オ〟は、お茶の代わりにオリーブオイルでもいいですよ。これを入れると9品目になりますね。

〝オサカナスキヤネ〟の食事は栄養バランスがよく、血中脂肪をためにくい体にすることができます。とくにめずらしい食品はひとつもなく、むしろ日本人が昔から食べてきた、和食の献立にでてくる食べ物が大半です。これらの食品は、できれば毎日食事に取り入れたい食品です。毎日が無理なら3日単位で、これらすべてをとるよう心がけてください。

●オサカナスキヤネ

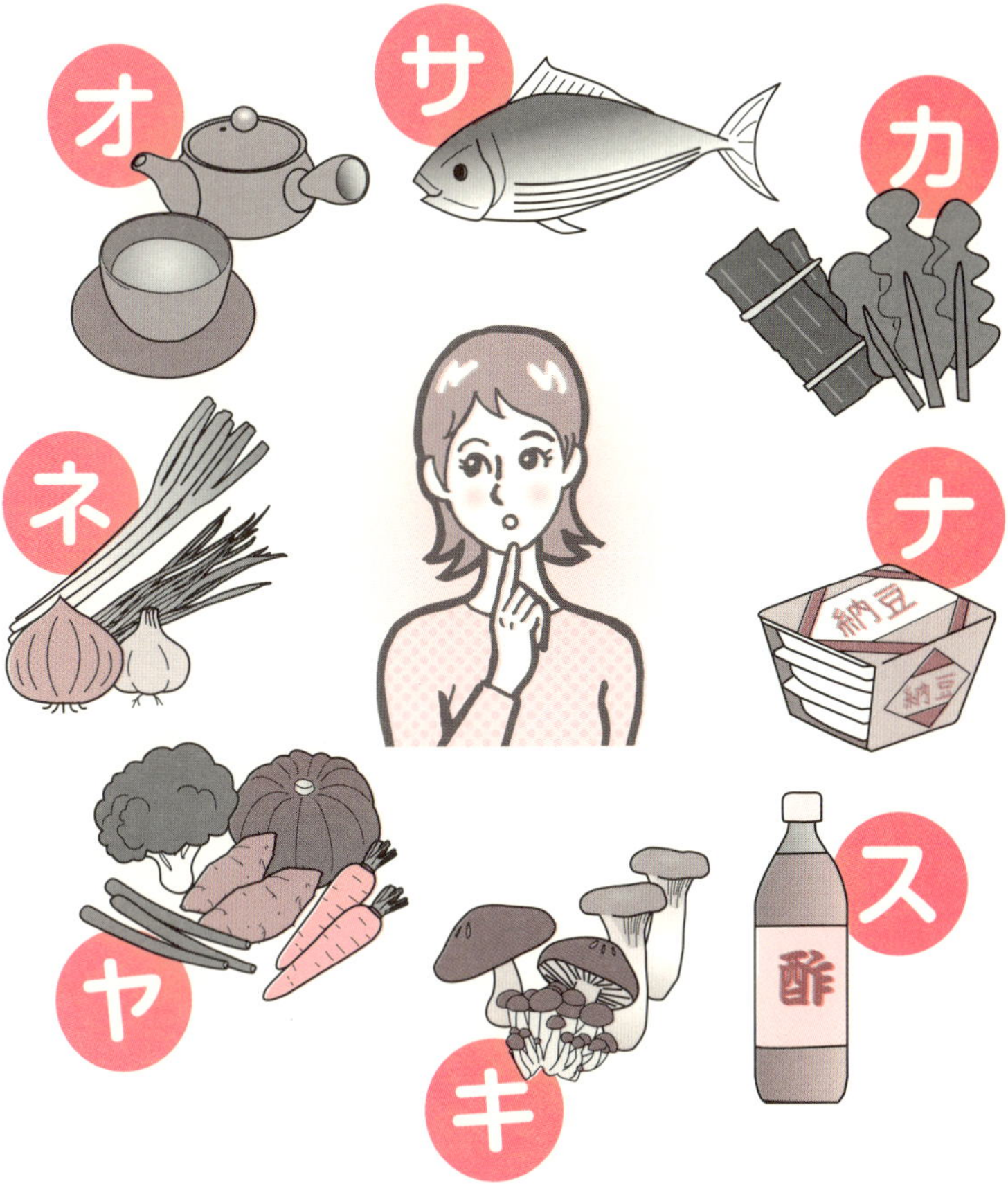

コレステロールや中性脂肪を整える食材は、
お茶、魚、海藻、納豆、酢、きのこ、野菜、ネギ類の8品目。
“オサカナスキヤネ”と覚えましょう。

Q 緑茶に含まれるカテキンには中性脂肪を減らして肥満を予防・解消

“オ” はお茶。お茶にもいろいろな種類がありますが?

A

緑茶をはじめ、ウーロン茶、ほうじ茶など、お茶にはそれぞれ血液をサラサラにする効果があります。そのうえ緑茶は、β－カロテンやビタミンCなどの抗酸化ビタミンと、炭水化物（＝糖質）の代謝をよくするビタミンB群が豊富です。

また、緑茶に含まれるカテキンという渋み成分が、最近注目されています。カテキンはポリフェノールの一種。中性脂肪を減らす働きがあるので、肥満の予防・解消に効果があります。また血圧や血糖値を調整する働きもあります。ほかにも、カテキンのもつ抗酸化作用には、有害な活性酸素の発生を防いでくれたり、細菌の繁殖を抑えてくれるパワーがあることもわかっています。

お茶として飲むのはもちろんですが、茶葉を粉末にして料理に使うなど、お茶に含まれる有効成分を、丸ごと食べるのもおすすめです。

お茶

オ

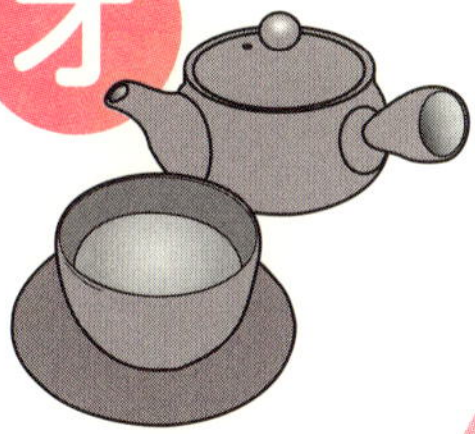

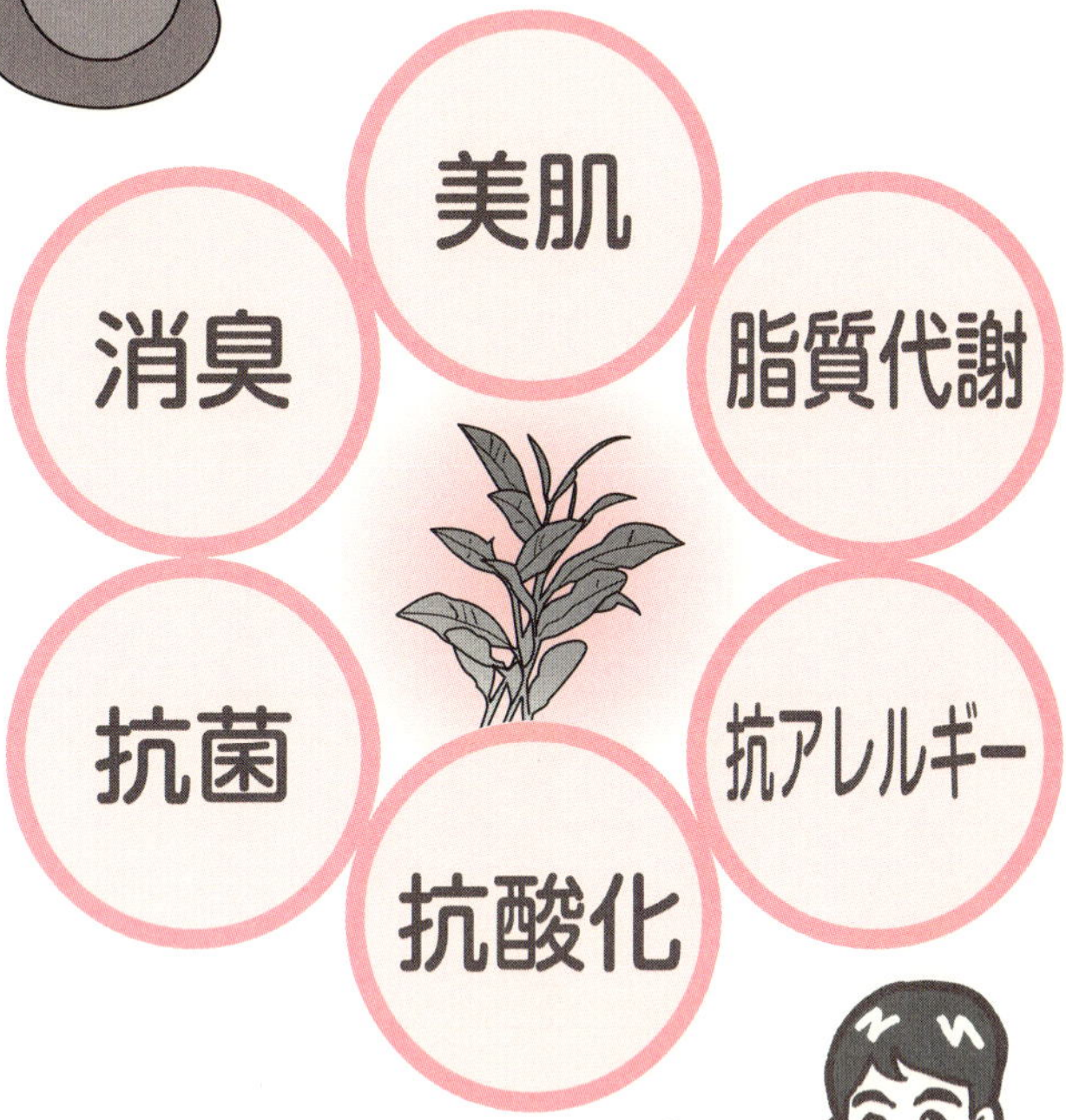

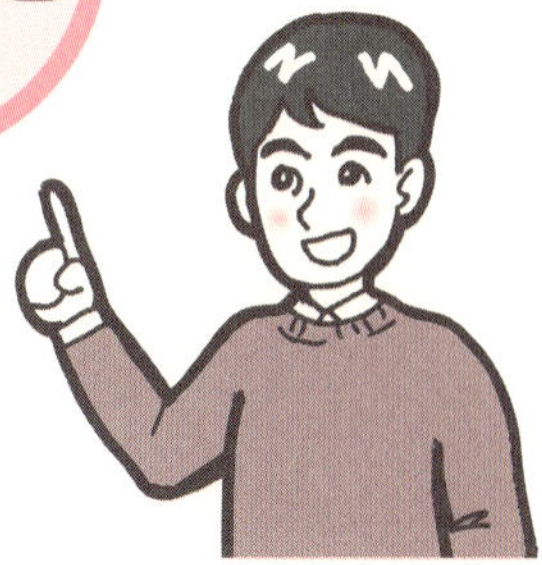

緑茶をはじめ、
ウーロン茶、ほうじ茶など、
お茶にはそれぞれ血液を
サラサラにする効果があります。
そのうえ緑茶はβ－カロテンや
ビタミンCなどの抗酸化ビタミンと、
ビタミンB群が豊富です。

オリーブオイルのオレイン酸が生活習慣病を救ってくれる

Q “オ”はオリーブオイルのオでもあるの？

A

オリーブオイルは、オレイン酸を多く含むオイルです。オレイン酸はリノール酸とともに、不飽和脂肪酸の一種ですが、リノール酸がHDLとLDL、両方のコレステロールを減らしてしまうのに対し、オレイン酸は、HDLは減らさずにLDLコレステロールだけを減らします。つまり、同じ不飽和脂肪酸でも、オレイン酸のほうが、血中脂質を整えるのには有効で、動脈硬化の予防にも向いているということになります。

またオレイン酸には、血糖値の上昇を抑えて、脂肪をためにくくする働きもあります。

オリーブオイルは、本場イタリアでは天然の下剤として、子どもの便秘解消によく使われます。オリーブオイルのオレイン酸が、小腸を刺激して腸の運動を活発にさせ、便のすべりをよくし、スムーズな排便を促すからです。

このように、オリーブオイルはさまざまな生活習慣病を改善してくれるオイルなのです。

●野菜

オ ＝オリーブオイル

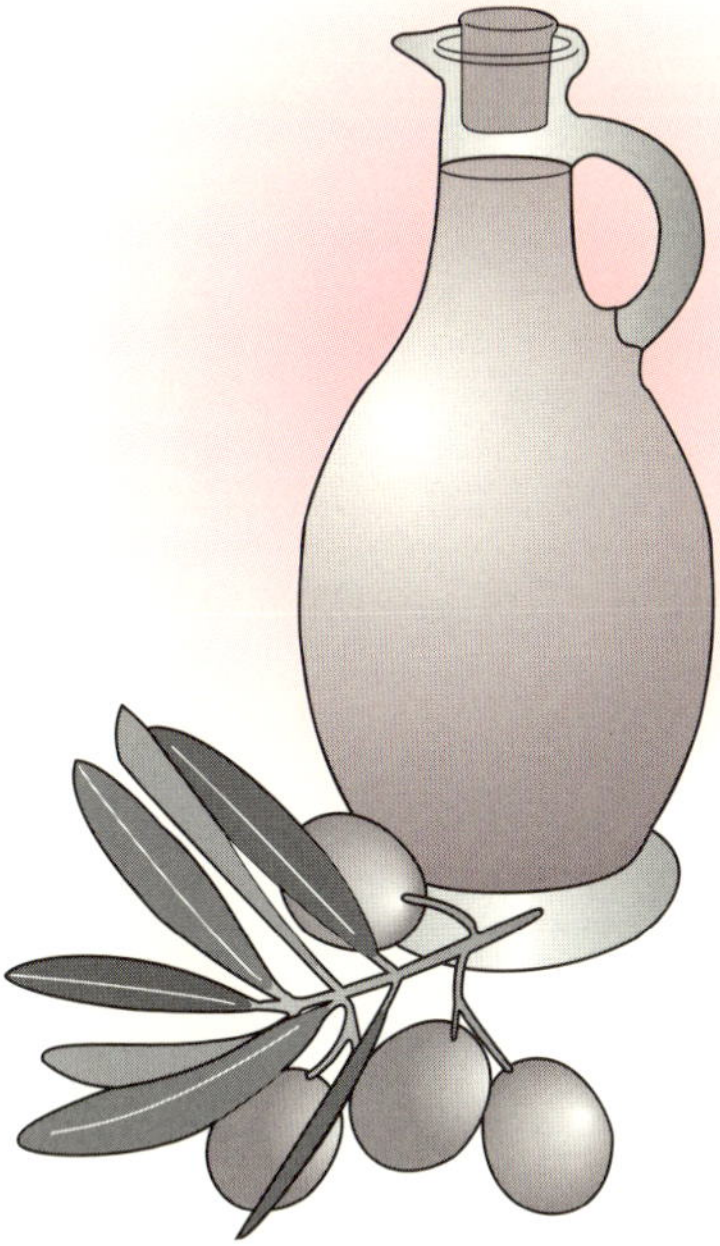

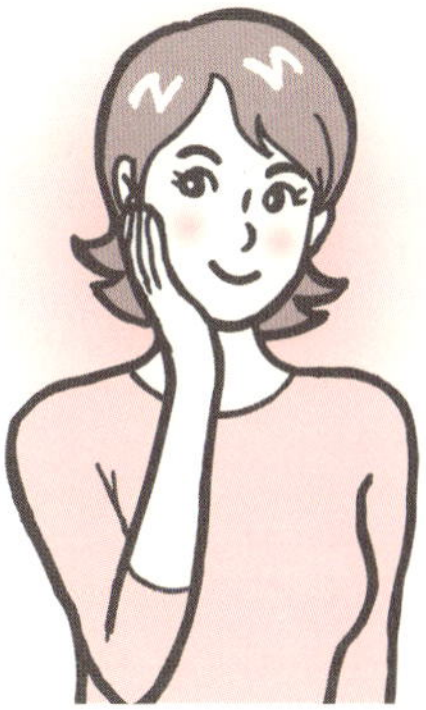

オリーブオイルは
オレイン酸を多く含むオイルです。
オレイン酸は、ＨＤＬは減らさず、
ＬＤＬコレステロールだけを減らすので、
血中脂質を整え動脈硬化を予防します。

背の青い魚にはEPAとDHAが豊富

Q “サ”は魚。どんな魚をどうやって食べればいいの？

A

イワシ、アジ、サバ、サンマなど、背の青い魚には、EPA（エイコサペンタエン酸）と、DHA（ドコサヘキサエン酸）という不飽和脂肪酸がたくさん含まれています。EPAとDHAは、HDLコレステロールを増やし、LDLコレステロールと中性脂肪を減らすという非常にすぐれた作用を持っています。また赤血球の膜を軟らかくし、血小板に作用して血液の流れもよくしてくれます。

EPAの吸収率は、煮たり焼いたりすると約80％、揚げると約50～60％に低下します。青背魚は刺身など、生で食べるのがいちばんです。またEPAには、空気に触れると酸化しやすい性質があるので、鮮度のよい魚を選び、抗酸化ビタミンを含む野菜と合わせて食べるのがポイントです。一方DHAは、脳の神経の情報伝達を促すので、物忘れの予防など、脳の活性化にも効果があります。

●魚

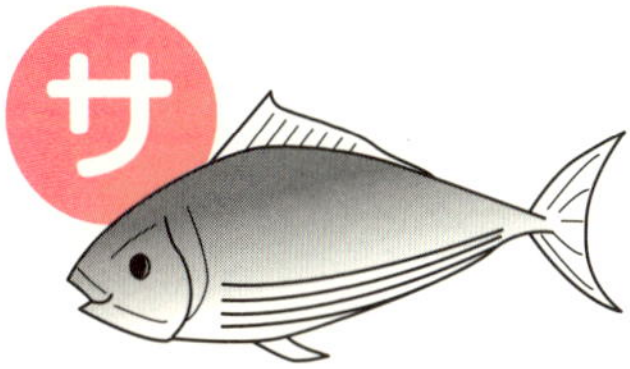

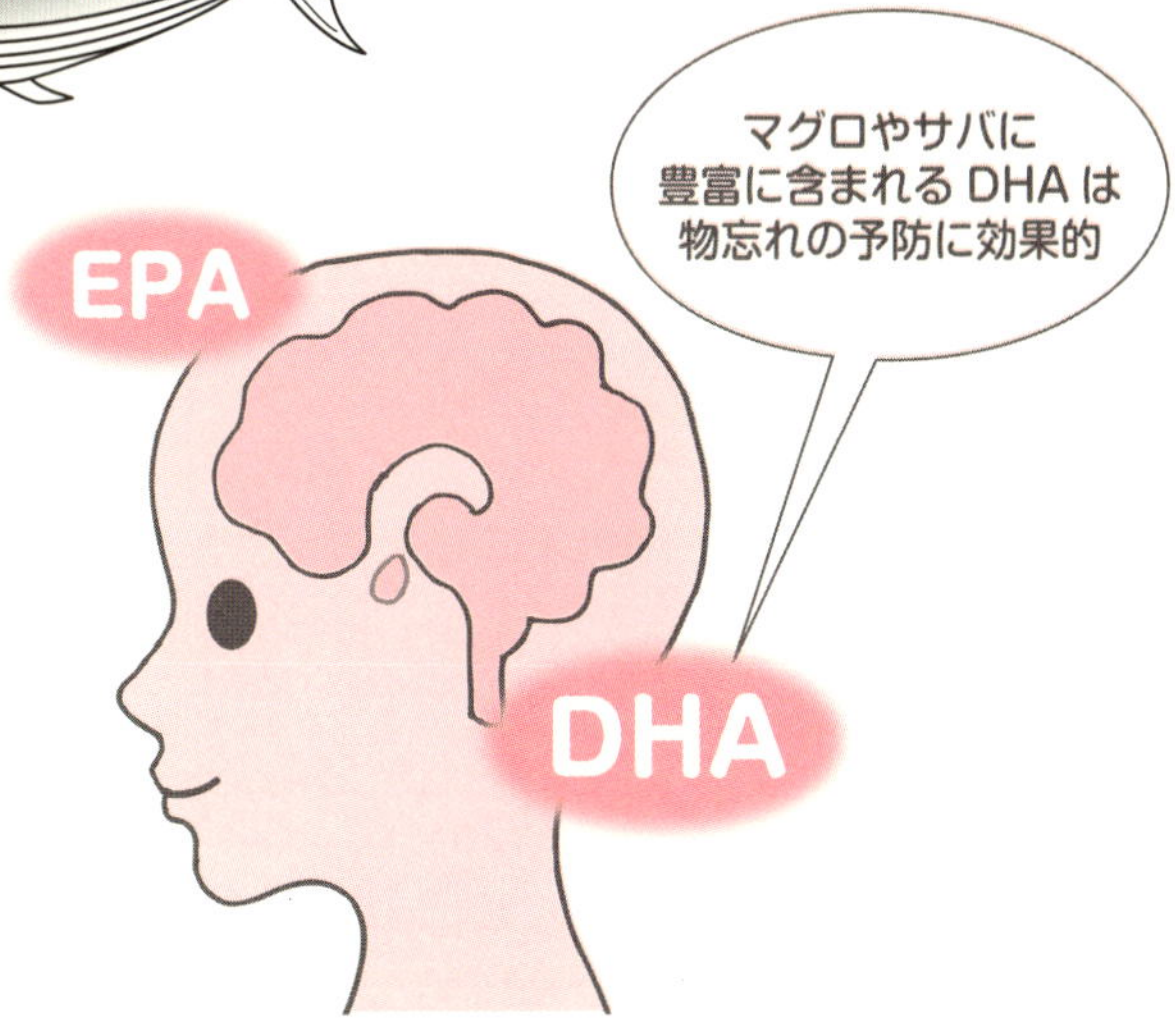

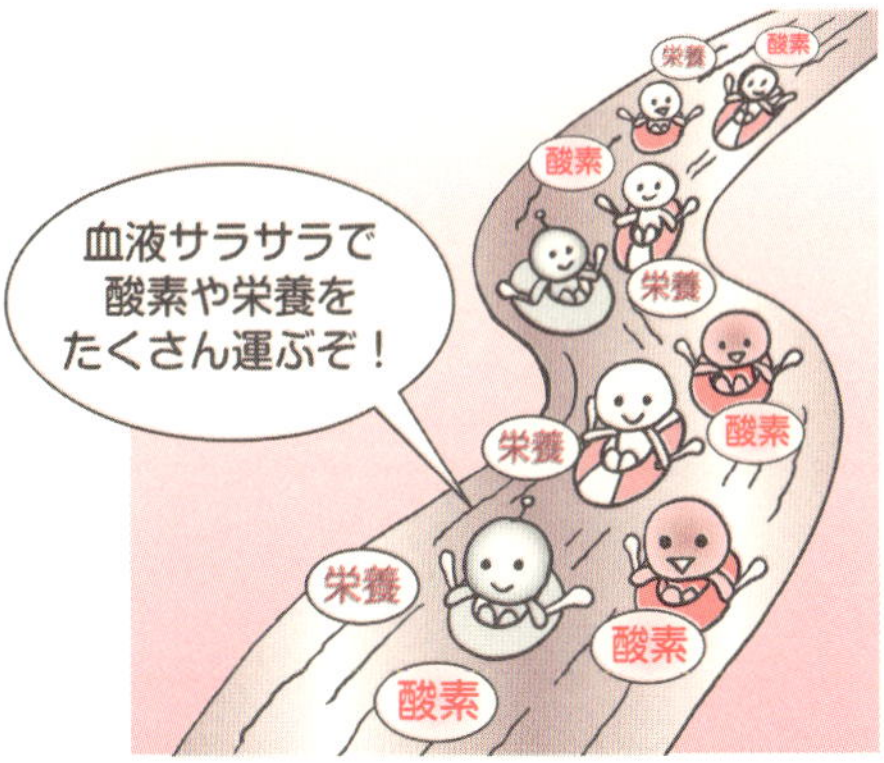
血液サラサラで
酸素や栄養を
たくさん運ぶぞ！
栄養
酸素

イワシ、アジ、
サバ、サンマなど
背の青い魚には、
ＥＰＡとＤＨＡが豊富です。
ＥＰＡとＤＨＡは、
ＨＤＬコレステロールを
増やし、
ＬＤＬコレステロールと
中性脂肪を
減らす作用を持っています。

海藻はミネラルの宝庫 ミネラルは体の調子を整えてくれる

Q “カ”は海藻。海藻にはどんな成分が含まれているの？

A 昆布やわかめに含まれるぬめり成分のアルギン酸は、コレステロール値を下げたり、血糖値の急上昇を防いでくれます。またフコイダンという水溶性食物繊維は、腸内の余分なコレステロールや有害物質をからめ取り、体外に排出してくれます。

海藻は、カルシウムや亜鉛、マグネシウムなど、ミネラルの宝庫。ミネラルは、新陳代謝を活発にしたり、血圧や血糖値を調整するなど体の調子を整えてくれます。ひじきは海藻の中でもとくにミネラルが豊富です。また肉や大豆などのたんぱく質といっしょにとると、カルシウムだけでなく、鉄分の吸収も高まります。

最近、わかめやひじきに含まれる褐色の色素成分フコキサンチンに、ＬＤＬコレステロールを減少させる働きがあるという動物実験の結果が発表され、注目されています。

海藻は低カロリーなため、たくさん食べても肥満の心配がありません。

海藻

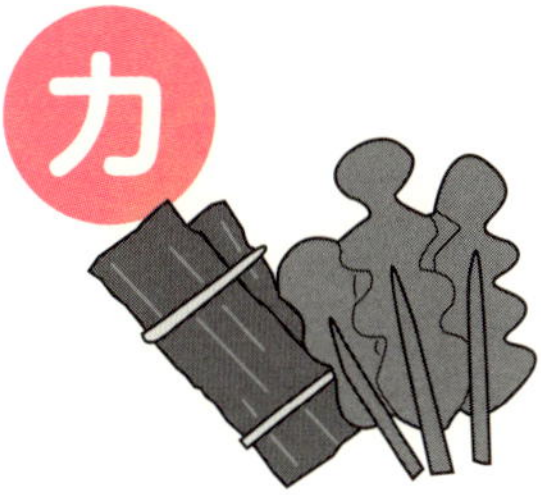

海藻は、カルシウムや亜鉛、
マグネシウムなどミネラルの宝庫。
さらに海藻は低カロリーなため、
たくさん食べても
肥満の心配がありません。

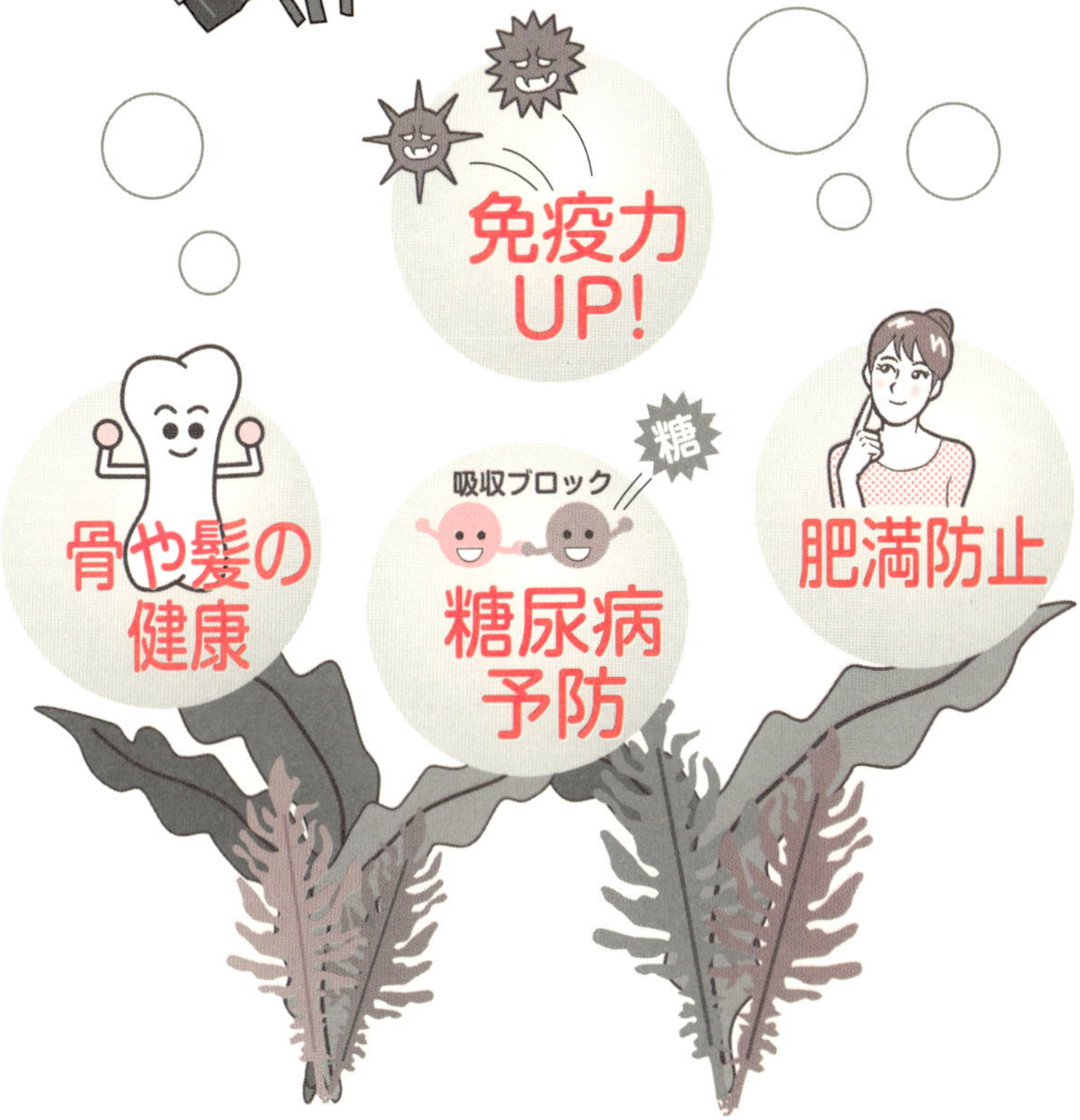

納豆からとれるナットウキナーゼは血液の凝固を防ぎ血栓を溶かす

Q “ナ”は納豆。あのネバネバはたしかに体によさそうですが？

A

注目すべきは、納豆に含まれるナットウキナーゼです。納豆でしか摂取できない酵素で、血液の凝固を防ぎ、血栓を溶かす作用があります。炭水化物（＝糖質）をとりすぎると、中性脂肪が血液中に大量に増え、血液の流れを悪くしてしまいます。このようなときナットウキナーゼが威力を発揮します。納豆を食べることで、ナットウキナーゼが血小板に作用して、固まりやすくなった血液をサラサラにするのです。血栓は寝ている間にできやすいので、納豆は夕食に食べるのが効果的です。

納豆に含まれるビタミンB_2は、大豆の約2～3倍もあります。ビタミンB_2には、摂取した炭水化物（＝糖質）が、体内でエネルギーに変わるのを助ける作用があるので、肥満の予防に役立ちます。もともと大豆や大豆製品は、健康成分がたっぷり入った優良食品ですが、そのなかでも納豆は、さらに一段、格が違うといっていいほど優秀な食品です。

●納豆

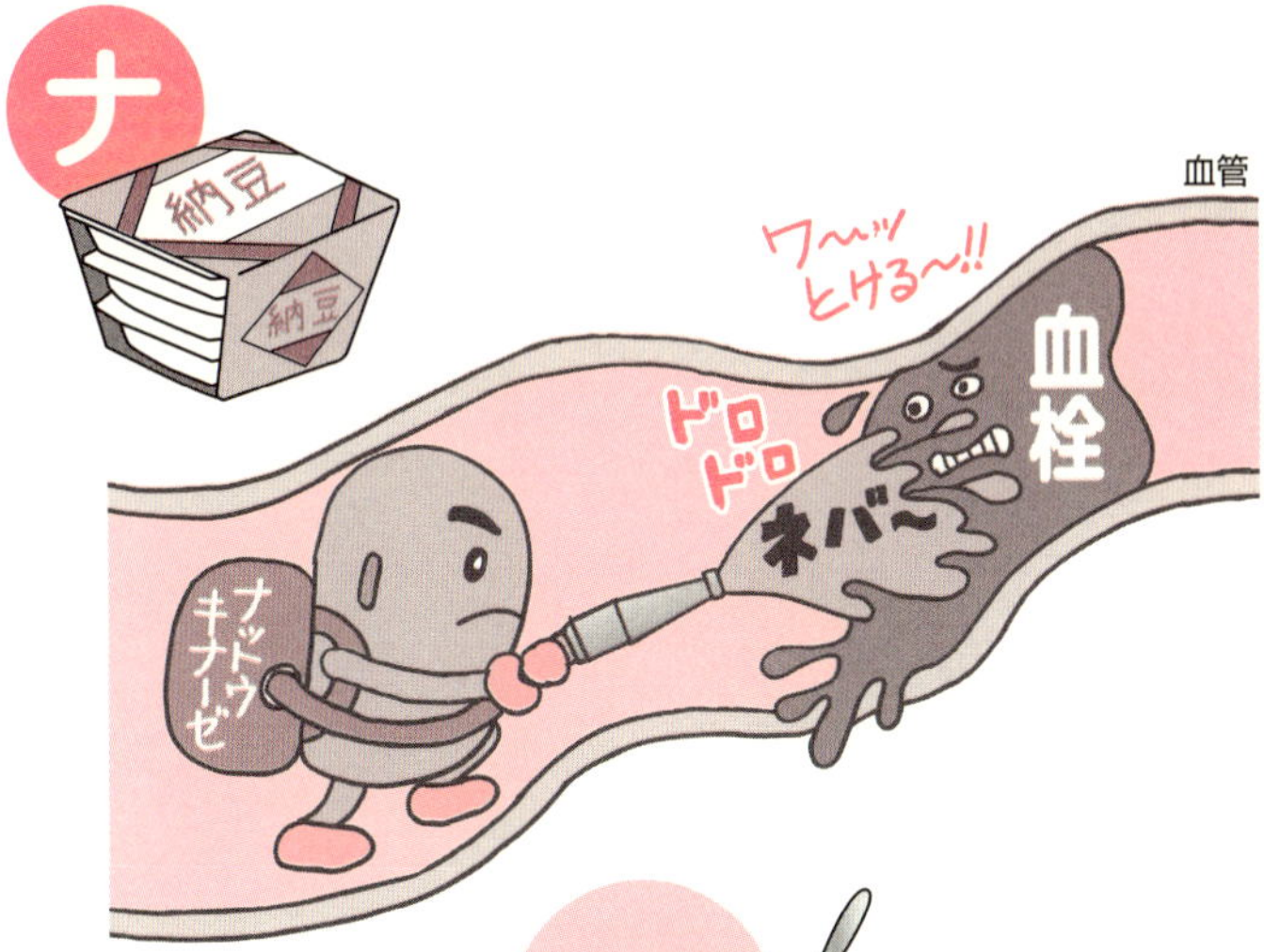

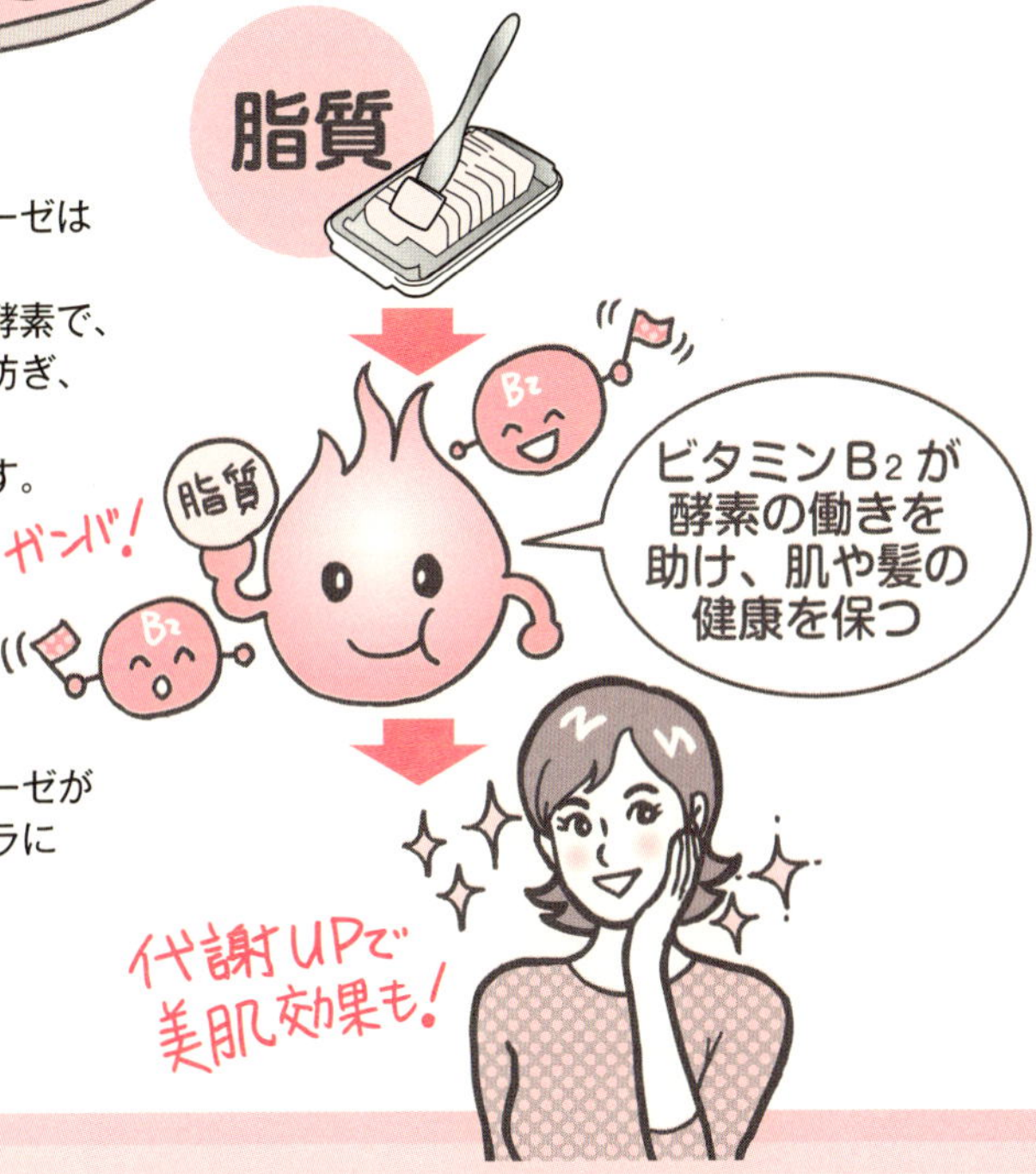
脂質
脂質
ガンバ!
ビタミンB2が
酵素の働きを
助け、肌や髪の
健康を保つ
代謝UPで
美肌効果も!

ナットウキナーゼは納豆でしか摂取できない酵素で、血液の凝固を防ぎ、血栓を溶かす作用があります。炭水化物（＝糖質）を取りすぎは、血液の流れを悪くしますが、ナットウキナーゼが血液をサラサラにしてくれます。

Q 酢は酢酸をはじめ有機酸が豊富 疲労回復に大きな効力を発揮

“ス”は酢。健康食品として有名な酢もありますが？

A

酢には、動脈硬化や糖尿病、高血圧を予防するアミノ酸が、豊富に含まれており、まさに生活習慣病の予防にぴったりの食品といえます。

酢酸を主成分とする酢ですが、酢酸のほかにも、クエン酸、リンゴ酸、コハク酸など有機酸が豊富で、これらは疲労回復に大きな効力を発揮します。

酸味のもとであるクエン酸は、抗酸化力が高いので、ＬＤＬコレステロールの酸化を防ぎ、超悪玉コレステロールの発生を抑制します。また血中の老廃物の排出を促し、赤血球の膜をしなやかにして血液の流れをよくします。また黒酢やバルサミコ酢など、発酵・熟成の進んだタイプは健康効果も高くなります。とくに黒酢にはクエン酸が豊富です。

酢は加熱しても、健康効果が変わらないのが強みです。ですから、煮物料理に調味料として加えるなど、毎日積極的にとるように心がけましょう。

●酢

ス

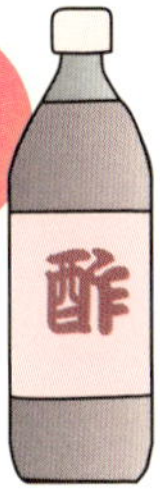

酢には動脈硬化や糖尿病、高血圧を予防する
アミノ酸が豊富に含まれており、
まさに生活習慣病の予防にぴったりの食品です。
加熱しても健康効果は変わりません。
毎日とるように心がけましょう。

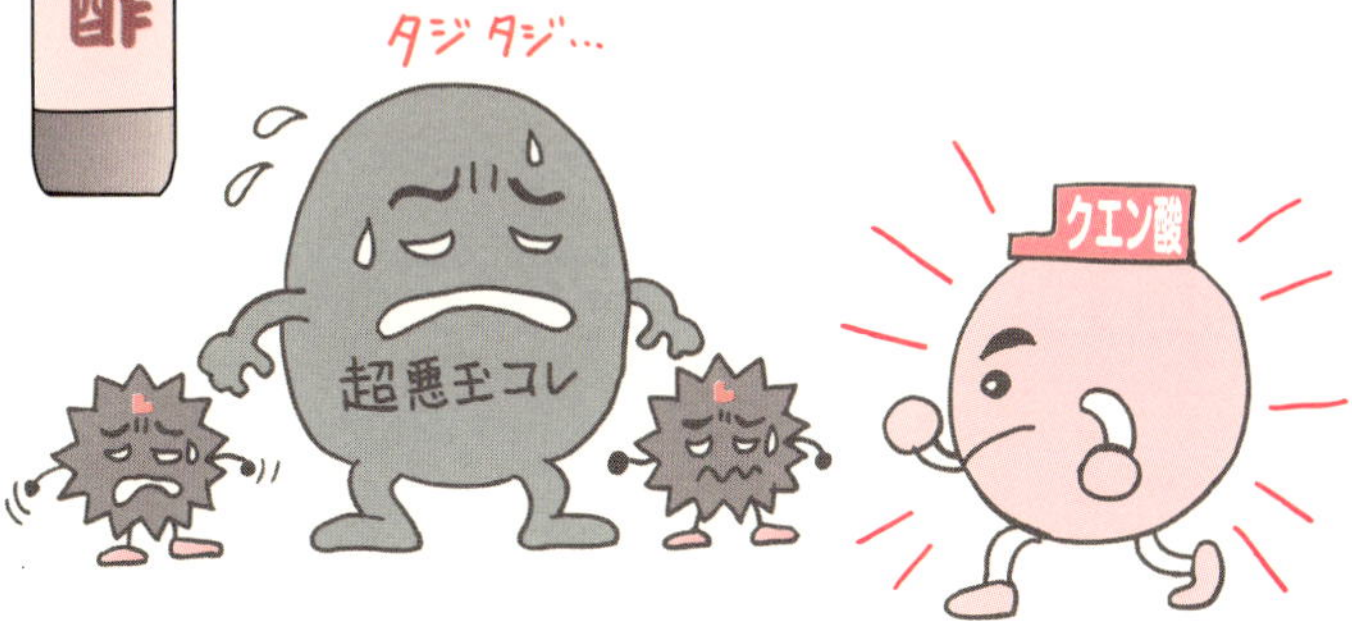

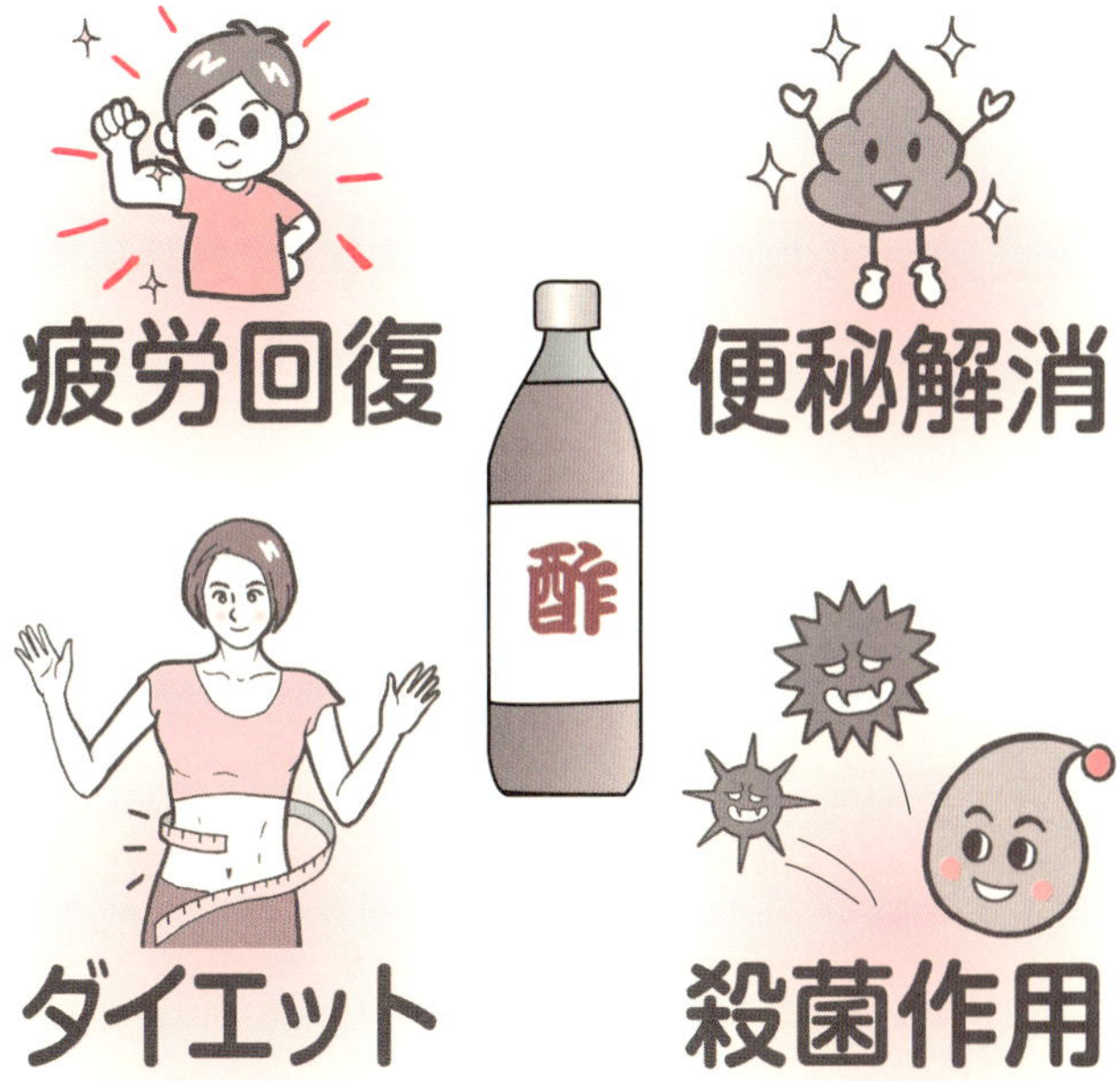

Q きのこ特有のβ－グルカンはコレステロールを整え血糖値を下げる“キ”はきのこ。どんな成分が健康にいいのですか？

A

きのこは、炭水化物（＝糖質）の代謝を促進させるナイアシンなどのビタミンB群や、コレステロールの値を整える有効なミネラルも多く含みます。さらに、きのこ特有のβ－グルカンには、コレステロールを整え、血糖値を下げる作用があります。

またきのこは、低カロリーで食物繊維を豊富に含む食品です。きのこに多く含まれる不溶性食物繊維は、腸内の余分なコレステロールや老廃物を体外へ排出します。食物繊維は体内で水を吸って膨らむため、食事の満腹感を早く高める効果もあります。

きのこの代表格しいたけは、β－グルカンを豊富に含んだ食品です。まいたけは、ナイアシンやビタミンDなどのビタミン類や、亜鉛などのミネラルを多く含み、β－グルカンも豊富、エリンギもビタミン、ミネラルが豊富、とくにナイアシンの含有量は群を抜いています。しめじには、ナイアシン、ビタミンD、カリウムなどが含まれています。

● きのこ

キ

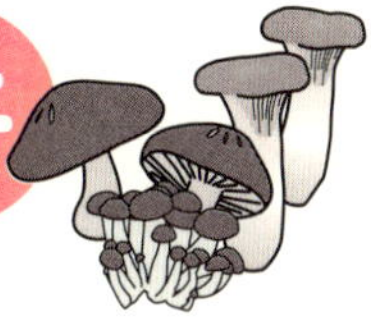

きのこは炭水化物（＝糖質）の代謝を促進させるナイアシンなどのビタミンB群や、コレステロールを整える有効なミネラルも多く含みます。さらにβ−グルカンには、コレステロールを整え血糖値を下げる作用があります。

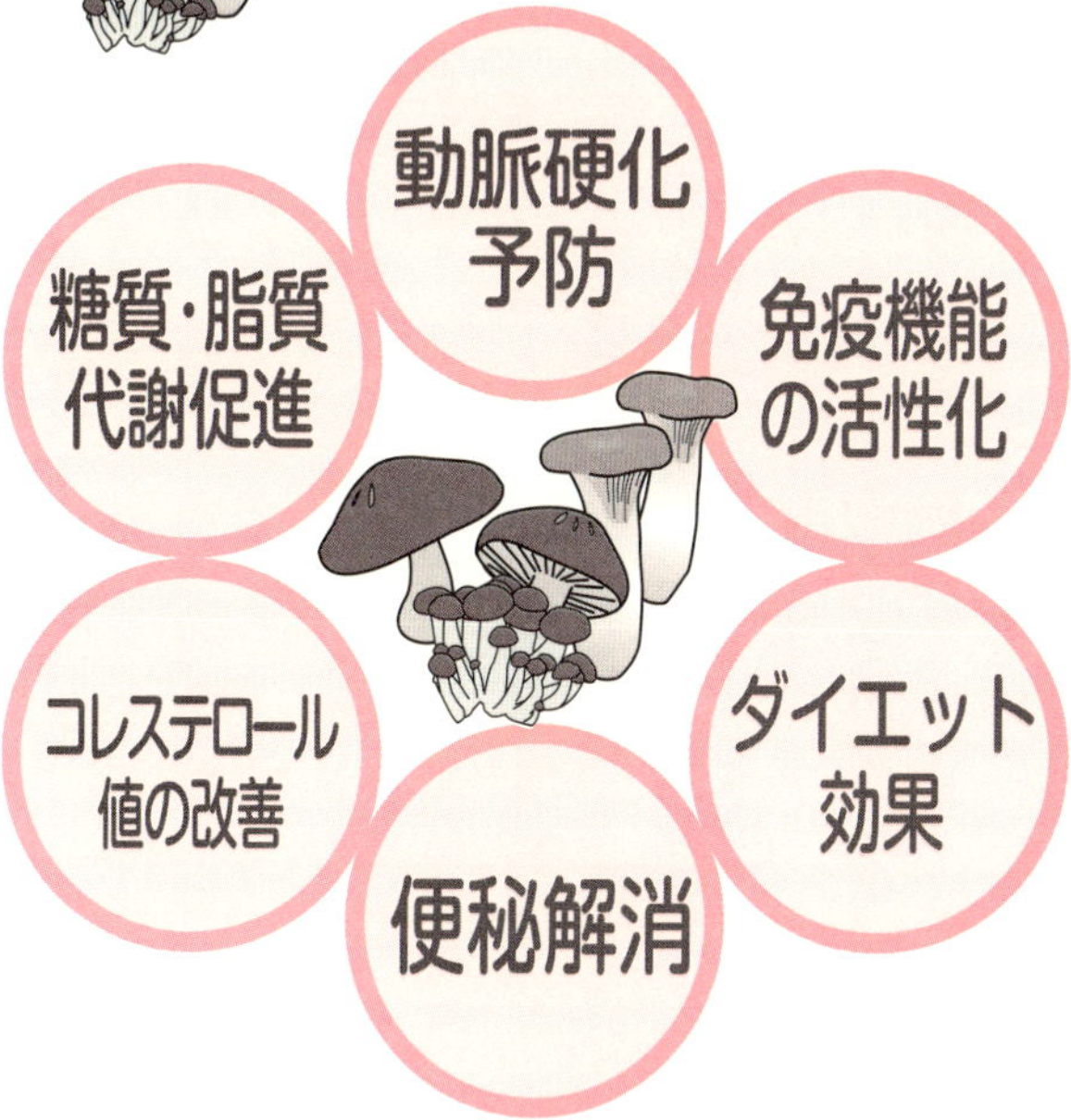
動脈硬化予防
免疫機能の活性化
ダイエット効果
便秘解消
コレステロール値の改善
糖質・脂質代謝促進

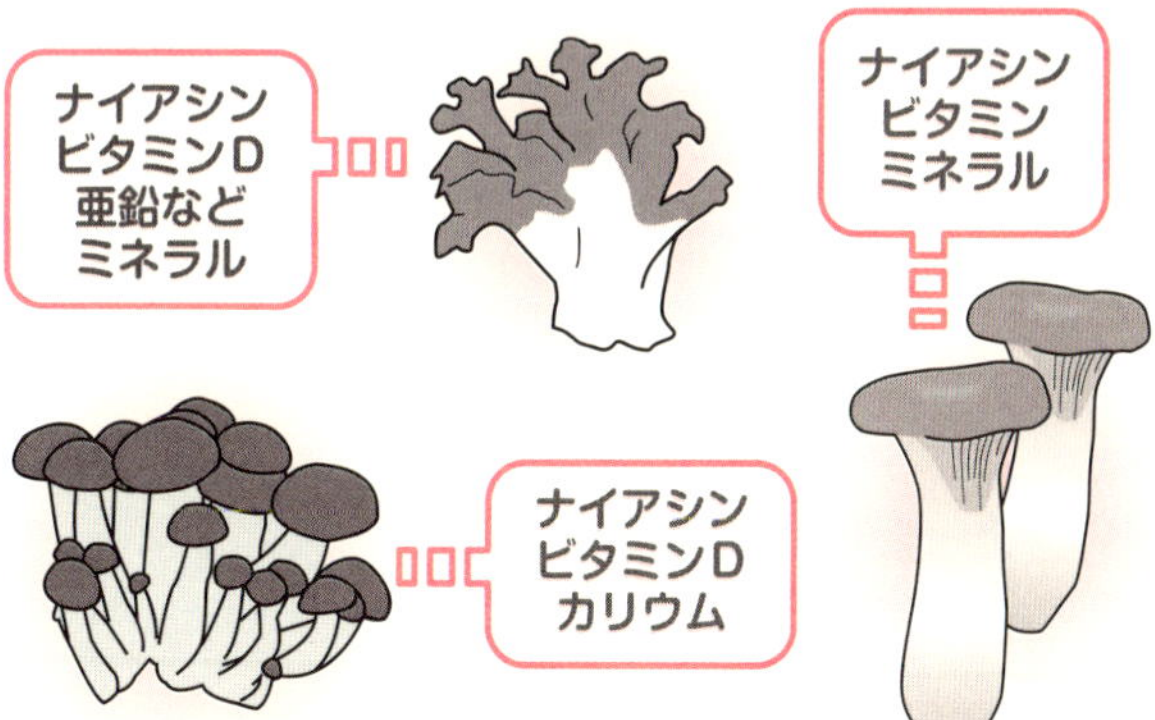
ナイアシン
ビタミンD
亜鉛など
ミネラル
ナイアシン
ビタミン
ミネラル
ナイアシン
ビタミンD
カリウム

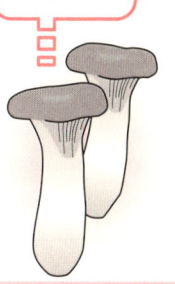

Q いろいろな野菜をたくさん食べる ただし根菜類は控えめに

〝ヤ〟は野菜。野菜なら何を食べてもいいのですか？

A

野菜には、各種ビタミンやミネラル、食物繊維が豊富に含まれています。いろいろな種類の野菜を、できるだけたくさん取りましょう。

ビタミンCとβ－カロテンは、とくに野菜から積極的にとりたい栄養素です。ビタミンCには、抗酸化作用と血流を良くする働きがあり、緑黄色野菜に代表されるβ－カロテンは、活性酸素を抑えるのに役立ちます。

野菜の摂取量は1日350g以上が目標です。350gというとたいへん多く感じますが、煮たり炒めたりすると、かさが減って食べやすくなります。

ただし野菜とはいえ、さつまいもやじゃがいも、にんじんやかぼちゃなどは、意外なほど糖質を含んでいます。根菜類に多くみられる糖質を含んだ野菜は、ちょっと控えめにとることが、野菜を食べるコツといえるでしょう。

●野菜

ヤ

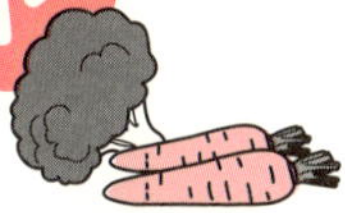

野菜には各種ビタミンやミネラル、食物繊維が豊富に含まれています。いろいろな種類の野菜をできるだけたくさんとりましょう。ただし糖質を含む根菜類は控えめに。

βカロテンの抗酸化作用

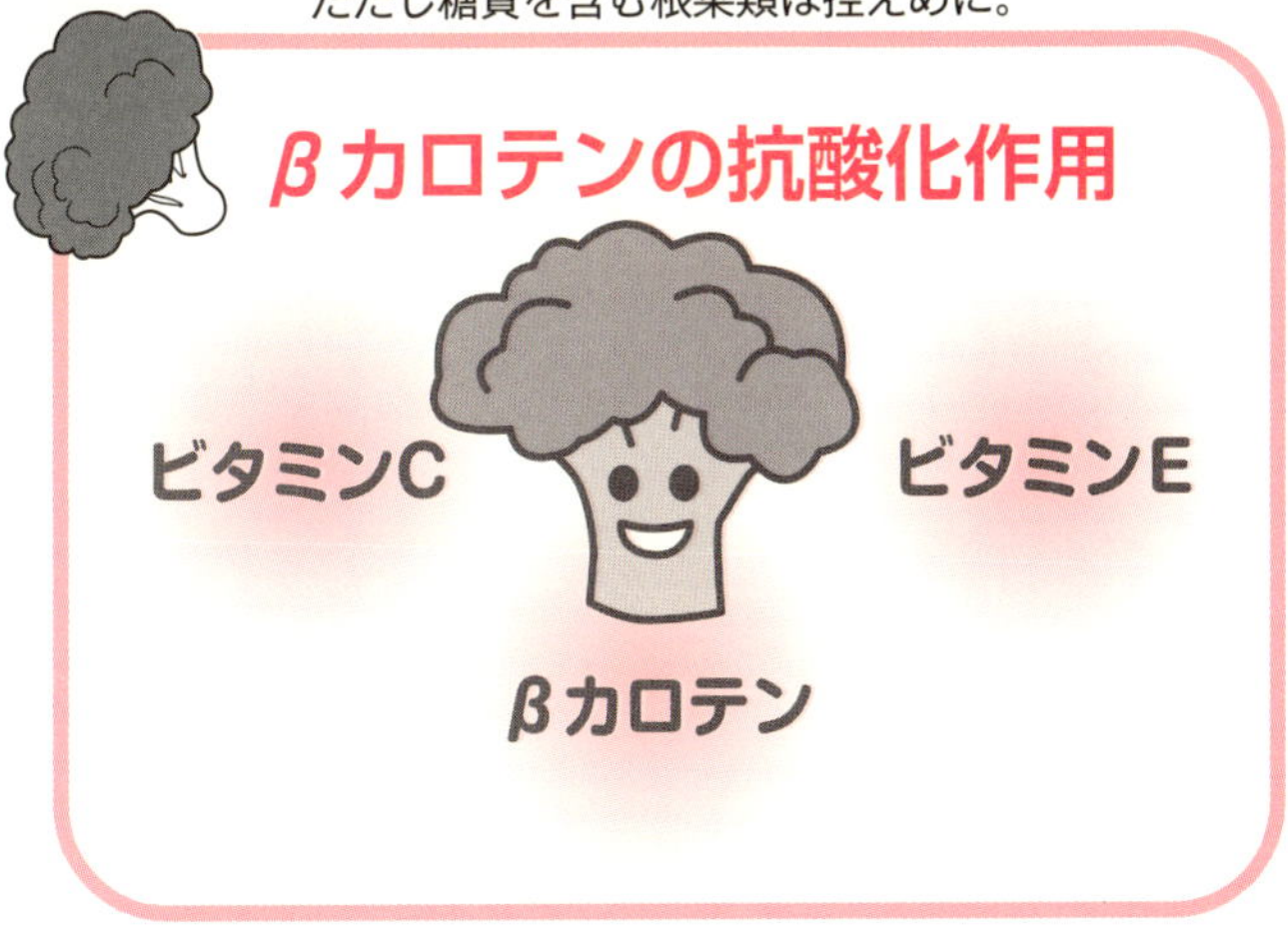
ビタミンC
ビタミンE
βカロテン

さらに抗酸化力の強いαカロテン

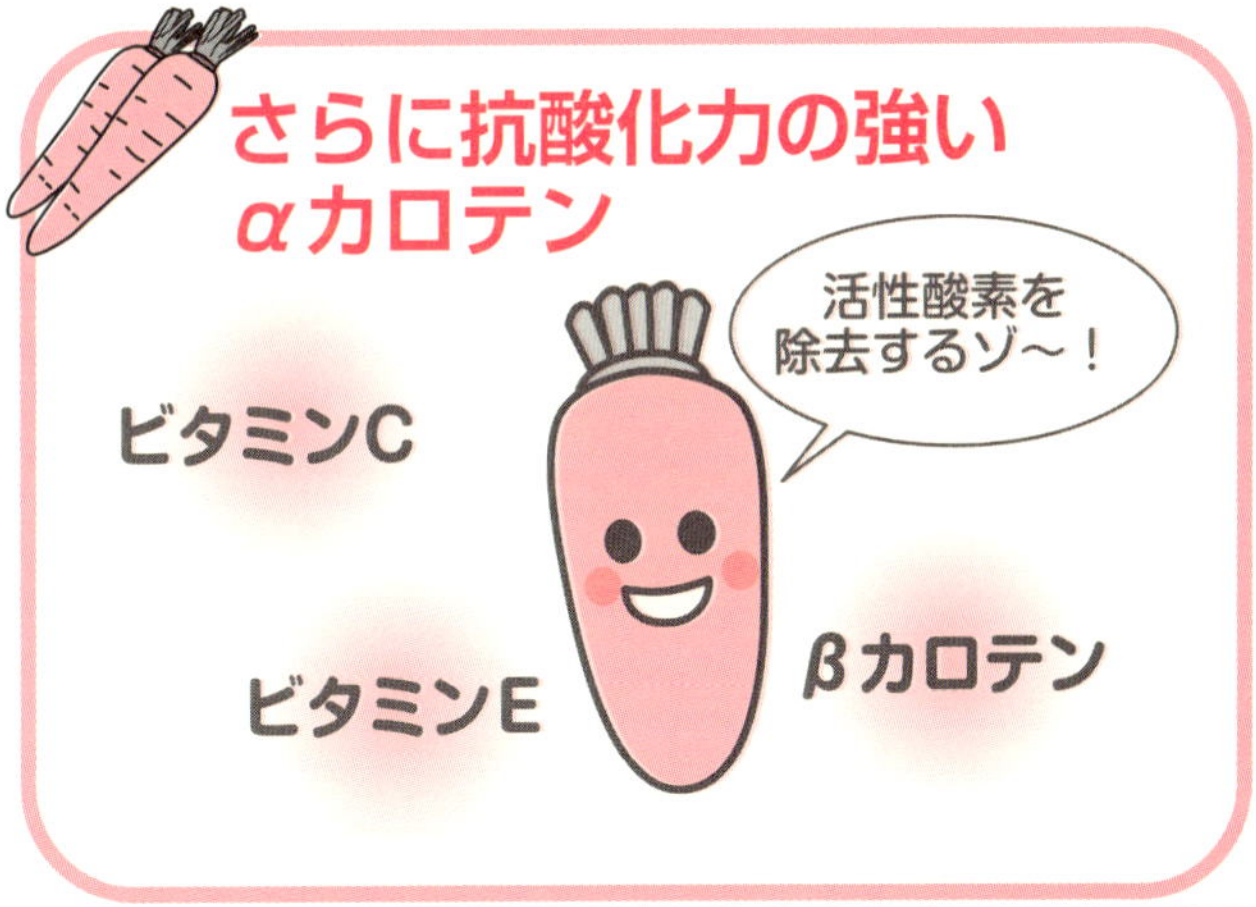
活性酸素を除去するゾ～！
ビタミンC
ビタミンE
βカロテン

ネギ特有のアリシンがコレステロールを整える

Q “ネ”はねぎ。ツンとくる匂いが体にいいのでしょうね？

A ねぎ特有のツンとくる刺激臭のもとアリシンには、血糖値を下げ、ＨＤＬコレステロールを増やし、ＬＤＬコレステロールを減らす作用があります。ほかにもアリシンは、消化の促進や殺菌作用、抗菌作用など、さまざまな働きをもっています。また脂質と結びつくと、抗酸化作用や血栓予防の効能があるといわれています。また、ネギに含まれるβ－カロテンは、体内でビタミンＡに変わり、活性酸素を抑制します。

生の玉ねぎを切っていると、鼻の奥がツーンと痛くなってきます。玉ねぎには硫化アリルという揮発性の催涙成分が、含まれているためです。硫化アリルは、体内でアリシンに変化して、今説明したような効能を発揮します。さらに玉ねぎ特有のピラジンという物質は、血小板が固まるのを防いでくれる働きをします。

さらににんにくは、これに加えて、赤血球をしなやかにする作用も持っています。

●ネギ

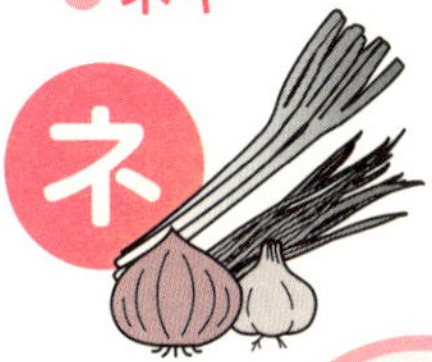

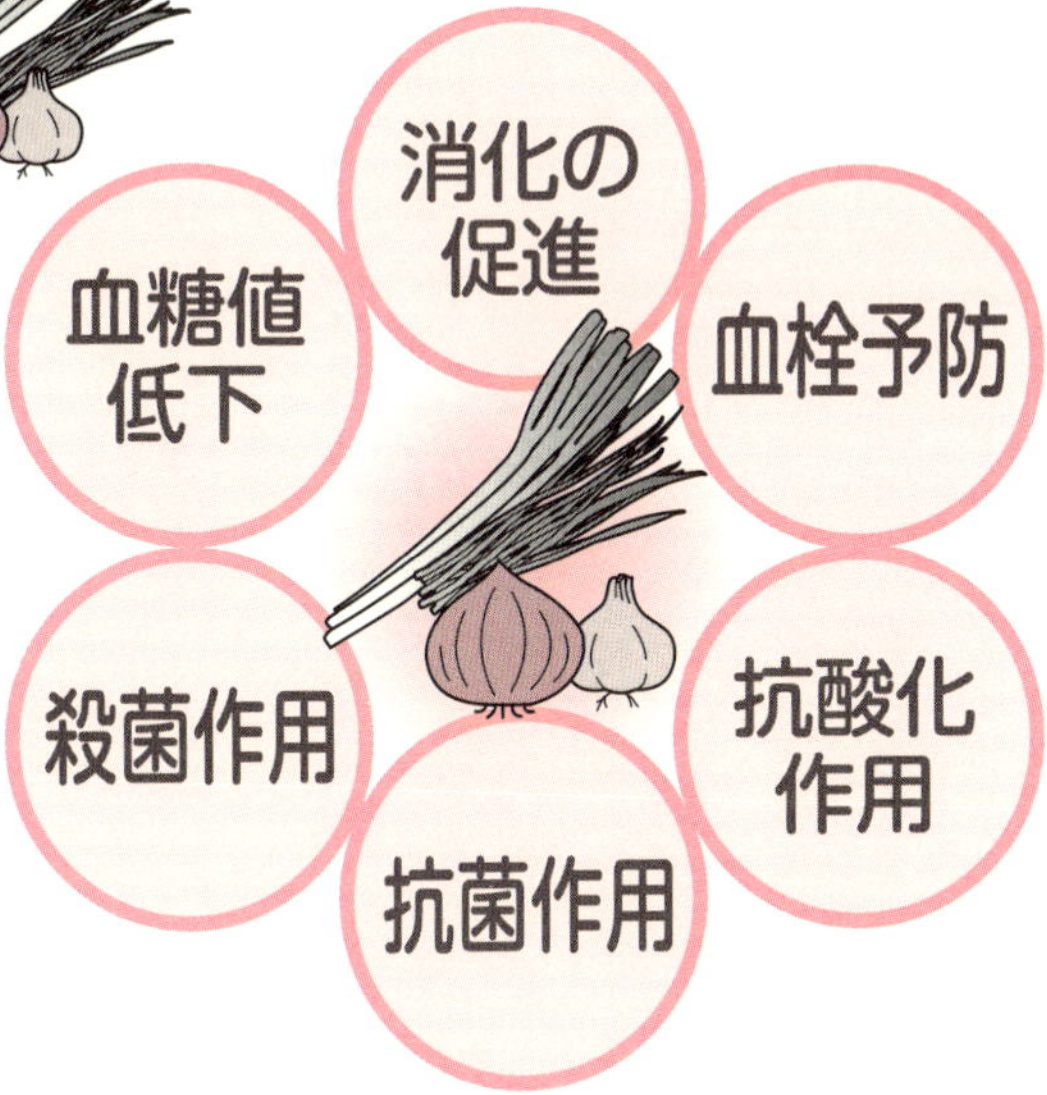

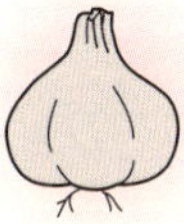

血糖値低下
消化促進
殺菌作用
抗菌作用
赤血球を
しなやかに
する作用

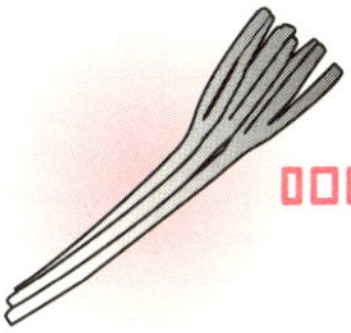

血糖値低下
消化促進
殺菌作用
抗菌作用など

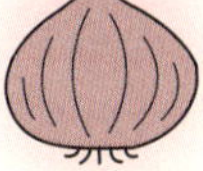

血糖値低下
消化促進
殺菌作用
抗菌作用
血栓予防

ねぎのアリシンには、血糖値を下げ、
ＨＤＬコレステロールを増やし、
ＬＤＬコレステロールを
減らす作用があります。
ほかにもアリシンは、
消化の促進や殺菌作用、抗菌作用など、
さまざまな働きをもっています。

豆腐のたんぱく質グリシニンに中性脂肪を減らす効果が

Q “オサカナスキヤネ”以外にも体にいい食べ物はありますか？

A “オサカナスキヤネ”以外にも、コレステロールや中性脂肪の改善に有効な食品があります。豆腐もそのひとつです。“オサカナスキヤネ”で納豆を取り上げげので、同じ大豆食品である豆腐もここで取りあげておきましょう。

豆腐に含まれるたんぱく質の50％を占めるグリシニンには、中性脂肪を減らす効果があります。また植物性の不飽和脂肪酸である大豆レシチンは、HDLコレステロールを増やし、LDLコレステロールを減らす効果があるため、動脈硬化の進行を予防します。

豆腐に含まれるイソフラボンにも注目です。イソフラボンは植物性ポリフェノールの一種で、代表的な女性ホルモンであるエストロゲンと似た構造を持っています。そのためエストロゲンが激減する更年期前後の女性のつらい症状を緩和したり、ホルモンの不足を補ったりすることができます。ほかにも、血液の流れをよくする作用もあります。

●豆腐

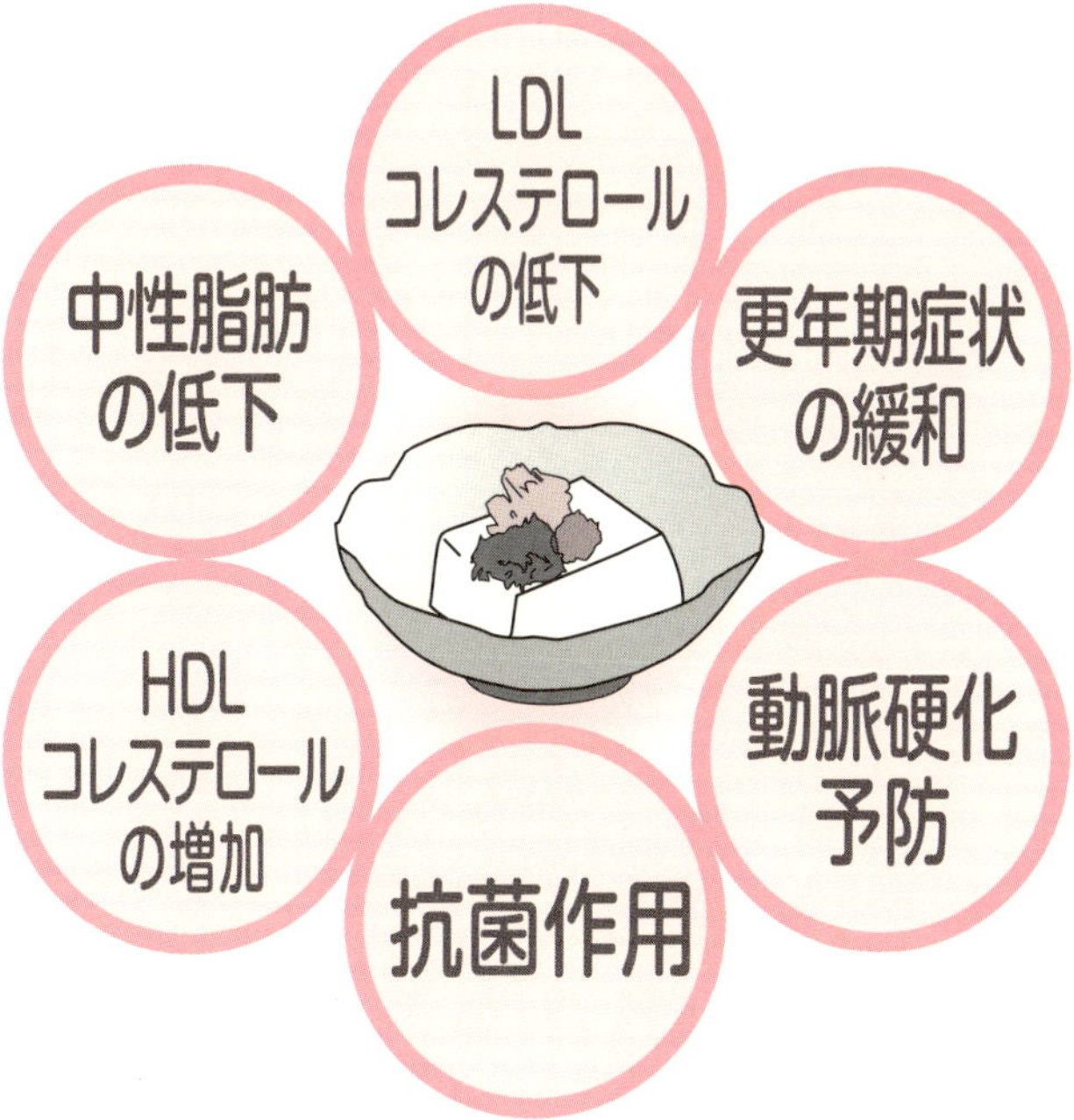
LDL
コレステロール
の低下
更年期症状
の緩和
動脈硬化
予防
抗菌作用
HDL
コレステロール
の増加
中性脂肪
の低下

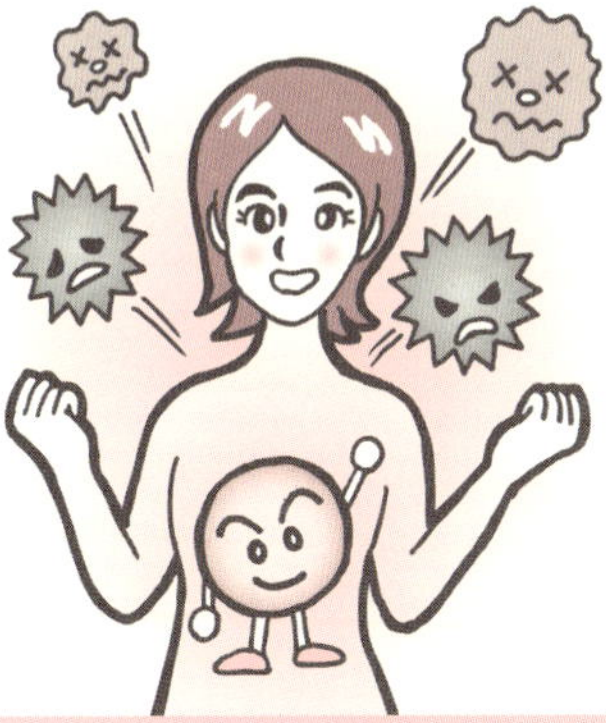

豆腐に含まれる
たんぱく質グリシニンには、
中性脂肪を減らす効果があります。
また大豆レシチンという
不飽和脂肪酸は、
ＨＤＬコレステロールを増やし
ＬＤＬコレステロールを減らす
効果があります。

L−カルニチンを含む羊肉は健康志向のたんぱく源

Q 野菜や魚ばかりでなく、体にいい肉もあったら教えて?

A

アミノ酸の一種であるL−カルニチンは、体内の脂肪を燃焼させ、脂肪の蓄積を抑えるために、なくてはならない栄養素です。体内でもわずかな量がつくられていますが、多くは肉類を食べることでL−カルニチンを摂取しています。なかでも多く含まれるのが羊肉で、豚肉の7倍、牛肉の3倍と圧倒的な差をつけています。

体内に取り込まれたL−カルニチンの大半は、筋肉に運ばれ、脂肪を燃やしてエネルギーを生むために働きます。残りはアセチル−L−カルニチンという形になって、その一部は脳に運ばれていきます。そして脳の活動を活発にして、認知症などの病気を予防するとともに、心身の疲労を回復させるためにも役立っているといわれています。

臭みが気になるなどの理由で、日本で羊肉はこれまでなかなか定着しませんでしたが、健康志向の時代にふさわしいたんぱく源として、これからは見直されていくでしょう。

●羊肉

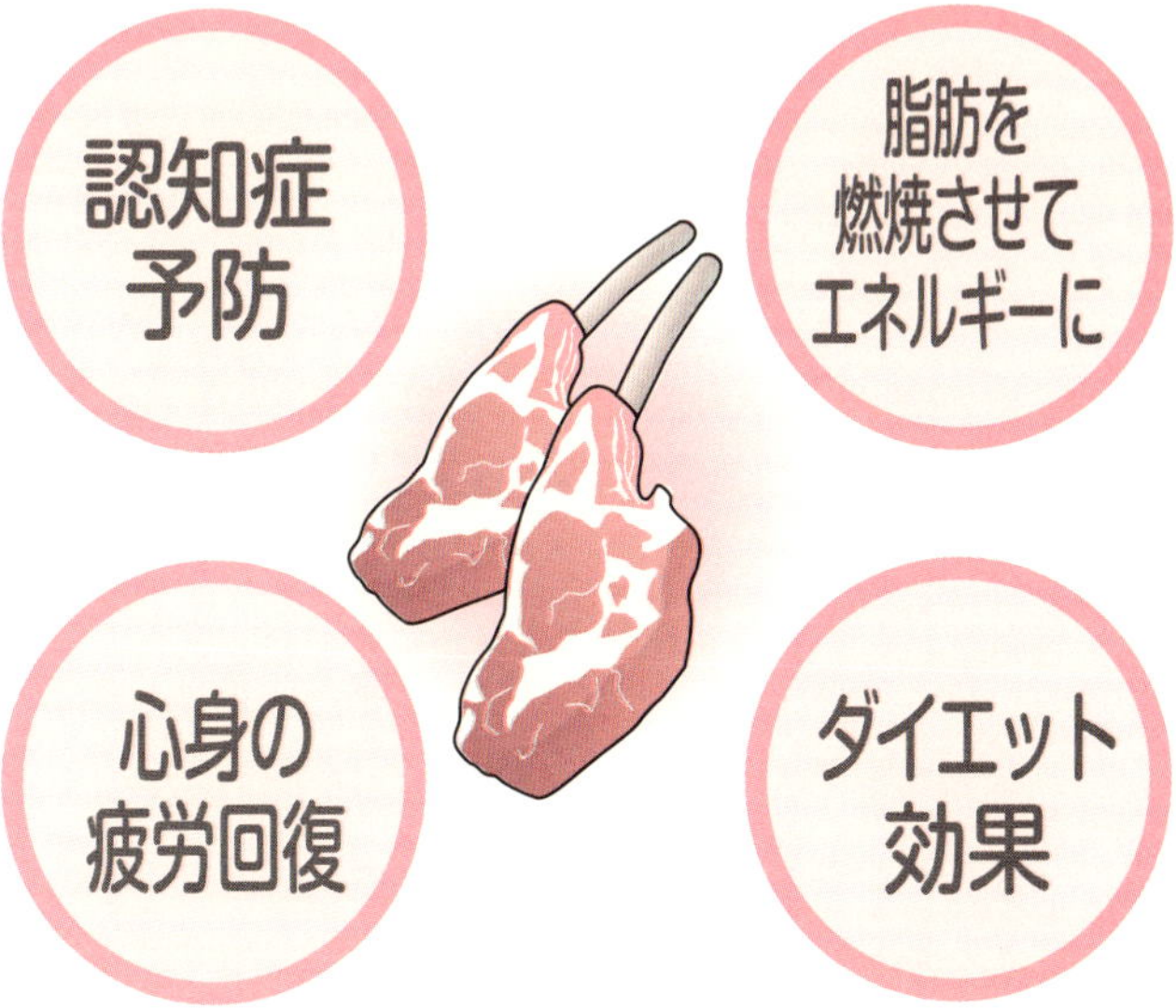
認知症
予防
脂肪を
燃焼させて
エネルギーに
心身の
疲労回復
ダイエット
効果

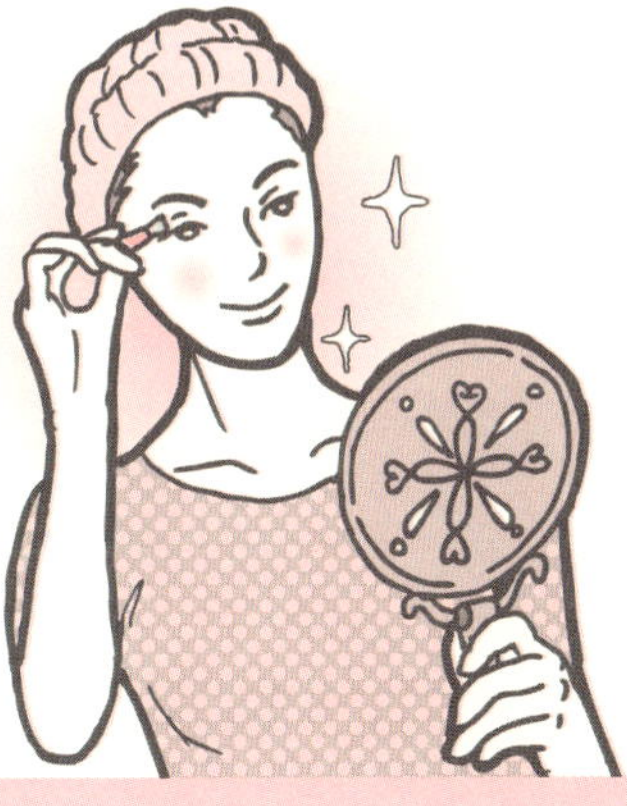

Ｌ－カルニチンは、
体内の脂肪を燃焼させ、
脂肪の蓄積を抑えてくれる
アミノ酸です。
肉類を食べることで摂取しますが、
羊肉には、
豚肉の７倍、牛肉の３倍の
Ｌ－カルニチンが
含まれています。

column

健康寿命①

平均寿命と健康寿命

健康寿命とは、自立して健康に生きられる期間を表しています。介護を受けたり、病気で寝たきりになったりせずに、自立して健康に生活できる期間を健康寿命というのです。いわゆる平均寿命と健康寿命の違いをよく理解してください。超高齢化社会を迎えたいま、健康的に老いるためにどうすればよいかが、これからの最重要課題だからです。

厚生労働省が2010年に、日本人の健康寿命を発表しました。男性70.4歳、女性73.6歳。この年の平均寿命は、男性79.5歳、女性86.3歳でした。平均寿命と健康寿命との差は、男性で9.1年、女性で12.7年だったのです。私は、日本人の健康寿命が、意外に短いことに衝撃を受けました。この差は、健康に何らかの問題を抱え、日常生活にいろいろな制限が生じる不健康な期間を表しています。今後、平均寿命が伸びるにつれて、ますますこの差が大きくなれば、健康上の問題だけではなく、医療費や介護費の増加による、家計へのしわ寄せも懸念されます。

第5章

コレステロールや中性脂肪を改善させる運動

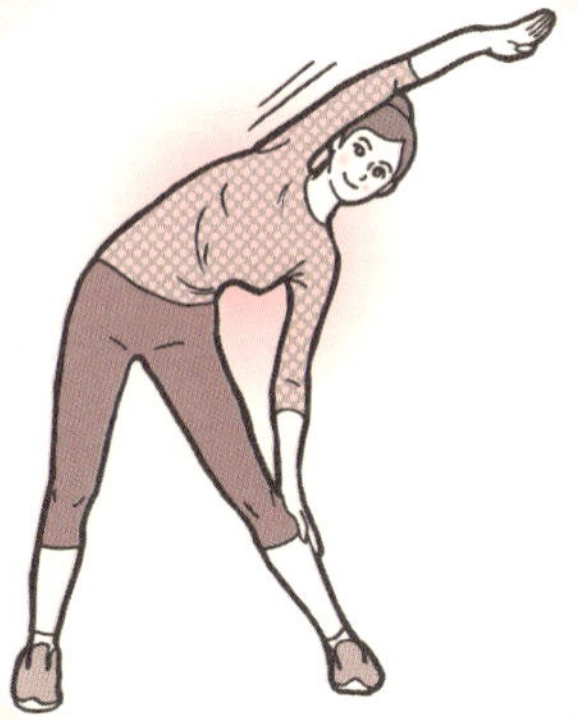

HDLコレステロールを高め動脈硬化を抑制するには運動がいちばん

Q HDLコレステロールを高めるには何がいいですか?

A

コレステロールと中性脂肪の値を適正にし、健康な生活を目指すには、運動がかかせません。とくに運動には、HDLコレステロールを高め、血圧を下げる効果があり、動脈硬化の進行を抑制することができます。

運動といっても、決して激しいことをやる必要はありません。つねに体を動かす習慣を身につけましょうということです。

ですから運動の時間がとれないという人は、日常の活動でそれを補うことも可能です。日常の生活でも、活動によっては、スポーツをするのと同じくらいのエネルギーを消費しているからです。たとえば、ひとつ前の駅で降りて目的地まで歩く、エレベーターやエスカレーターを使わず階段を使う、また、家のなかでは、こまめに掃除機をかけるなど、ちょっとした心がけで、運動並みのエネルギーが消費されるのです。

●体を動かすことで HDLコレステロールを 高める

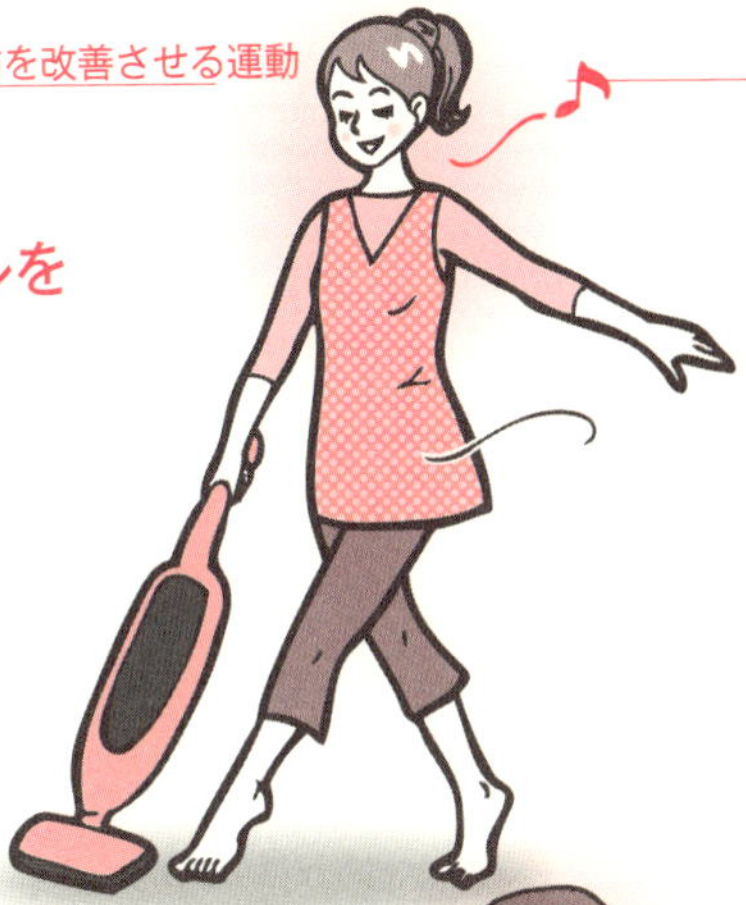

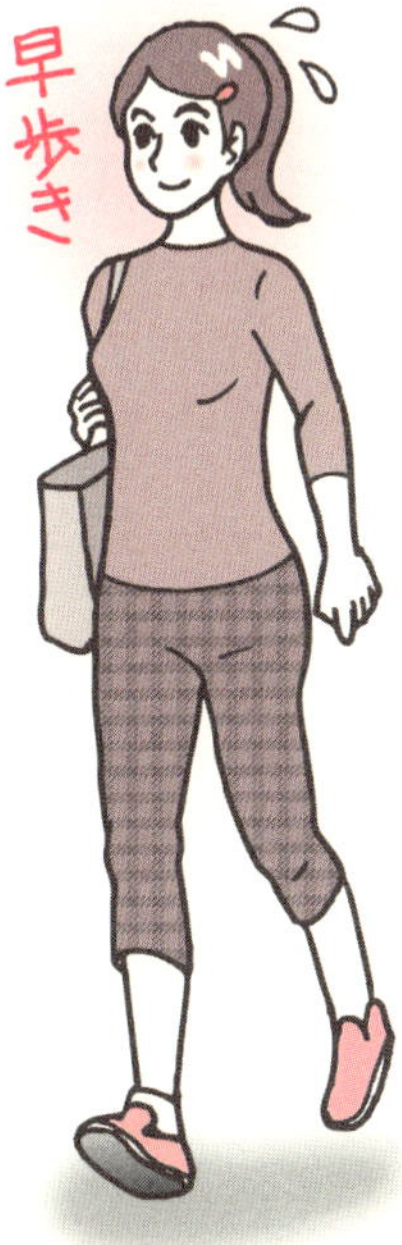
早歩き

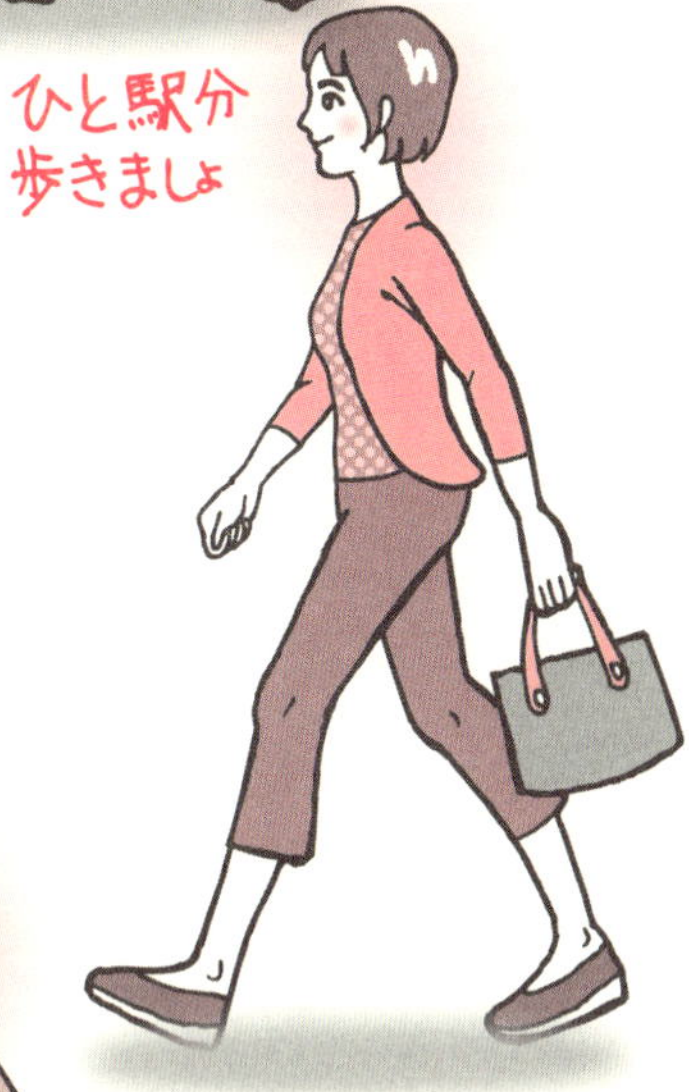
ひと駅分
歩きましょ

HDLコレステロールを
高めるために
運動がかかせません。
しかし、運動の時間が
とれないという人は、
日常の活動でそれを
補うことも十分可能です。

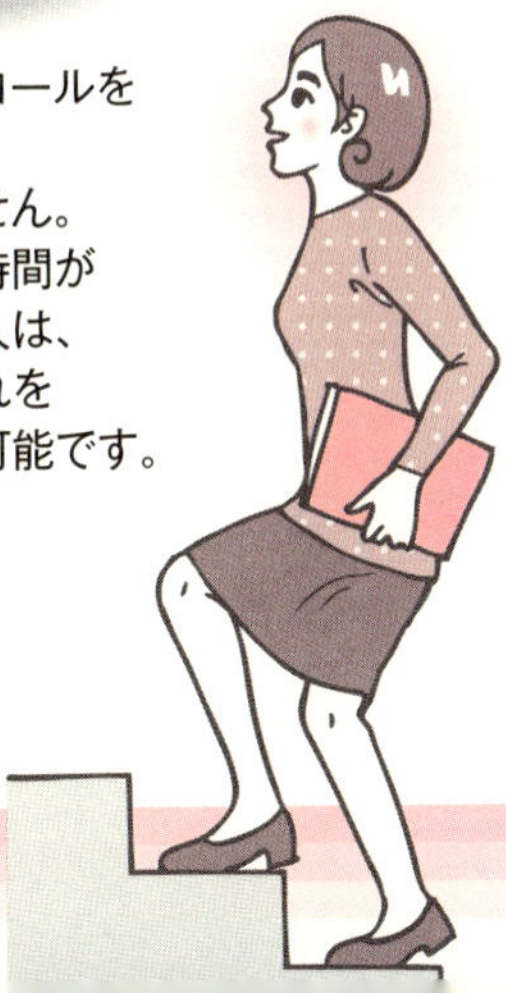

中性脂肪とコレステロールには3種類の運動が効果的

Q どんな運動が効果的なの？

A

体を動かす習慣を身につけることが、中性脂肪を抑え、コレステロール値を改善させるためには大切です。それには適切な運動を続けるのが最も効果的です。

そのための運動は、３つの種類に分けられます。

●筋力運動：筋肉を増やすための運動。ダンベル体操など。
●有酸素運動：脂肪を燃やすための運動。ウオーキングなど。
●ストレッチ運動：血液の循環を促すための運動。柔軟体操やストレッチ体操。

筋力運動によって筋肉を増やし、その筋肉を利用して有酸素運動で脂肪を燃やし、ストレッチ体操で筋肉をいたわるのです。

しかし無理な運動はいけません。急に激しい運動をすると、血圧が急に上がり心筋梗塞や脳梗塞にもなりかねません。無理なくずっと続けていける運動がいいのです。

3種類の運動

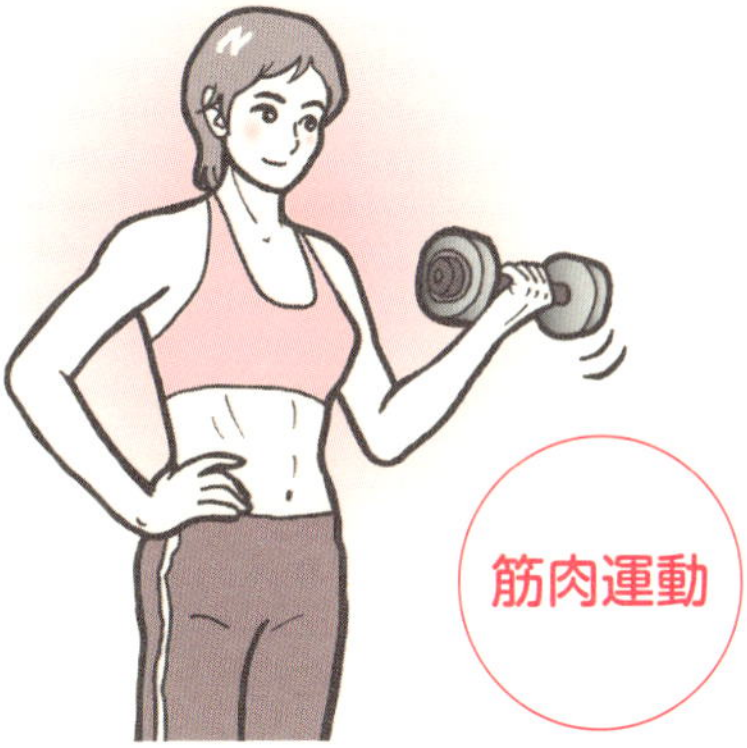

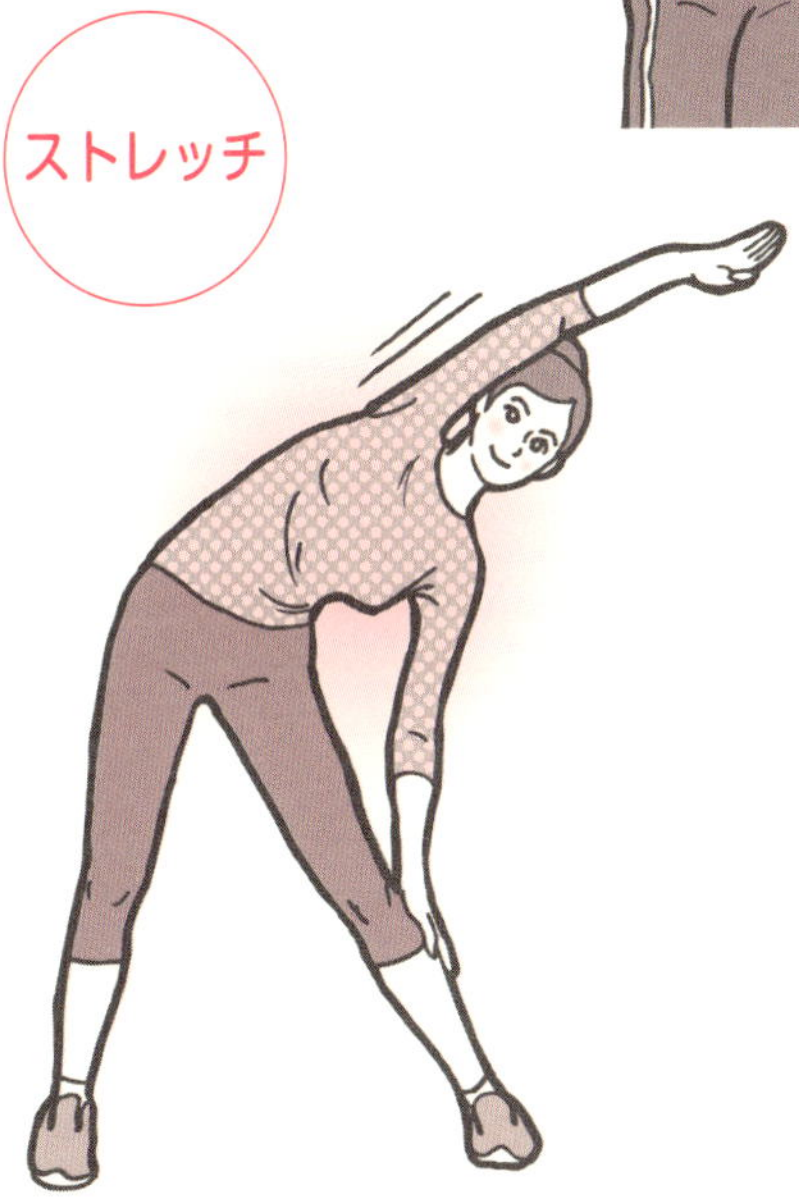

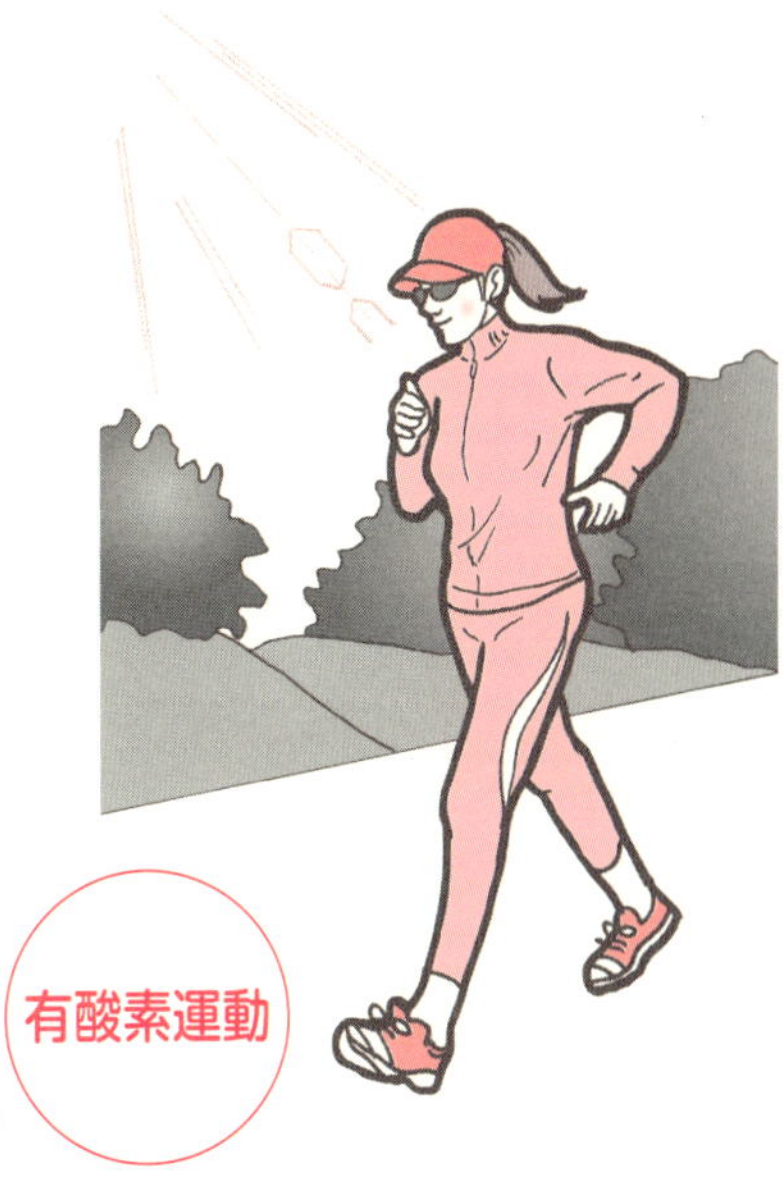

筋肉を増やす筋肉運動
脂肪を燃やす有酸素運動
筋肉をいたわる
ストレッチなどは
脂肪をためない体をつくる運動です。

コレステロールや中性脂肪の改善に適しているのは有酸素運動

Q 運動といってもたくさん種類がありますが？

A

　コレステロールや中性脂肪の改善には運動が効果的ですが、どんな運動をしてもいいというわけではありません。運動には、有酸素運動と無酸素運動という2種類があります。このうち体の中の脂肪を燃焼させるには、有酸素運動が適しています。

　有酸素運動とは、体内に酸素を取り入れながら行う運動で、ウオーキング、スロージョギング、サイクリング、水中歩行などが代表例としてあります。

　では一方の無酸素運動とはどんな運動なのでしょうか。それは、短距離走、重量挙げなど、瞬間的に息をとめて力を出すような運動です。一時的に呼吸を止めて、筋肉に大きな負担をかける運動は、コレステロールや中性脂肪改善のための運動としては向いていません。

　また無酸素運動ではありませんが、野球やサッカー、テニスなどの団体競技も、自分だけのペースでやりにくいため、これもあまりおすすめできません。

●有酸素運動

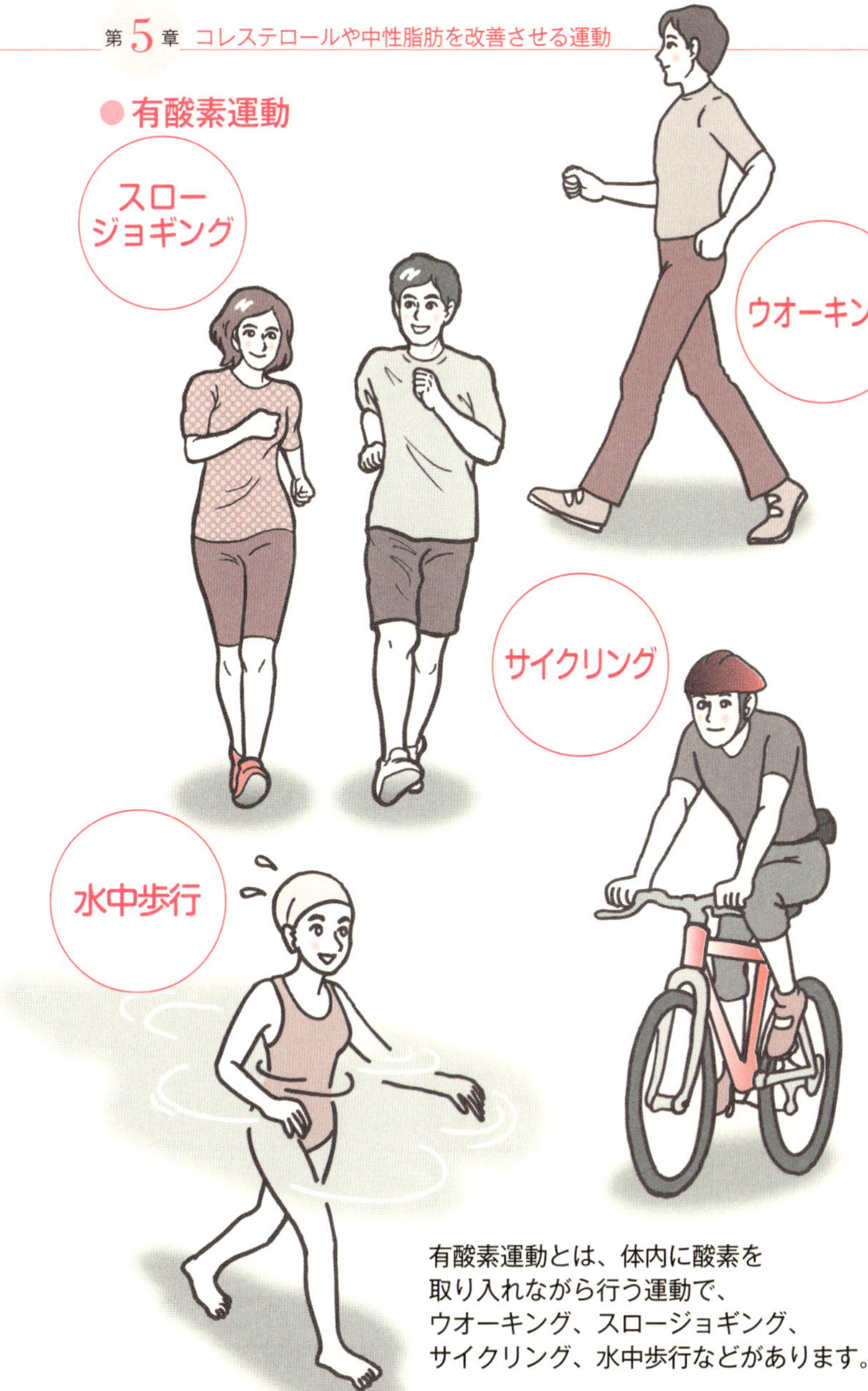
スロー
ジョギング
ウオーキング
サイクリング
水中歩行

有酸素運動とは、体内に酸素を
取り入れながら行う運動で、
ウオーキング、スロージョギング、
サイクリング、水中歩行などがあります。

運動の適切な強度は〝ちょっときつめ〟が目安

Q どのくらいきつめの運動がいいの？

A

コレステロールや中性脂肪の改善に有酸素運動がよいといっても、運動には体に適切な強度というものがあります。あまりにきつい、ハードな運動をするのは、かえってよくありません。適切な強度の目安とは、〝ちょっときつめ〟です。ちょっときつめの運動とは、おしゃべりしながらでき、しかもやっているうちにじんわりと汗をかく程度の運動です。効率的に体質を改善させるためには、このちょっときつめな運動を1日に30分、それを週3回以上行います。こうすると、酸素を十分体に取り入れ、体の中の脂肪を燃焼させることができるのです。

また運動で体脂肪軽減の効果を上げるには、16週間必要だということが最近報告されました。このことから、ちょっときつめの運動を1日30分、週3日以上、16週間続ければ、体の余分な脂肪を減らすことができるということになります。

●“ちょっときつめ”の運動

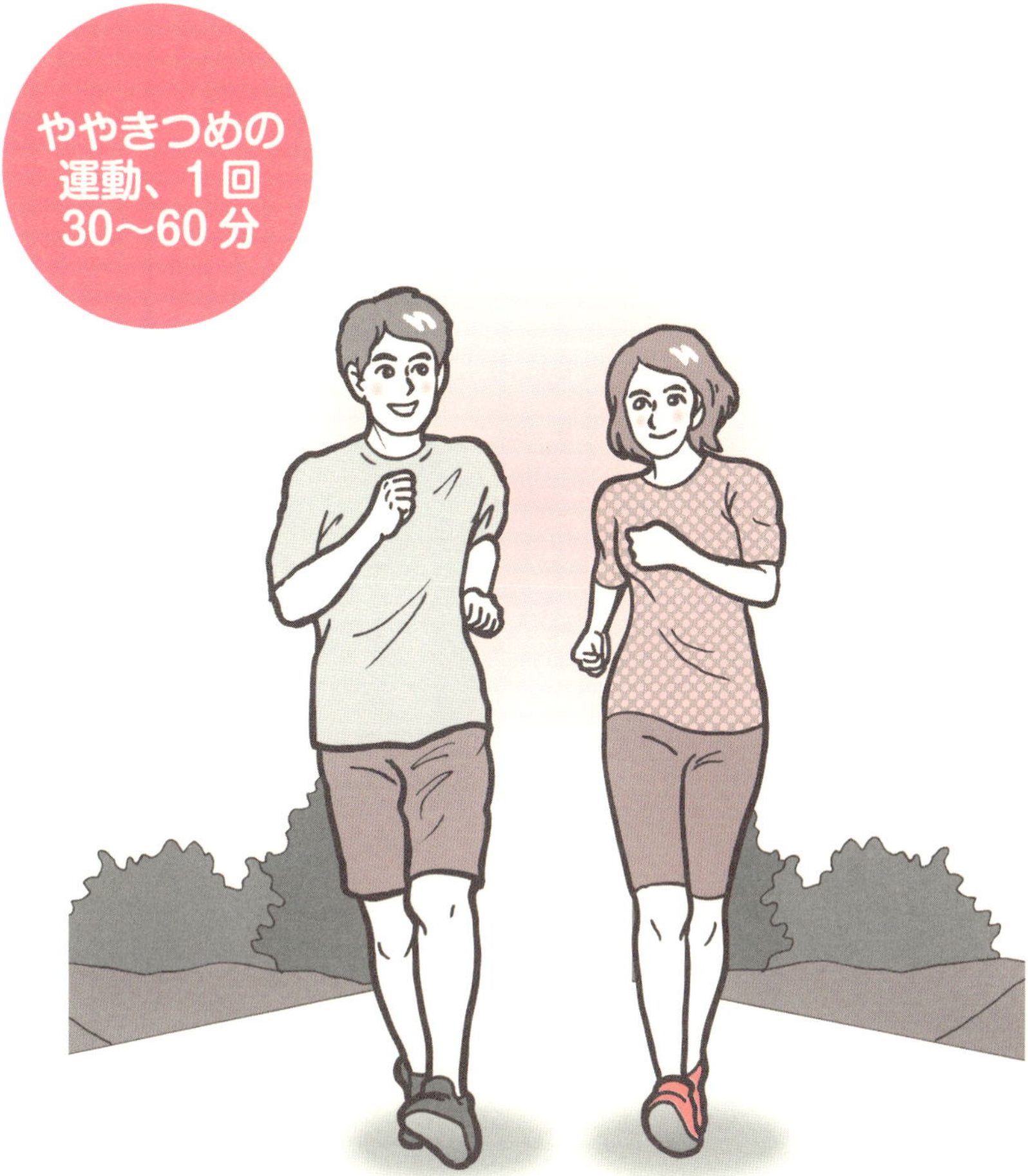

適切な運動の目安は、“ちょっときつめ”です。
ちょっときつめとは、おしゃべりしながらでき、
しかもやっているうちにじんわりと汗をかく程度の運動です。
これを1日30分行います。

Q 生活習慣病の予防に最適なウォーキングは有酸素運動の代表

簡単で、誰でもできる有酸素運動を教えて？

A

それはウォーキングです。ウォーキングには、コレステロールや中性脂肪を改善するほか、肥満や糖尿病、高血圧などの予防のみならず、改善する効果もあります。

手軽に始められるというのもウォーキングのよいところです。装備に特別なものは必要なく、自分のペースに合わせて、速度や距離を調整できる点も、運動療法として優れています。また、これまで運動を苦手に感じていた人でも抵抗なく始めることができます。

ウォーキングのペースは、前項の〝ちょっときつめ〟を参考にしてください。おしゃべりしながらもじんわり汗をかく程度が理想です。背すじを伸ばして、腕を大きく振って歩きます。軽い早足で、少し汗ばむ程度に歩いてみましょう。

1回にかける時間は30～60分が目安となります。最初は週3回を目標に取り組みましょう。毎日行うのに越したことはありませんが、最初から無理は禁物です。

●ウオーキング

ウオーキングでは、
背すじを伸ばして、
腕を大きく振って歩きます。
軽い速足で、
少し汗ばむ程度に
歩いてみましょう。

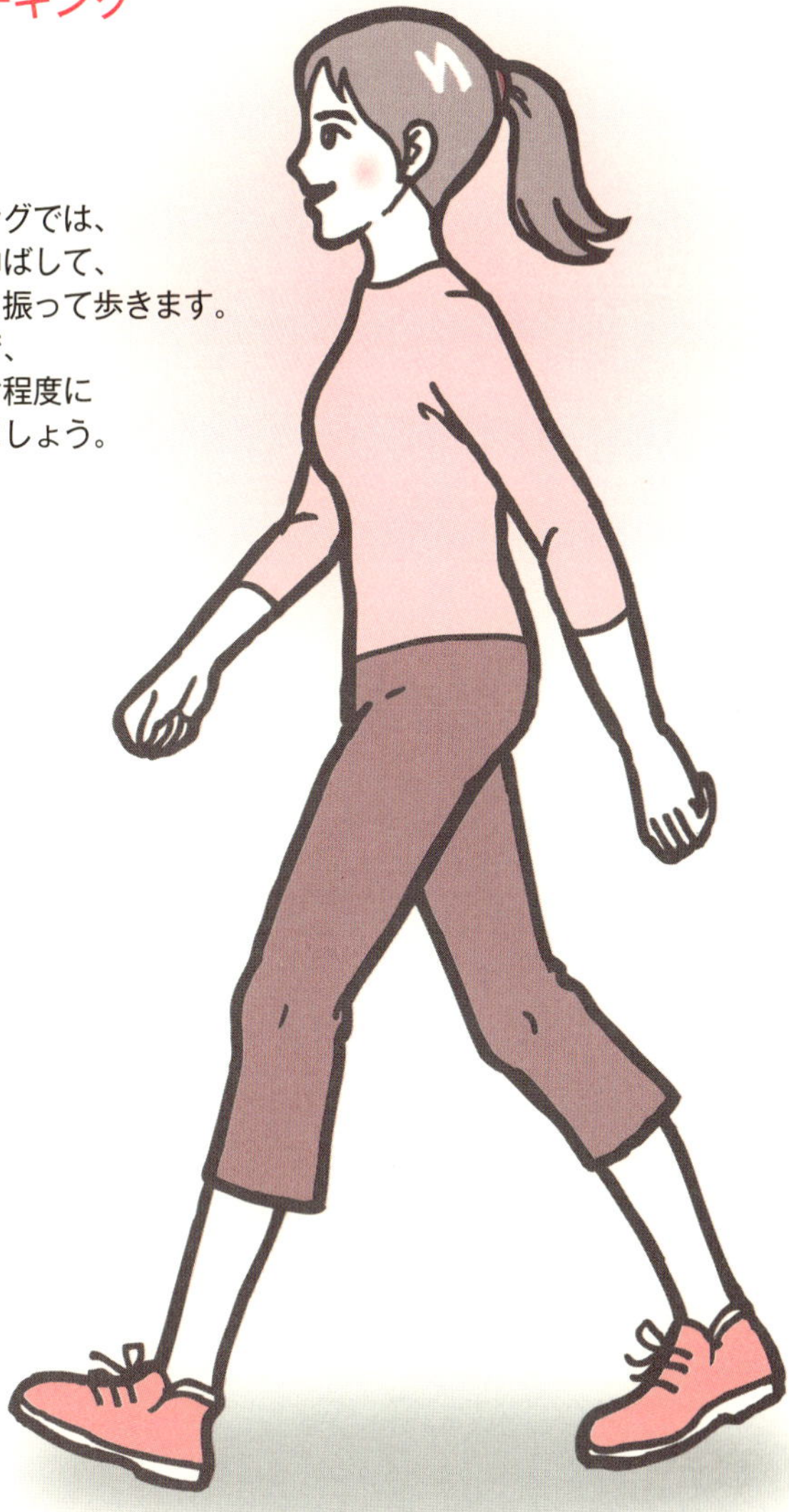

ウォーキングをするときは以下の点に注意する

Q ウォーキングをやってみます。そのときの注意点は？

A
ウォーキングをするときは、以下の点に注意して、安全に行いましょう。

まず、シューズは足に合ったウォーキング専用のもので、履き心地のよいものを選びましょう。また、服装は生地が吸水性、発汗性のよいものにします。汗をふくタオルも、忘れずに持っていきましょう。歩く時間帯によっては、交通事故を防ぐため、夜間でも見えやすいカラーを選ぶことも大切です。

発汗によって水分が失われるため、出かける前にコップ1杯の水を飲んでいきましょう。また途中で水分を補給するため、飲み物を買う小銭も念のため持っていきましょう。なお途中の水分補給は、のどの渇きを感じる前にこまめに行うことを心がけます。

止まるときは、5分以上かけてゆっくりクールダウンしてからにします。もちろん歩く前、歩いた後には、ストレッチなどで足や腰の筋肉をほぐすことも忘れずに。

●ウオーキングの注意点

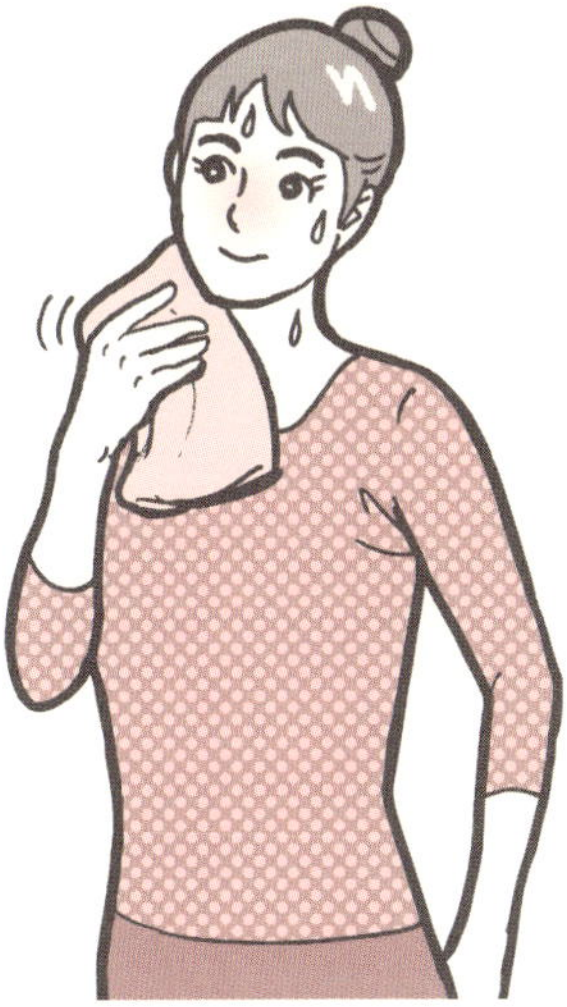

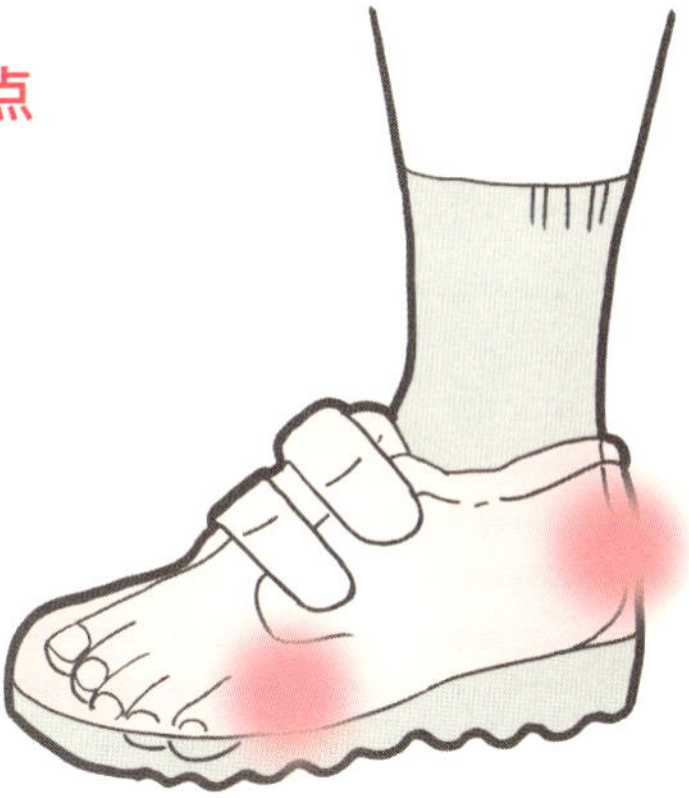

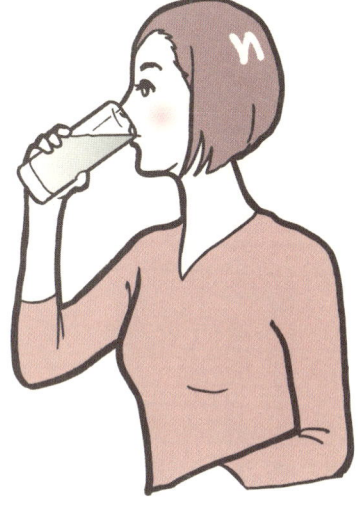

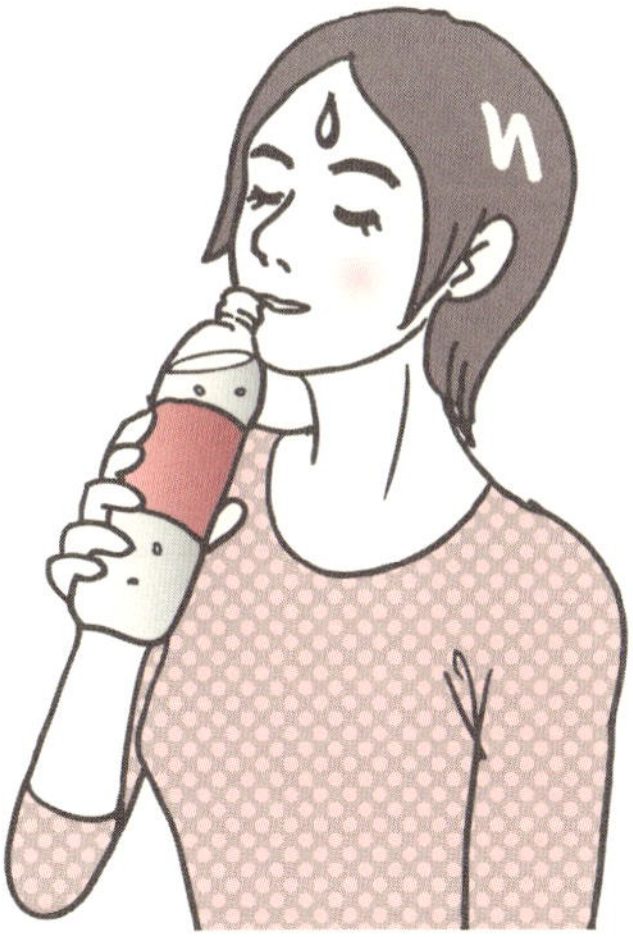

ウオーキングをするときは、
これらの点に注意して
安全に行いましょう。

ウオーキングで基本ができたらスロージョギングにも挑戦

Q ウオーキングだけでなく、ほかの運動も教えて?

A

ウオーキングがものたりないと思い始めたら、ジョギングをしてみませんか。近年注目を集めている、時速4〜5㎞で走るスロージョギングがおすすめです。

ウオーキングのところで紹介した、〝ちょっときつめ〟のウオーキングは時速6㎞、そしてふつうに歩く速度は時速4〜5㎞です。ですからスロージョギングは、ウオーキングより遅く、ふつうに歩く速度で走ることになります。

ジョギングでは、速筋という筋肉が使われます。速筋は、無酸素運動のときに使われる筋肉で、乳酸という疲労物質が発生し体内に蓄積します。しかしスロージョギングでは、この速筋を使いません。したがって疲労物質が発生せず、適度な刺激を長時間にわたって体全体に与えることができます。つまり、ジョギング自体は無酸素運動なのですが、速筋を使わないスロージョギングは、立派な有酸素運動だということになります。

●スロージョギング

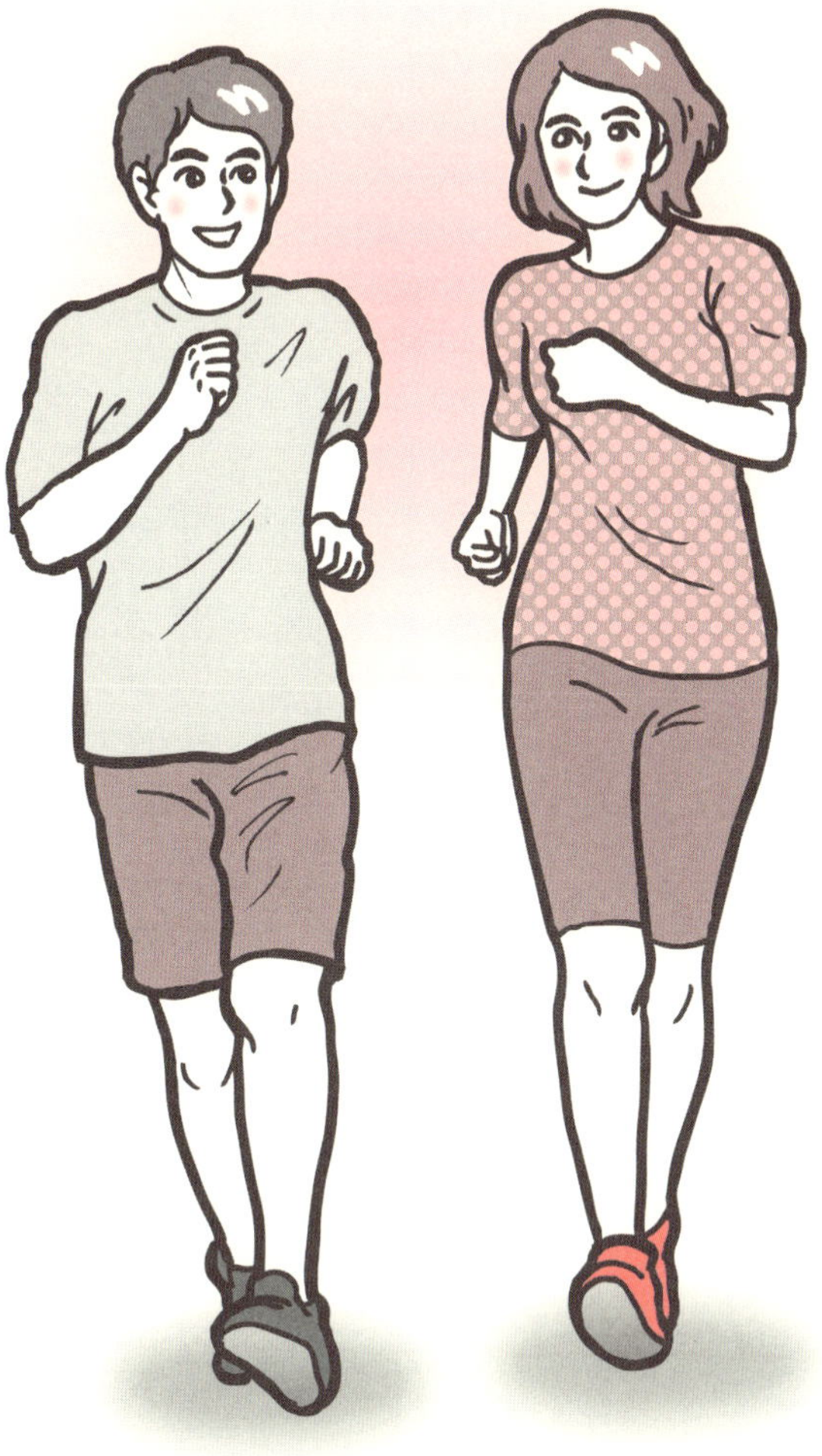

ウオーキングがものたりないと思ったら、
ジョギングを始めてみませんか。
ウオーキングより遅く、時速4～5kmで走るスロージョギングが、
近年注目を集めています。

プールで行う水中歩行はウオーキングの応用編

Q 近くにプールがあります。そこでできる有酸素運動は？

A

水の中で行う水中ウオーキングも、コレステロールや中性脂肪を改善するには、とてもよい有酸素運動です。水中の浮力を利用するため、全身の筋肉を使っても、過度に疲労することがなく、腰痛やひざ痛の人でもかなり楽に体を動かせます。

はじめは腕を前後に動かしながら、大股でゆっくり歩きます。慣れてきたら、水をかきながら進んだり、うしろ向きに歩いたりしてみましょう。水の抵抗がほどよい負荷となり、歩いたり腕で大きく水をかいたりするだけで、かなりの運動量が期待できます。

水中歩行は水中での姿勢が大切です。水の抵抗を感じられるよう、姿勢はすこし前傾姿勢がよいでしょう。歩くときはできるだけ大股で、腿もしっかり上げるようにします。着地は足の裏全体で行い、水の抵抗によってひざが左右に開いたり、ふらついたりしないように注意します。１回の運動量は、15～30分が目安となります。

●水中ウオーキング

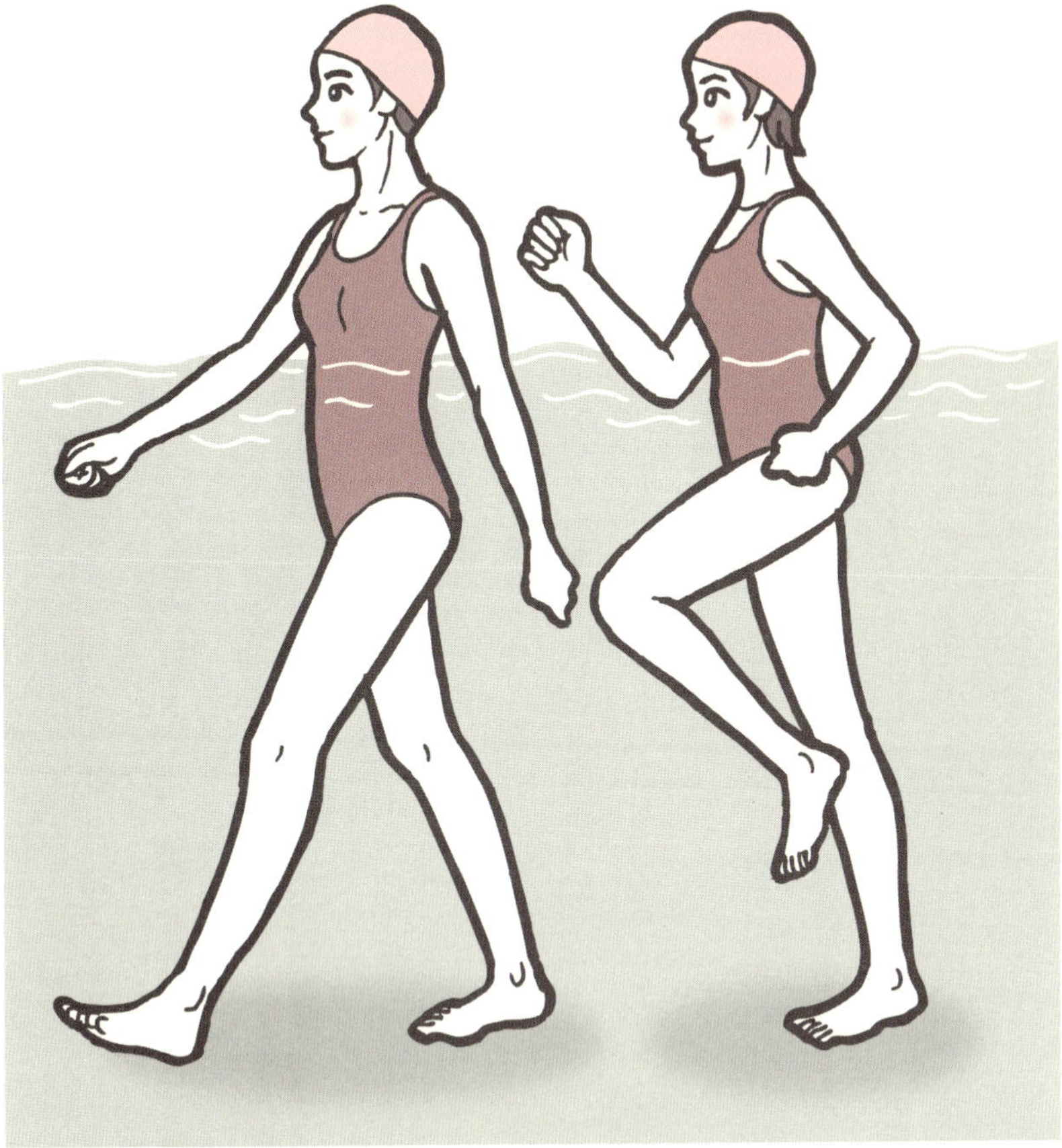

水中ウオーキングは、水中の浮力を利用するため、全身の筋肉を使っても、過度に疲労することがなく、腰痛やひざ痛の人でもかなり楽に体を動かせます。

足腰の負担が少ないサイクリングビギナー向けのエアロビクスもおすすめ

Q 有酸素運動、ほかにもあったら教えて？

A

ウオーキング、スロージョギング、水中ウオーキングと紹介してきましたが、有酸素運動はもちろんこれだけではありません。

サイクリングも効果的です。ウオーキングやスロージョギングに比べ、足腰の負担が少なくてすむので、とくに腰の弱い人におすすめの有酸素運動といえるでしょう。ただし、転倒予防のヘルメットをかぶる、夜間の走行はくれぐれも注意するなど、交通事故の備えを万全にしなければならないことは、いうまでもありません。

エアロビクスもいいでしょう。一見ハードなスポーツのようにみえますが、きちんとインストラクターの指導を受けながら行えば、高齢になっても楽しめる、すぐれた有酸素運動です。エアロビクスの教室には、かならずビギナー向けのレッスンや、負荷の少ない動き中心のクラスが設けられています。それを利用するのが体に負担をかけない方法です。

● サイクリングとエアロビクス

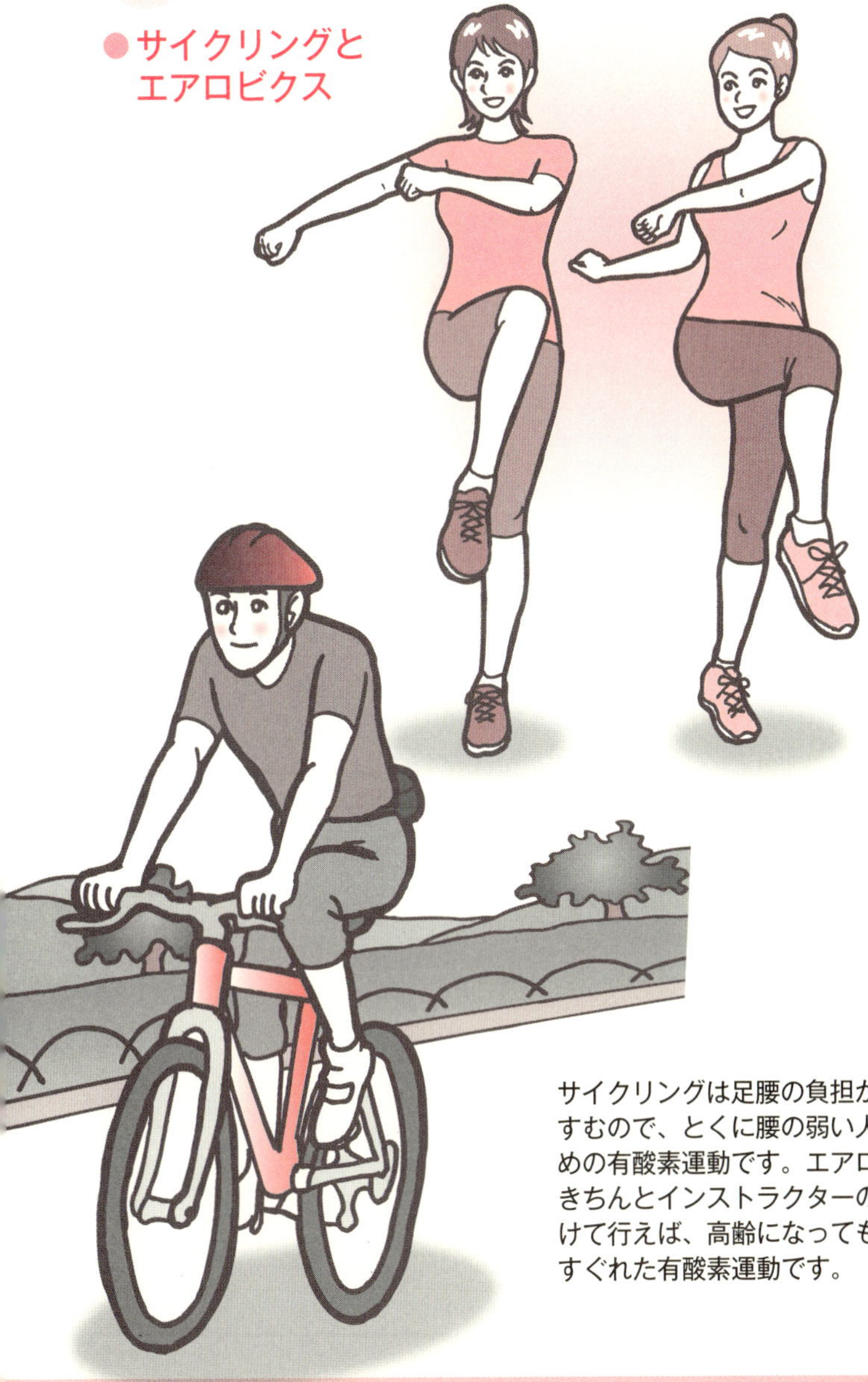

サイクリングは足腰の負担が少なくてすむので、とくに腰の弱い人におすすめの有酸素運動です。エアロビクスは、きちんとインストラクターの指導を受けて行えば、高齢になっても楽しめるすぐれた有酸素運動です。

簡単な運動なのに意外ときつい手足ぶるぶる運動

Q 家の中でちょこっとできる運動ってありますか？

A

手足ぶるぶる運動は、全身をリラックスさせることができる運動です。

仰向けになって手足を持ち上げ、ぶるぶると振る運動です。2分間続けて2分間休憩、これを数回繰り返します。たったこれだけの簡単な運動なのですが、実際やってみると、意外にきついことがわかるはずです。

手足の毛細血管は、心臓に血液を戻すポンプの役割をしています。動脈を通って体のすみずみまで行きわたった血液は、今度は静脈を通って心臓まで帰ってくるはずですが、手足を動かさずにじっとしていると、体の末端にたまった血液は、なかなか心臓まで戻れなくなってしまいます。この運動はそれを防いで、血液の流れをよくしてくれます。

朝起きて体がだるいとき、長時間のデスクワークで疲れたときなどに最適です。コレステロールや中性脂肪を改善させるだけでなく、高血圧の人などにも効果抜群の運動です。

●手足ぶるぶる運動

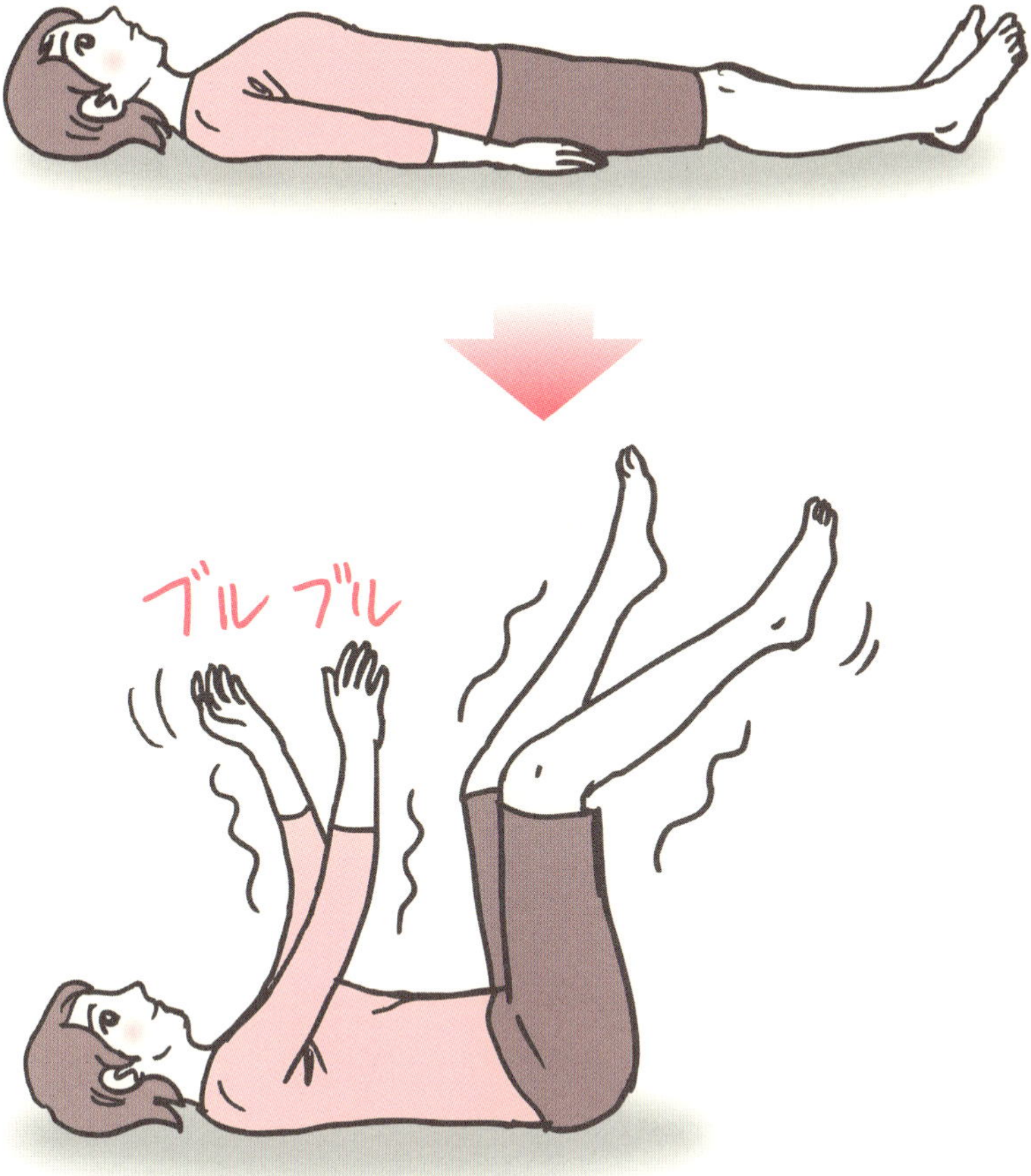

仰向けになって手足を持ち上げ、
ぶるぶると振る運動です。
２分間続けて２分間休憩、これを数回繰り返します。
たったこれだけの簡単な運動なのですが、
意外にきついことがわかるはずです。

筋肉の赤筋を増やせば体内の脂肪が燃焼

Q 今度は筋力運動。筋力運動って何？

A

体内に余分な脂肪があると、まず肝臓に脂肪がたまり、それがもとでコレステロールや中性脂肪に異常が起こる脂質異常症になったり、糖尿病になったりします。そのためにも体脂肪は燃やしてしまわなければなりません。体脂肪を燃やす方法は簡単です。筋肉を増やせばいいのです。筋肉は脂肪を燃やしてエネルギーを消費する場所なのです。

人間の筋肉には2種類あります。疲れにくく持久力が高い赤筋（遅筋）と、瞬発力があり大きな力を出す白筋（速筋）です。赤筋は毛細血管が多く赤くみえ、脂肪の焼却炉であるミトコンドリアを多く含んでいます。白筋はそれらが少ないため白く見えます。

体脂肪を燃焼させるためには、赤筋を増やせばよいのです。ミトコンドリアを多く含む赤筋が増えれば、脂肪の焼却炉が増えることになります。そこでは常に脂肪が燃えつづけるため、やがて脂肪のたまらない体になるのです。

● ダンベル体操

ダンベル体操①

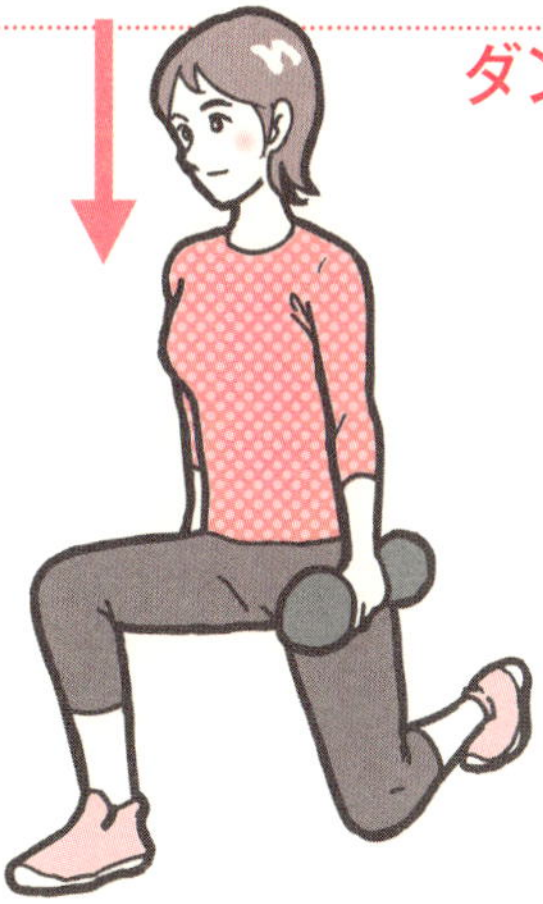

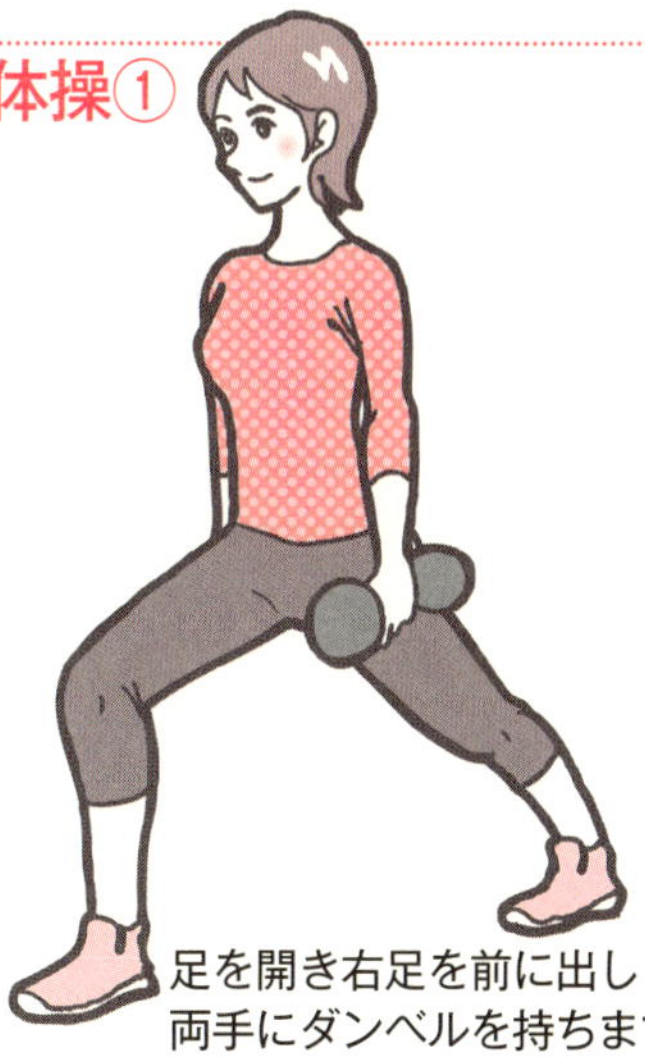

上半身をまっすぐに保ったまま
ゆっくりと腰を落とします。
左足も同様に行います。

足を開き右足を前に出し
両手にダンベルを持ちます。
腕はまっすぐ下に伸ばします。

ダンベル体操②

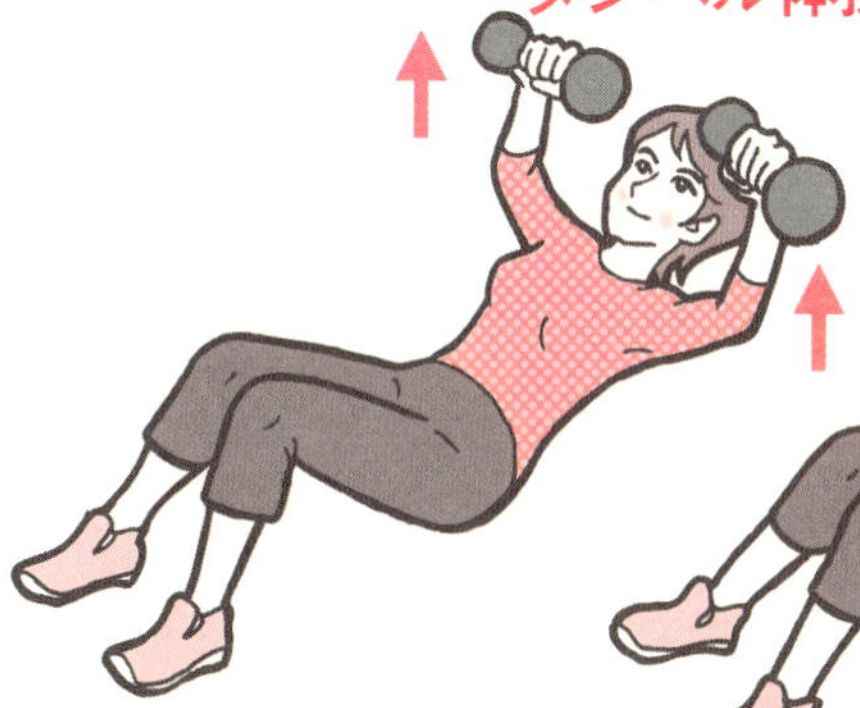

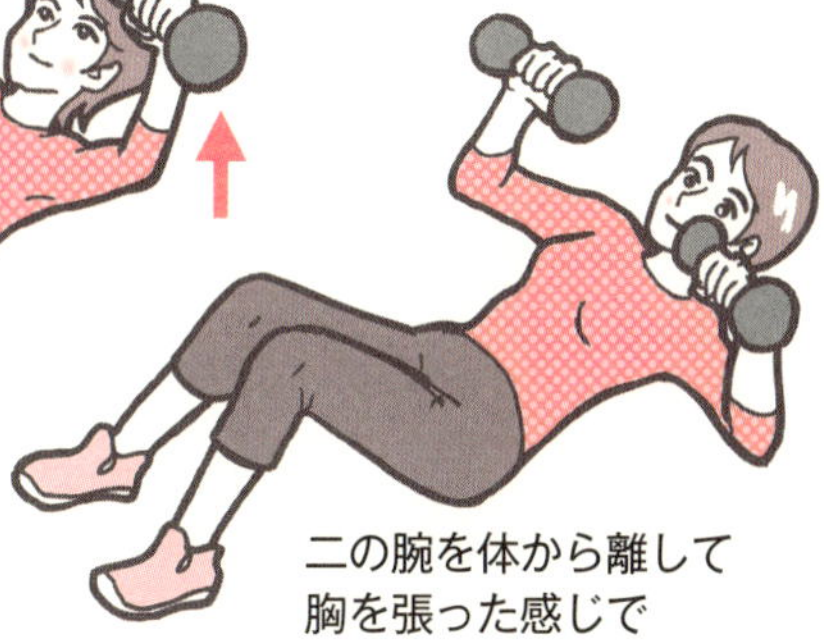

胸を張った状態のまま
まっすぐにダンベルを
持ち上げます。
これを数回繰り返します。

二の腕を体から離して
胸を張った感じで
ダンベルを持ちます。
ひざは軽く立てておきます。

Q 筋肉運動に向いているのはダンベル体操や腹筋・背筋運動

筋肉運動にはどんな運動がありますか?

A

脂肪を燃やしてくれる赤筋をきたえ、筋肉を増量させるためには、ダンベル体操や腹筋・背筋運動などがよいでしょう。

筋肉には、速く動かすよりゆっくり動かしたほうが、血液が行きわたって新しい組織が生まれやすいという特徴があります。この特徴を生かして運動を行います。

ダンベル体操や腹筋・背筋運動を、反動をつけずに、ゆっくりと呼吸を止めずに行います。息を止めての運動はいけません。息を詰めて筋肉を収縮させると血圧が上がり、心筋梗塞や脳梗塞などを起こしかねません。

ふくらはぎのヒラメ筋や背骨をささえる脊柱起立筋など、姿勢を保つための筋肉には赤筋が多く存在しているので、重点的に鍛えるとよいでしょう。太腿の大腿筋など、大きな筋肉を鍛えるのも効果があります。筋肉が大きい分、脂肪が効率よく燃焼します。

●腹筋・背筋運動

腹筋運動

仰向けになって
ひざは軽く立てておきます。
腕は体の横に自然に置きます。

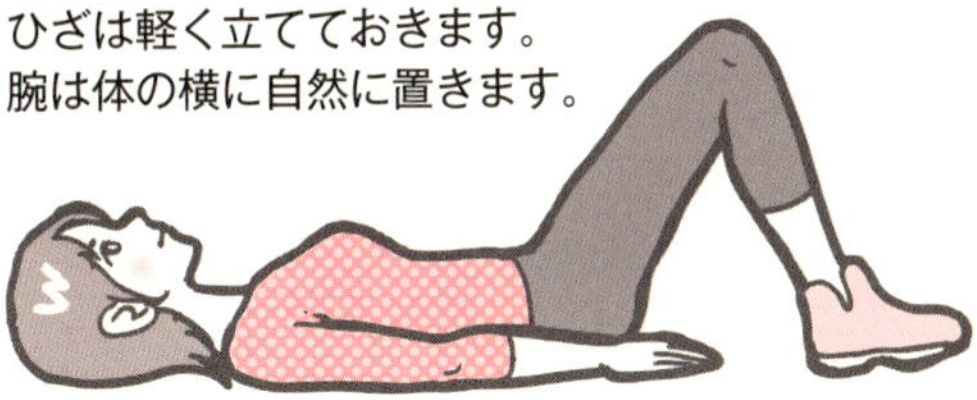

足を上げて、ひざを胸に近づけます。
ひざの角度を変えないで
足を上げることが基本です。

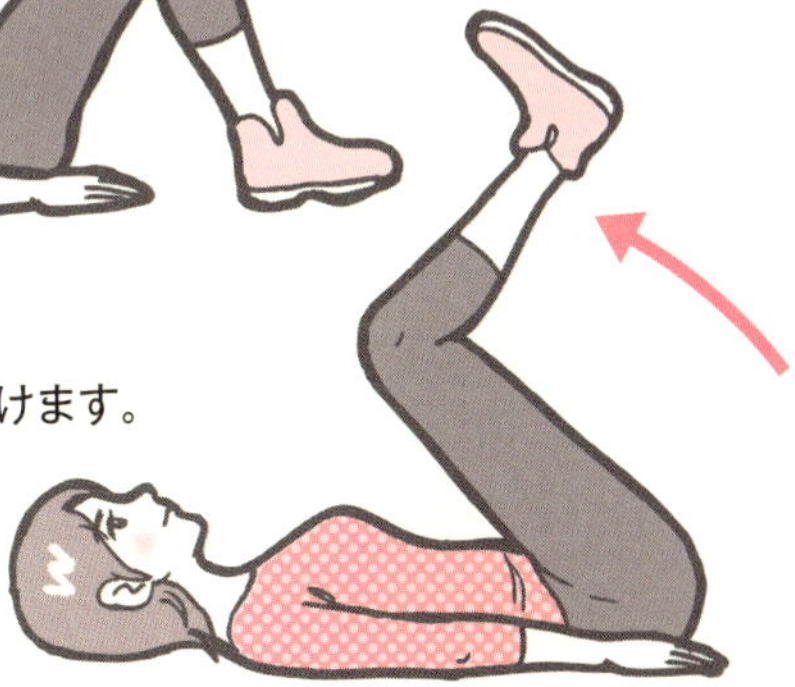

背筋運動

右に体を傾けて
体重移動を行い
体をもとに戻します。
これを数回繰り返し、
左も同様に行います。

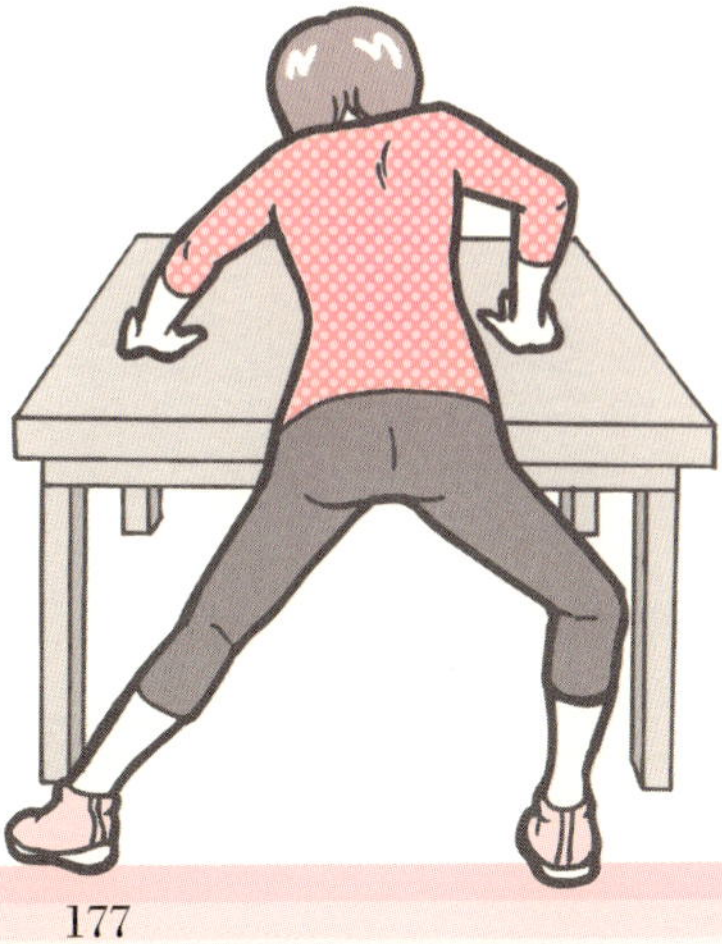

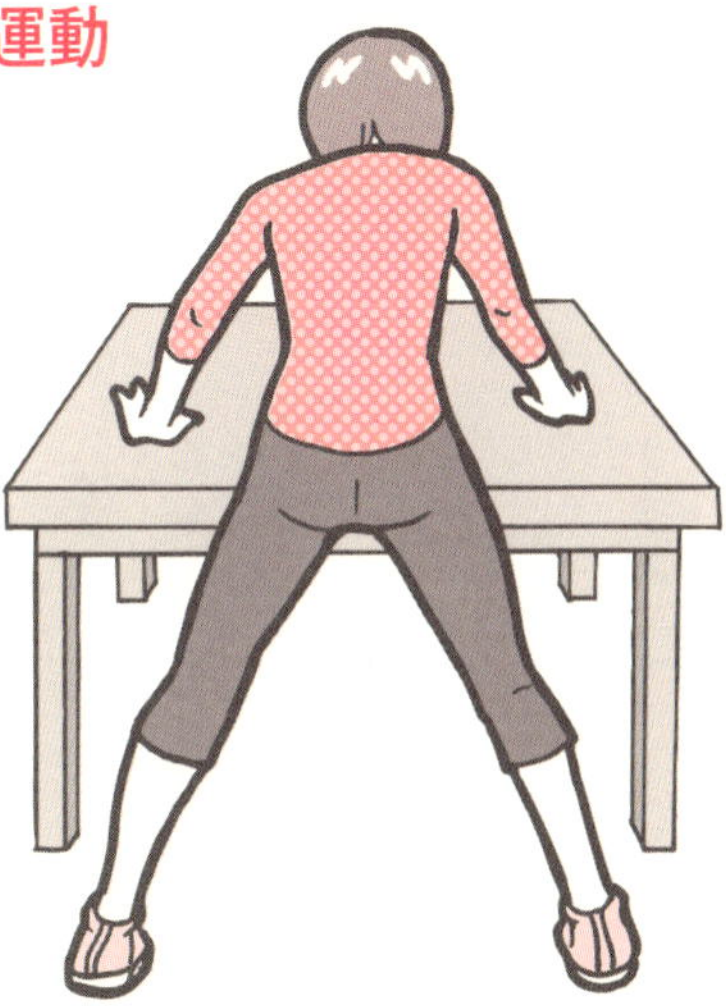

両手を肩幅より
広く開いて机の上に置きます。
足は大きく開きます。

Q スクワットなどのストレッチはわずかなスペースでもできる運動

運動の最後はストレッチですね?

A 筋力トレーニングとして、ここではスロースクワットを紹介します。部屋の中のちょっとしたスペースで、わずかな時間でできるトレーニングです。

足を肩幅より少し広めに開きます。息を吸いながらゆっくりひざを曲げ、息を吐きながら立ち上がります。太ももが床に水平になるまで腰をおろし、ひざがつま先の真上にくるまで曲げましょう。ひざがつま先より前に出てしまうと、ひざを痛めてしまうので注意します。立ち上がったときは、ひざが伸びきらないようにしてください。

5秒で曲げて5秒で伸ばす、10秒かけて1回のスクワットを行います。これを朝・夕5回ずつ計10回、毎日実行してみましょう。

ストレッチは、血行をよくして体温を上げ、全身の代謝をよくします。ほかの運動をする前にストレッチをすることも、けが防止と筋肉ケアの面でおすすめです。

●スロースクワット

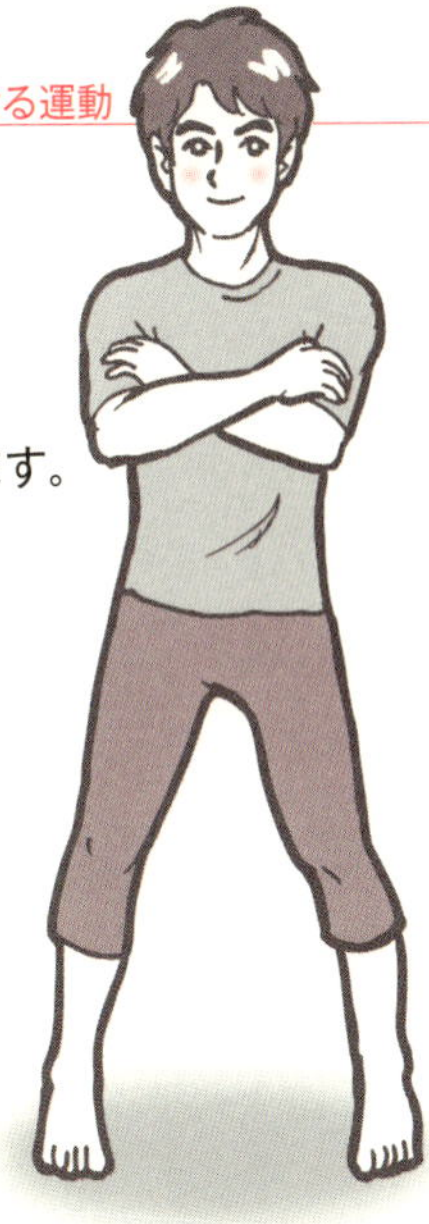

足は肩幅より
少し広めに開きます。

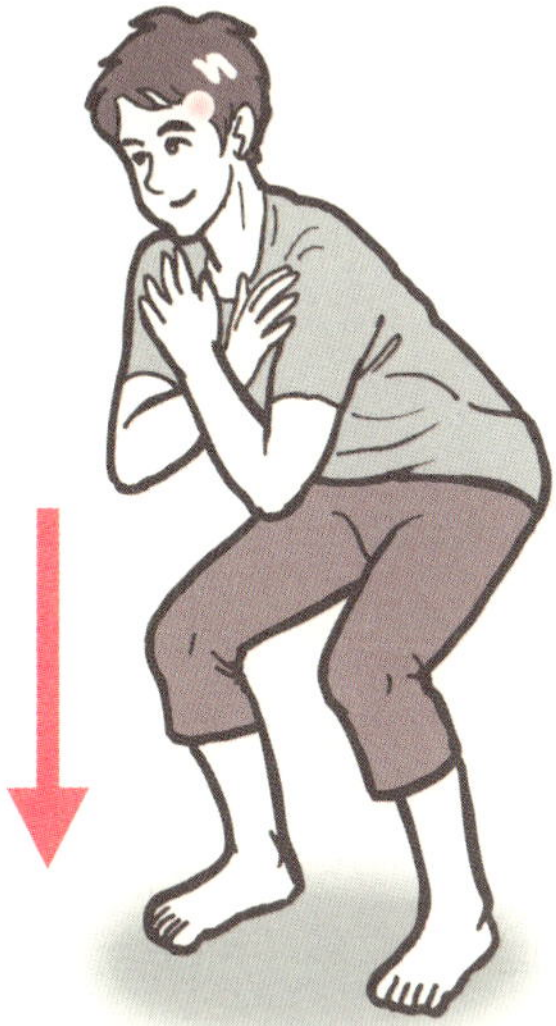

５秒ぐらいかけて、息を吸いながら
ゆっくりとひざを曲げます。
ひざがつま先の真上にくるまで
曲げましょう。

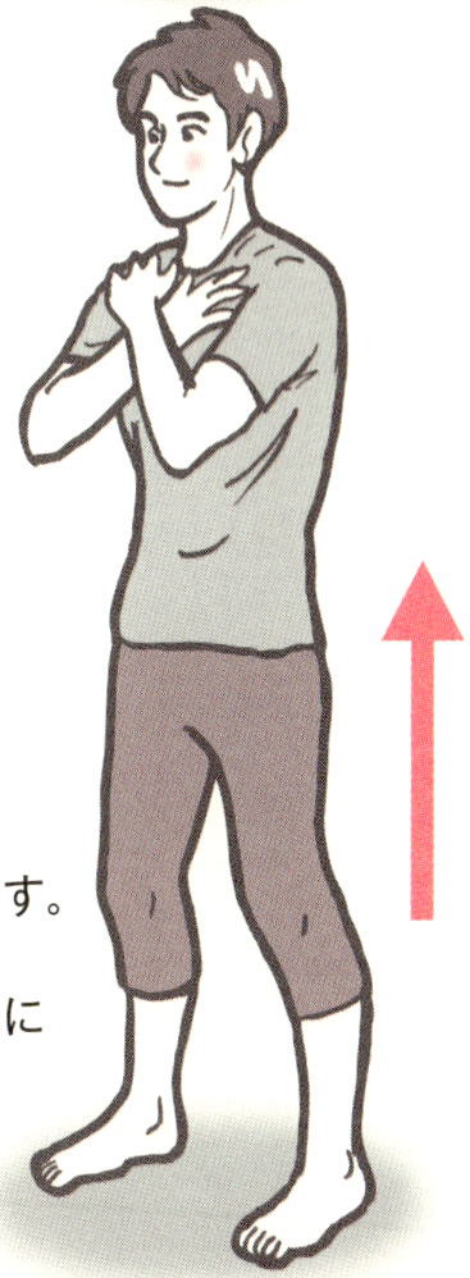

５秒ぐらいかけて
息を吐きながら
ゆっくりと立ち上がります。
立ち上がったとき、
ひざが伸びきらないように
注意してください。

サプリメントを利用して筋肉増強を補強

Q サプリと運動を組み合わせるといいって聞いたけど？

A

脂肪を効率よく燃焼させるには、運動以外にサプリメントの利用も一考です。

脂肪は、筋肉細胞にあるミトコンドリアに運ばれ、エネルギーとして燃やされます。ところが脂肪は、自分だけでミトコンドリアの中に入ることができません。そこで必要となるのがL－カルニチンです。この物質は、脂肪をミトコンドリアに運ぶ役割をします。ミトコンドリアに運び込まれた脂肪は、コエンザイムＱ10という物質の力を借りて、エネルギーへと転換されます。これらの物質は、元来体の中でつくられるのですが、年齢とともにつくられる量が減ってきます。そこでサプリメントで補強するのです。

また最近、脂肪燃焼の切り札として、グラボノイドも注目を集めています。この物質は、肝臓の働きを活発にして、肝臓についた脂肪を燃やしてくれるということがわかってきました。

現在私のおすすめは、この３つのサプリメントということになります。

●サプリメントで筋肉増強

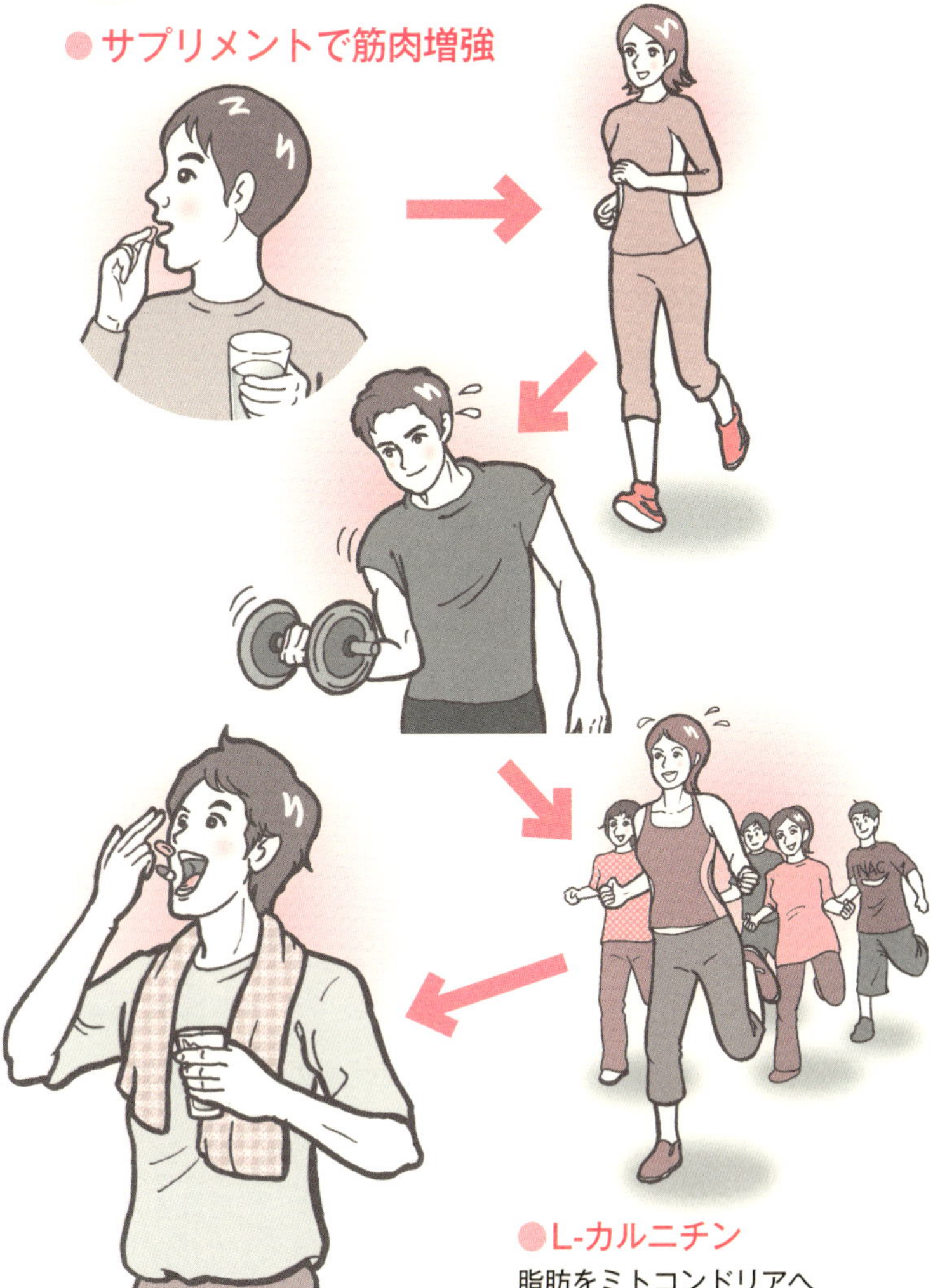

●L-カルニチン

脂肪をミトコンドリアへ
運ぶ役割をします。

●コエンザイムQ10

ミトコンドリアがエネルギーを
つくるときに使われます。

●グラボノイド

蓄積された脂肪を燃やし
体についた脂肪を減少させます。

column

健康寿命②

健康長寿を目指す生き方

平均寿命と健康寿命の差を、縮めることが急務です。実行できれば、医療や介護などで38兆6000億円にまで膨れ上がった、国民医療費を抑えることにつながります。現在、1人あたりの医療費は、65歳以上が72万円です。高齢化が進む中、ほうっておけば、さらに医療費は膨らんでいくでしょう。

これからは、病気を治すのではなく、病気にならないためにはどうしたらいいかを、真剣に考えていかなければなりません。そのためには、健康なときから、食事や生活習慣を改善する意識をもたなければなりません。とかく健康なときは、食事の管理や運動など、健康予防に関する意識が弱くなっています。まずひとりひとりが、食事や運動などの生活習慣を改善しようとする自覚を持つことから始めましょう。

健康で自立していることは、自分だけでなく、ご家族のためでもあるのです。これからは、ただ長生きを目指すのではなく、健康長寿を目指していかなければなりません。

第6章

コレステロールや中性脂肪を改善させる生活習慣

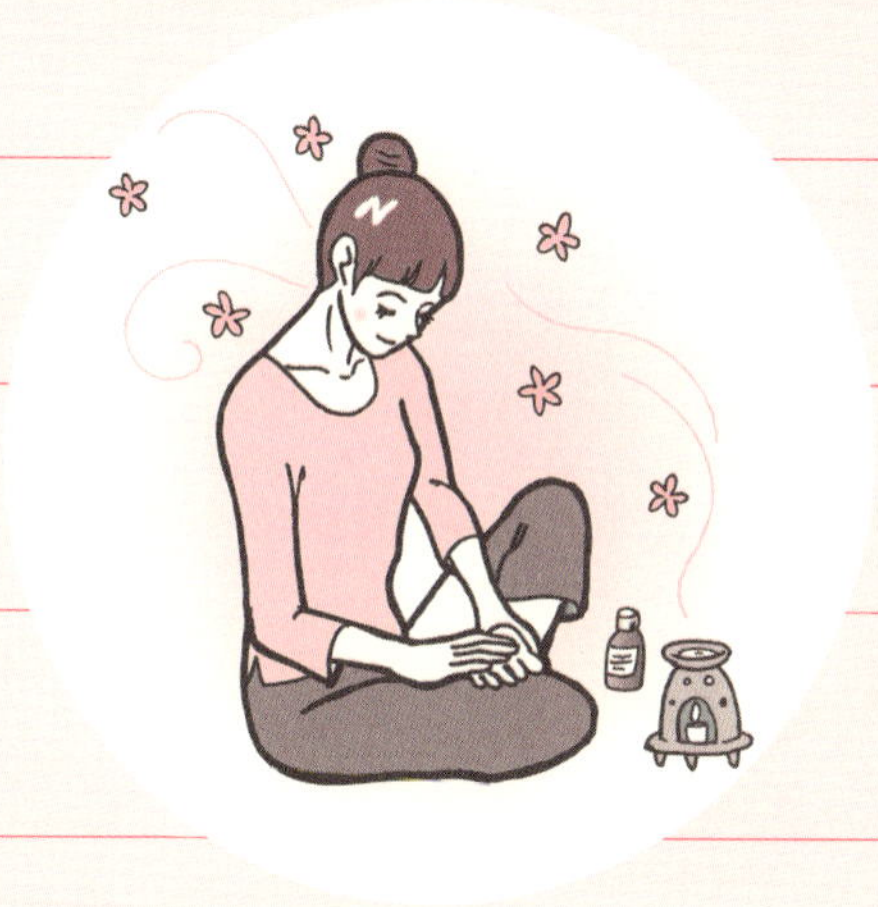

体重を増やさないために毎日体重を量る習慣を身につける

Q　これ以上体重を増やしたくありません。どうすればいい？

A　中性脂肪をこれ以上増やさないためには、あたりまえですが、体重を増やさないことです。体重を減らす努力をしましょう。その第一歩として、毎日体重を量ってみてはいかがでしょうか。体重を量るだけで、やせられるケースは意外に多いのです。

体重は1日のうちでも増減があるので、一定の基準を決めておかないと正しい測定値にはなりません。そのためには、毎日同じ時間に、同じ服装で量ることが大切です。

毎日体重を量る習慣がつけば、明日の体重のことを考えて、おなかいっぱい食べることや夜食を食べることなど、食生活のよくない習慣を見直すきっかけにもなるはずです。

また増減がひと目でわかるよう、毎日の体重をグラフにして、見えるところに貼っておくのもおすすめです。グラフを見るのが楽しくなってくれば、生活改善の第一歩は、なかば成功したといってよいでしょう。

●体重を量る習慣

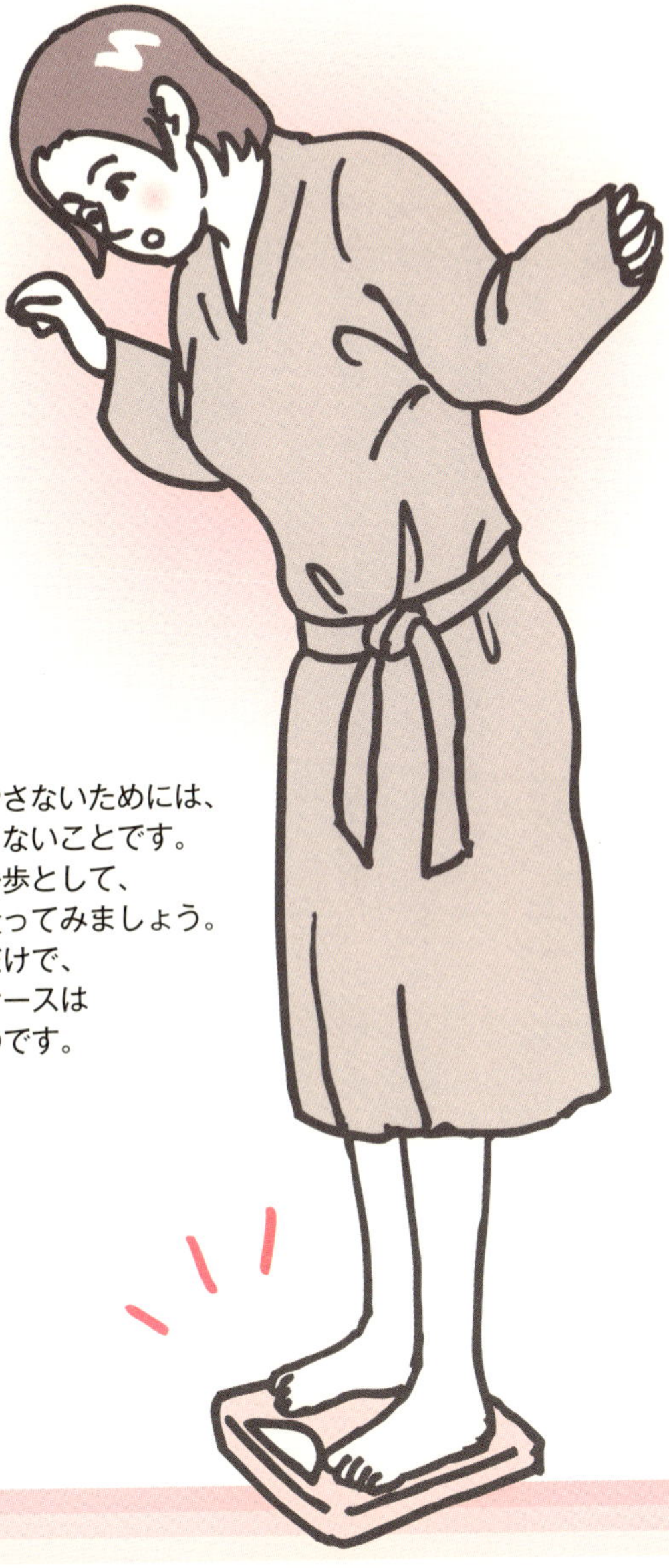

中性脂肪を
これ以上増やさないためには、
体重を増やさないことです。
そのために一歩として、
毎日体重を量ってみましょう。
体重を量るだけで、
やせられるケースは
意外に多いのです。

タバコはがんを発症させるだけでなくコレステロールにも悪い影響をおよぼす

Q タバコはコレステロールにもよくないですか？

A

タバコの害といえば、まず肺がんなどのがんを思い浮かべます。しかし、タバコはがんの発症リスクを高めるだけでなく、コレステロールにも悪い影響をおよぼします。タバコに含まれるニコチンと一酸化炭素が、ＬＤＬコレステロールの酸化を促すのです。

また、タバコを吸う人は、食生活に問題があり、運動不足で肥満ぎみ、そしてストレスもたまっていることが多いようです。こうした悪い生活習慣にタバコが加わることで、血栓ができやすくなり、動脈硬化が急速に進んでしまいます。

さらにタバコは、糖尿病を引き起こすこともあります。ニコチンの作用によって、インスリンが効率よく働かない状態となり、その結果、血糖値を上昇させてしまうのです。

まさにタバコは、百害あって一利なしです。タバコを吸っている人は、今すぐやめることがコレステロール対策の第一歩です。

●喫煙している人の割合

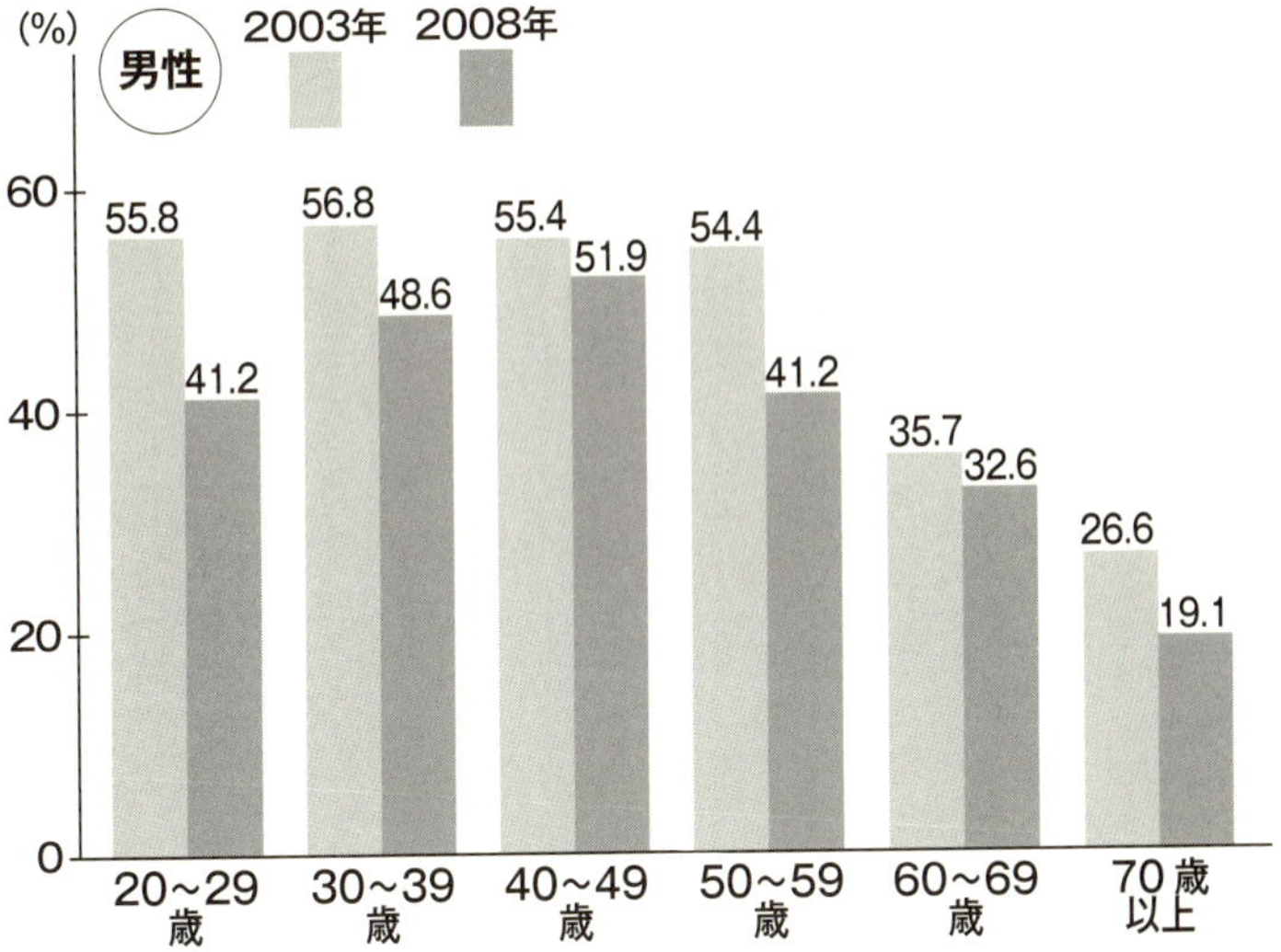

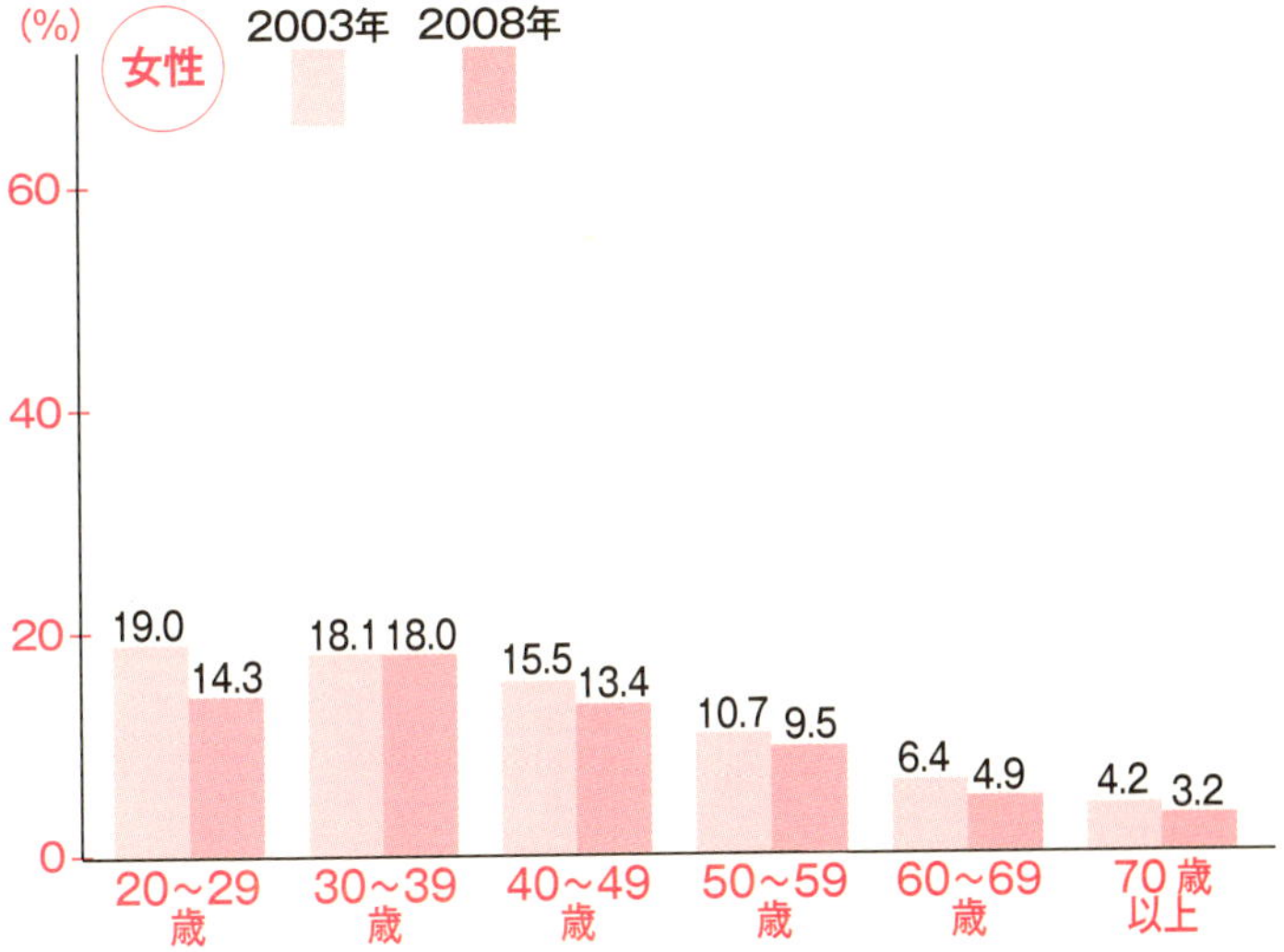

参考資料：「国民健康・栄養調査」（厚生労働省）

ストレスは生活習慣病を発症させ動脈硬化を促進させる

Q ストレスをため込みがちです。ストレスが体に与える影響は?

A　ストレス社会といわれている現代では、誰もがストレスを抱えています。強いストレスは、神経症や心身症など心の病気の原因となりますが、そればかりでなく、脂質異常症をはじめとする生活習慣病につながります。

さらに強いストレスを受けると、体内に活性酸素が発生し、LDLコレステロールが酸化して、動脈硬化を促進させます。結果、脳梗塞や心筋梗塞のリスクが高まります。

またストレスによる二次的影響も深刻な問題です。ストレス解消のため、甘いものをたくさん食べたり、タバコの本数が増えたり、不眠に悩まされたりと、生活習慣に乱れが生じます。こうした悪しき生活習慣も、生活習慣病を招く大きな要因となっています。

軽いスポーツで汗を流す、趣味に打ち込むなど、自分に合ったストレス解消法を持ちましょう。ストレスを上手にコントロールしながら、生活習慣の改善に臨むことが大切です。

●最近1ヵ月間にストレスを感じた人の割合

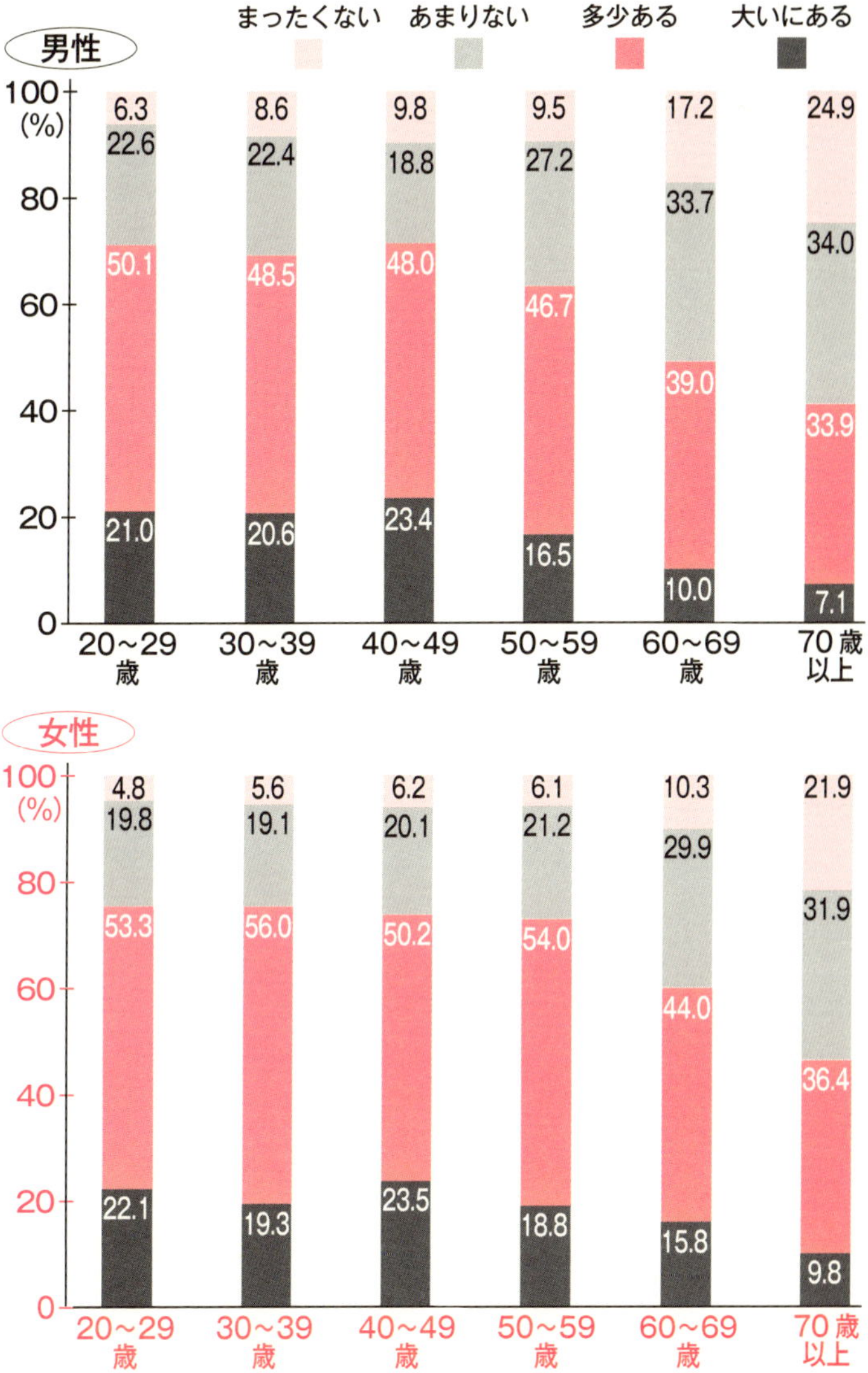

参考資料：「国民健康・栄養調査」（厚生労働省）

ストレスと上手につき合う6つの方法でストレス解消

Q ズバリ聞きます！ ストレス解消の方法は？

A ストレスを必要以上にため込まないため、ストレス発散法を知っておくことも必要でしょう。ストレス発散には、以下のように大きく6つの方法があります。

- 体を動かす　軽く汗を流すような、適度な運動はストレス解消に最適です。
- 趣味に没頭する　すべてを忘れて、自分の好きなことに集中します
- 人に相談する　ひとりで思い悩まず、人に話すことで心が軽くなります
- 規則正しい生活を送る　自律神経やホルモンバランスが整ってきます。
- リラックスする　音楽を聴く、ペットと遊ぶなど、自分なりの方法を見つけましょう。
- 笑顔をつくる　笑顔は副交感神経を優位にし、リラックス効果を高めます。

少しでもストレスを感じたら、このいずれかの方法で解消していきましょう。ストレス社会といわれる現代では、ストレスと上手につき合うことがなによりも大切です。

●ストレスと上手につき合う

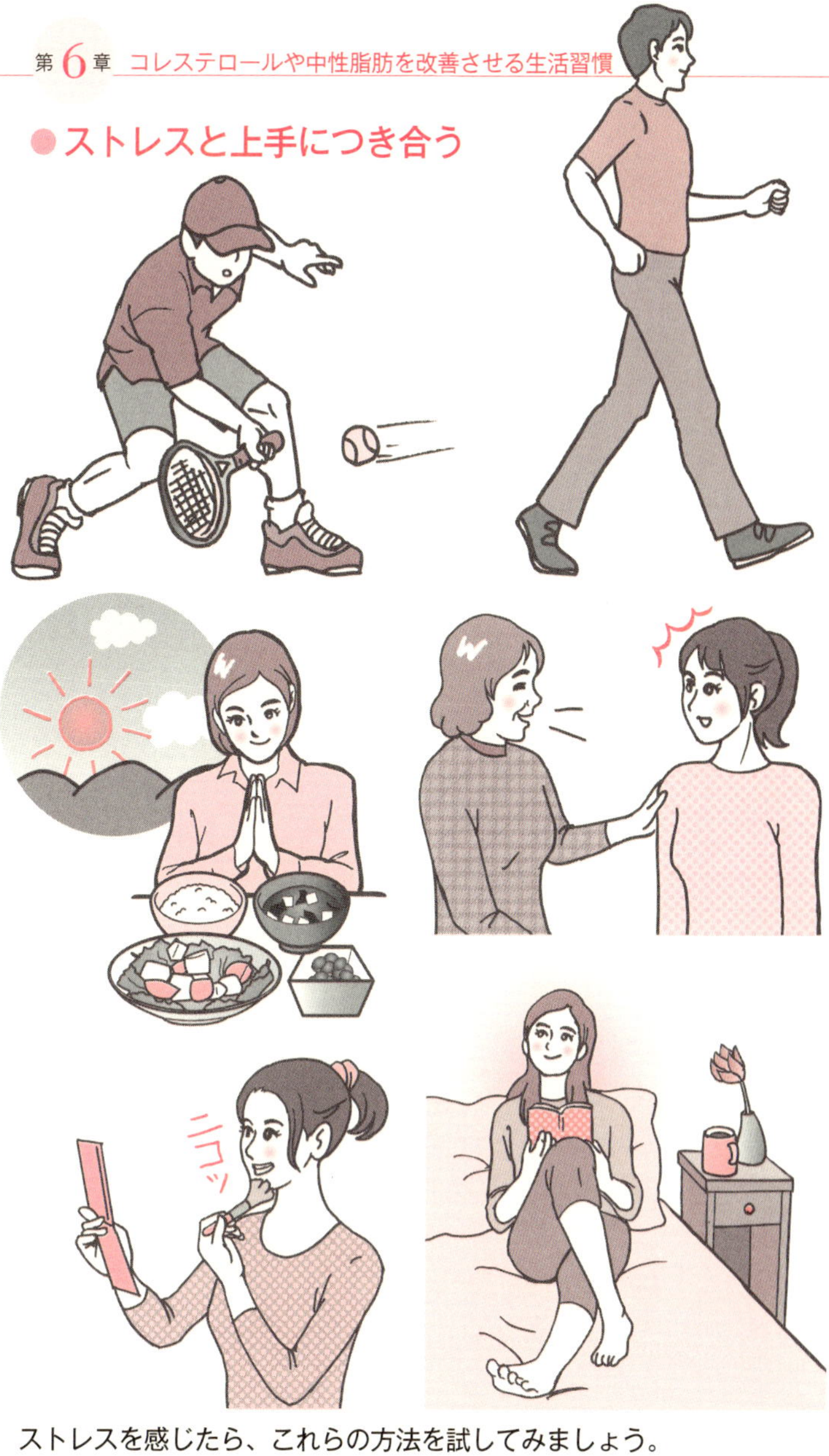

ストレスを感じたら、これらの方法を試してみましょう。

疲れやかぜとあなどらず基本を守って健康維持

Q 疲れがなかなかとれません。これも悪影響が出るのですか？

A 疲れもストレスと同様です。ほうっておくと体内に活性酸素が発生し、LDLコレステロールを酸化させ、動脈硬化の原因となってしまいます。あれもこれもとがんばりすぎることが疲労につながります。まずは、仕事量を軽減させることが大切です。疲れたといって市販のビタミン剤を安易に服用するのは問題です。疲れが病気の症状であることもしばしばあります。また、思わぬ副作用に悩まされる危険もあります。疲れが抜けないときは、病院に行って医師の診察を受けたほうがいいでしょう。

かぜをひいたときも同じです。あまく見ていると重大な病気を引き起こしかねません。手洗いやうがいをする、外出時にはマスクをするなど、予防対策に取り組みましょう。

疲れやかぜとあなどらず、きちんと食べ、しっかり寝て、ちゃんと休む。健康を維持するためには、こんな基本的なことを守っていくことがいちばんの近道です。

●疲れやかぜの対策

疲れをほうっておくと、
動脈硬化の
原因となります。
がんばりすぎては
いけません。
かぜをひいたときも
同じです。
あまく見ていると
重大な病気を
引き起こしかねません。
予防対策に
取り組みましょう。

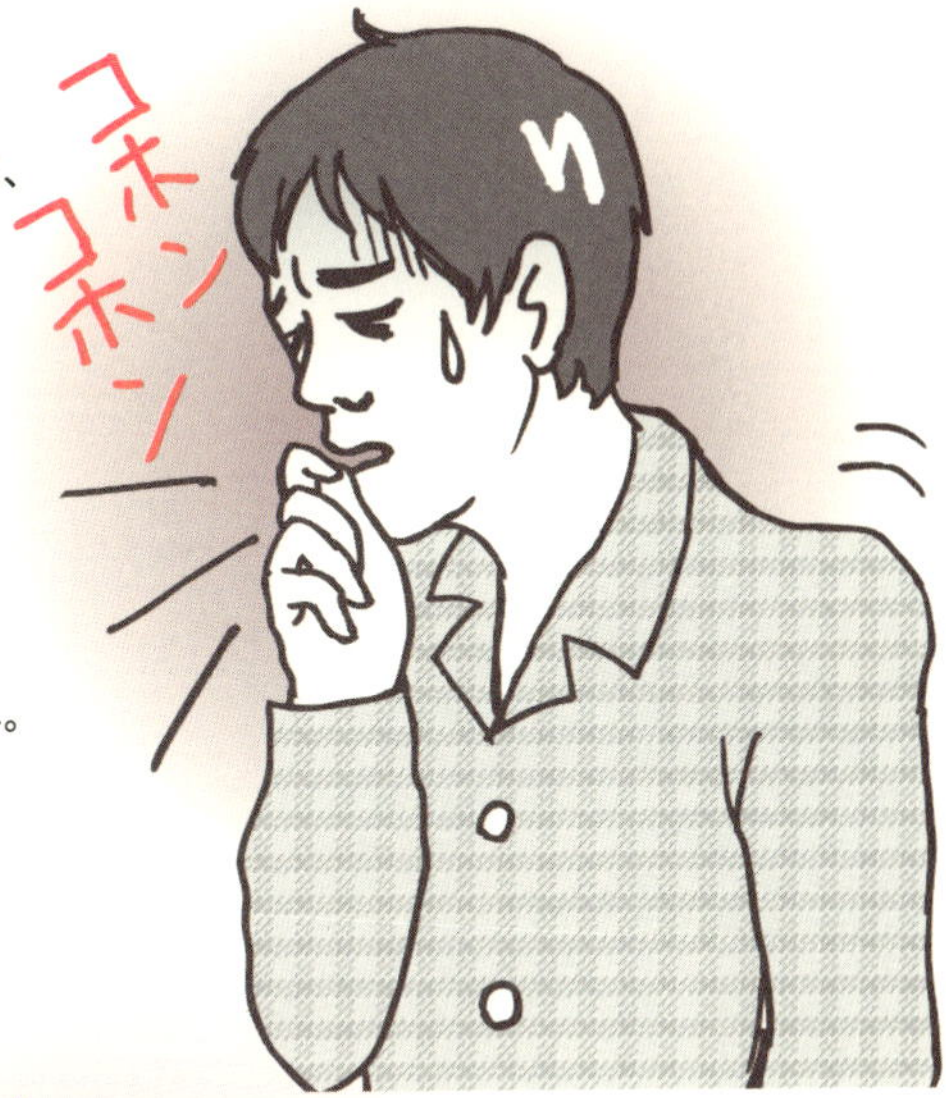

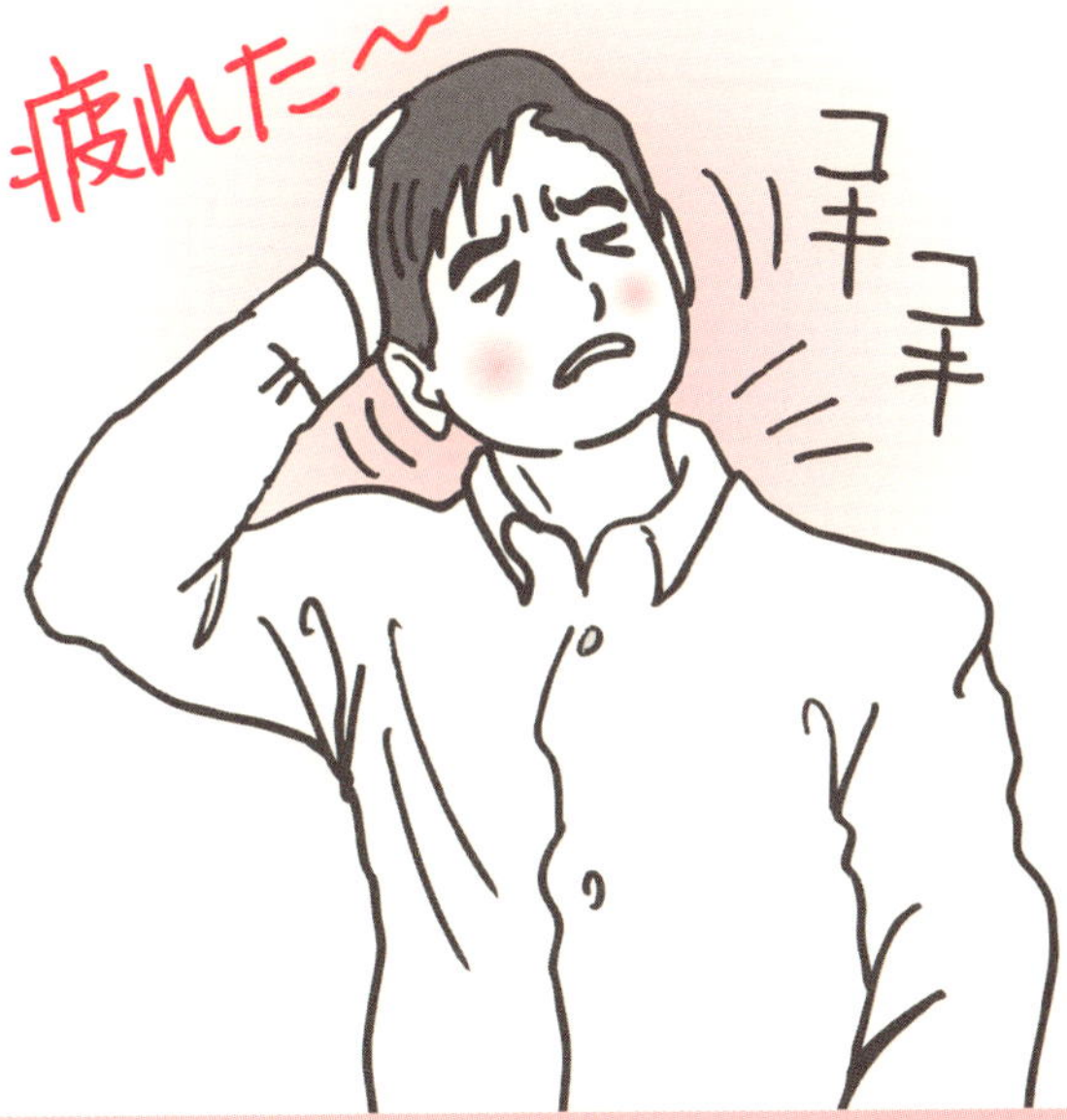

心身の健康のため つねによい姿勢を保っていよう

Q よい姿勢は健康にいいって本当ですか？

A 背すじがピンと伸びて姿勢がいい人は、表情も明るく、楽しそうに見えます。姿勢がいいということは、腹筋や背筋など大きな筋肉がバランスよく鍛えられているということです。これは健康的な生活を送っている証拠でもあります。さらに基礎代謝が高く太りにくいという特長もあります。反対に猫背で姿勢が悪い人は、つねに肺を圧迫しているため、呼吸が浅くなっています。浅い呼吸は交感神経を優位にし、免疫力を低下させます。また、新鮮な酸素や栄養を運ぶ血液の流れも悪化させ、血流を悪くしてしまいます。

さらに精神面にも影響をもたらします。胸を張り、手を大きく振って歩くと、前向きな気持ちになれますが、背中を丸め、足もとを見つめながらとぼとぼ歩くと、ついいやなことを考えてしまいがちです。よい姿勢は人を精神的にも健康にしてくれるのです。

心身の健康のために、つねによい姿勢を保つようにしたいものです。

●よい姿勢

悪い姿勢は
免疫力を低下させます。
また血液の流れも悪化させ、
血流を悪くしてしまい、
さらにはついついいやなことを
考えてしまいがちです。
心身の健康のために、
つねによい姿勢を保ちましょう。

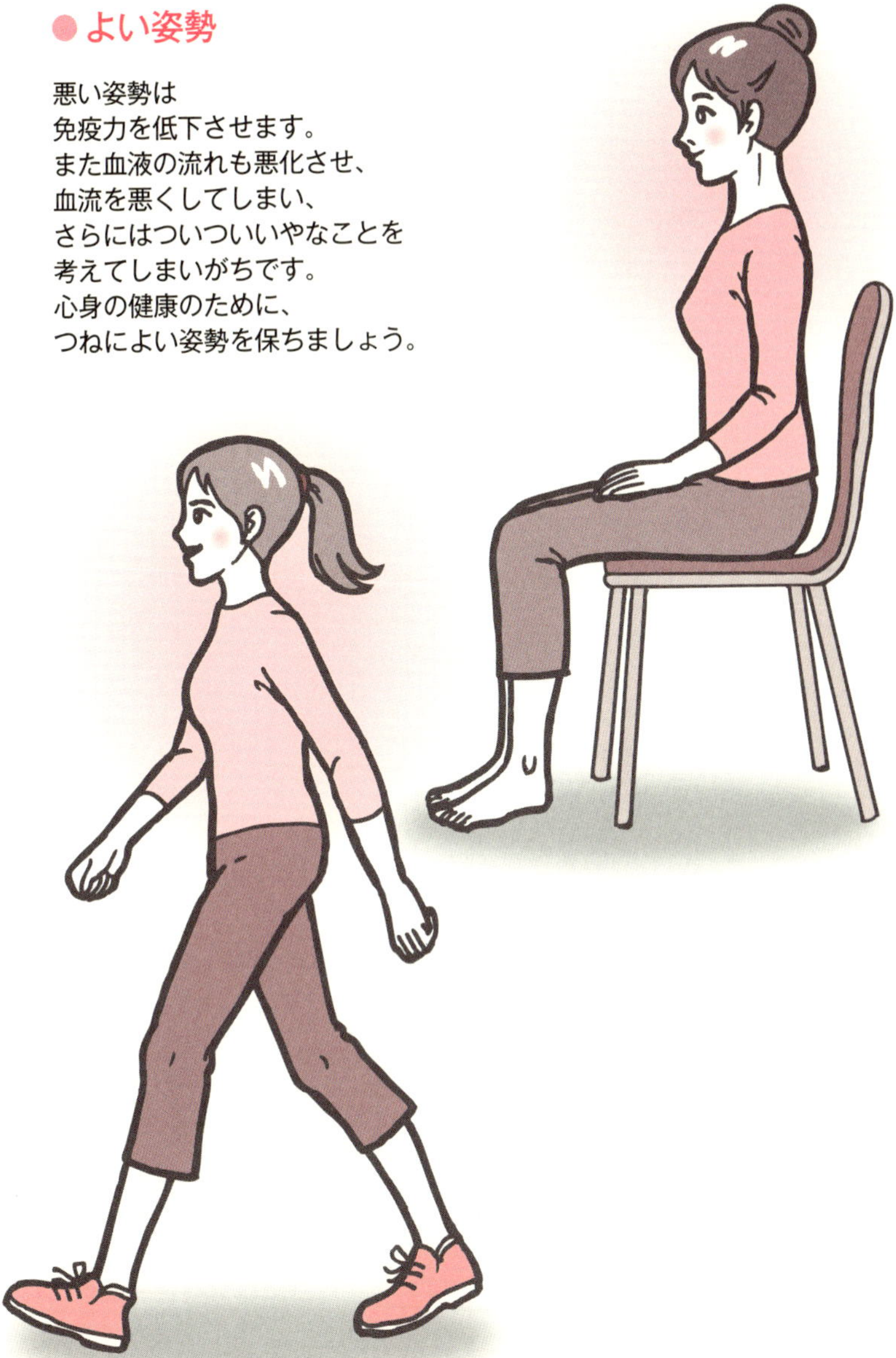

肥満の人は便秘がち 便秘の解消は中性脂肪の改善にも

Q いつも便秘がちです。肥満だからでしょうか？

A 体内にたくさんの脂肪を抱え込み、肥満になってしまった人には、便秘で悩んでいるケースが多くみられます。肥満の人の小腸や大腸は、おなかの中にたっぷりついた内臓脂肪に、埋もれてしまっています。腸は周りから脂肪で押さえつけられているため、十分広げることができず、十分な排便ができなくなっているのです。

便秘が慢性化すると代謝が低下して、ますます脂肪をためやすい体質になってしまいます。脂肪がたまりにくい体をつくるには、排便も不可欠なのです。また便秘が続くと、高血圧症や動脈硬化など、重大な病気の原因にもなってしまいます。

じつは、便秘解消と中性脂肪減少の方法には共通点があります。規則正しい生活、食物繊維の摂取、ストレスの解消、そして体を動かす習慣をつけることで、便秘が解消されるだけでなく、中性脂肪の減少にもつながるはずです。

●便秘解消

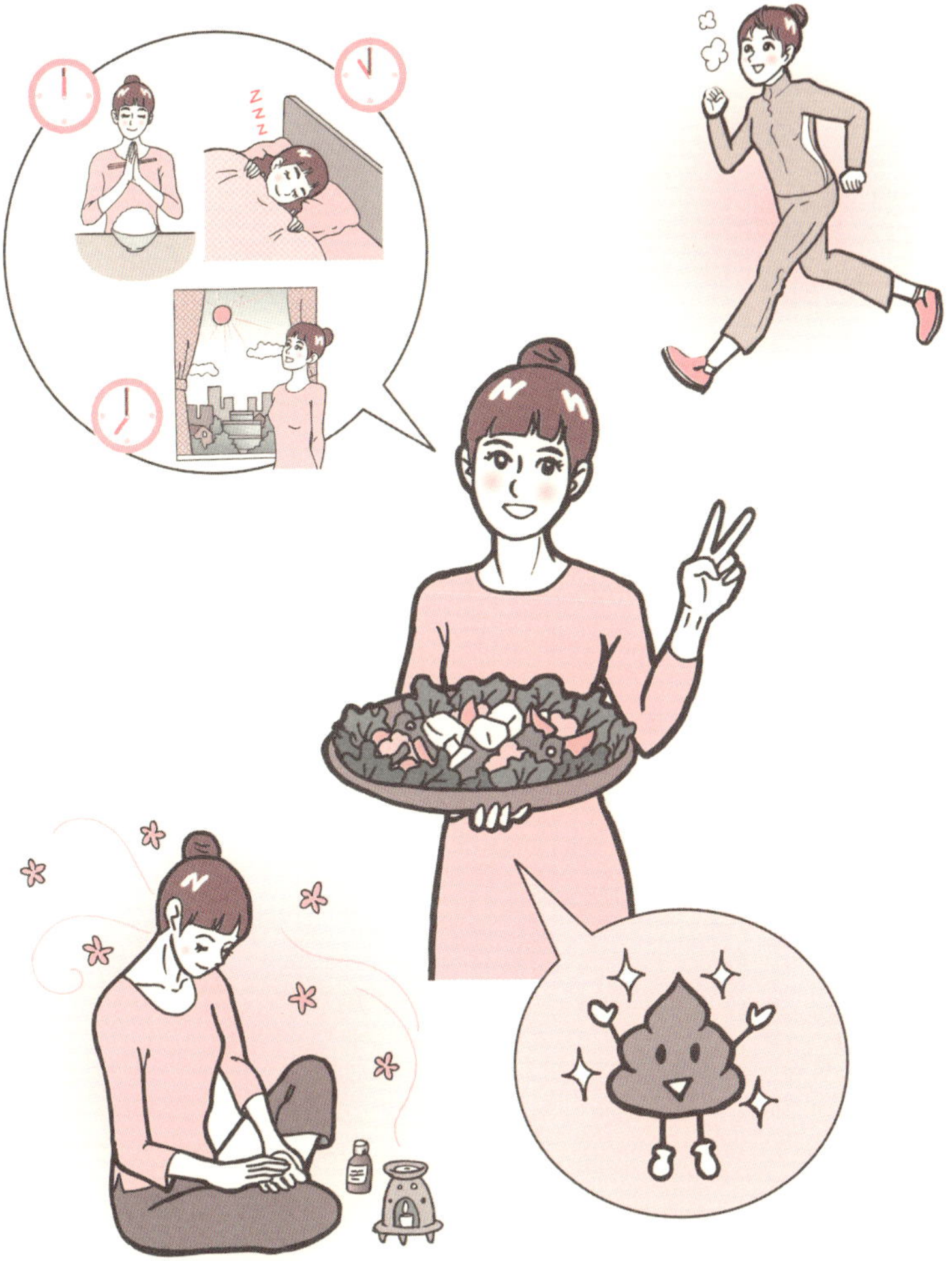

便秘解消と中性脂肪減少の方法には共通点があります。
規則正しい生活、食物繊維の摂取、ストレスの解消、
体を動かす習慣をつけることで、便秘解消だけでなく、
中性脂肪の減少にもつながります。

Q よい睡眠は動脈硬化を防いでくれる

睡眠も健康に影響があるのでしょうね？

A

睡眠中は血管が拡がり、血圧が低下します。そして、睡眠中に放出されるホルモンにより、損傷した血管の修復が行われ、動脈硬化を防いでいます。逆に睡眠不足になると、血液に老廃物がたまり、流れが悪くなってしまいます。それが続くとホルモン分泌や代謝の異常を招き、脂質異常症や糖尿病などを引き起こすことになります。

睡眠でまず守りたいことは、就寝と起床の時間を毎日一定にすることです。就寝、起床の時間が不規則だと、ホルモンの分泌がアンバランスになってしまいます。

次はできるだけ12時前に就寝するということです。私たちの体内では、ホルモンによって細胞の修復や交換が行われています。その作業は睡眠中の12時前後に集中して行われています。睡眠時間がわずかしかとれないという場合でも、少しでも早い時間の就寝を心がけましょう。深夜型ではなく早寝早起き型のほうが質のよい睡眠がとれるのです。

●睡眠不足

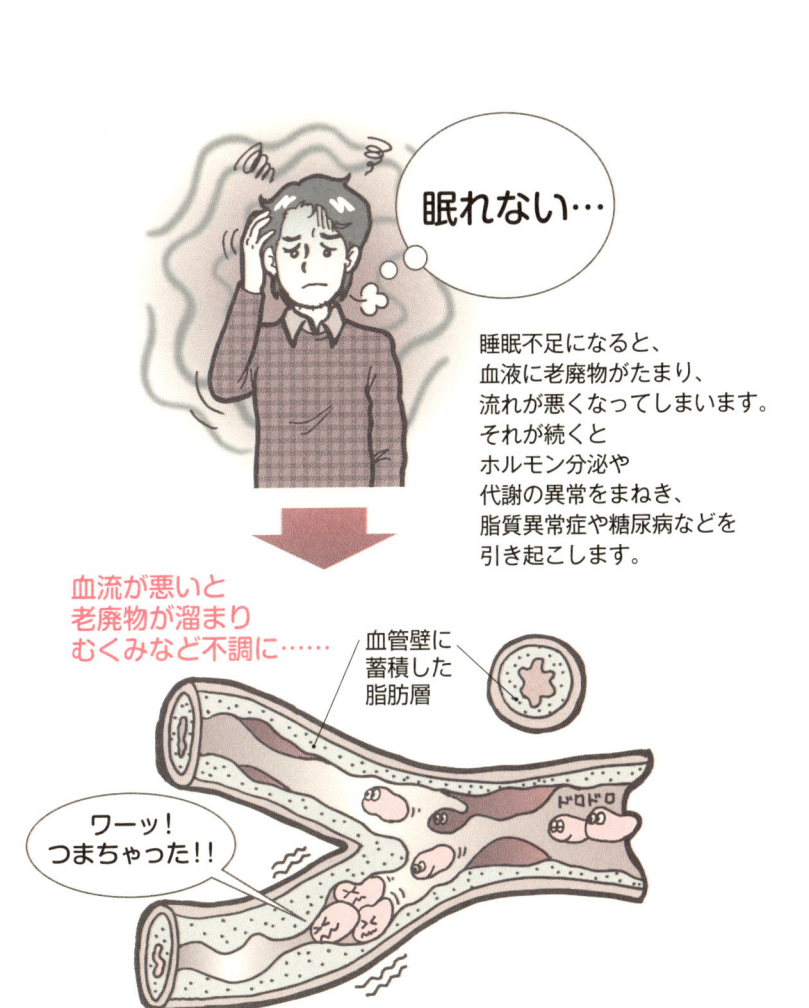

睡眠不足になると、
血液に老廃物がたまり、
流れが悪くなってしまいます。
それが続くと
ホルモン分泌や
代謝の異常をまねき、
脂質異常症や糖尿病などを
引き起こします。

血流が悪いと
老廃物が溜まり
むくみなど不調に……

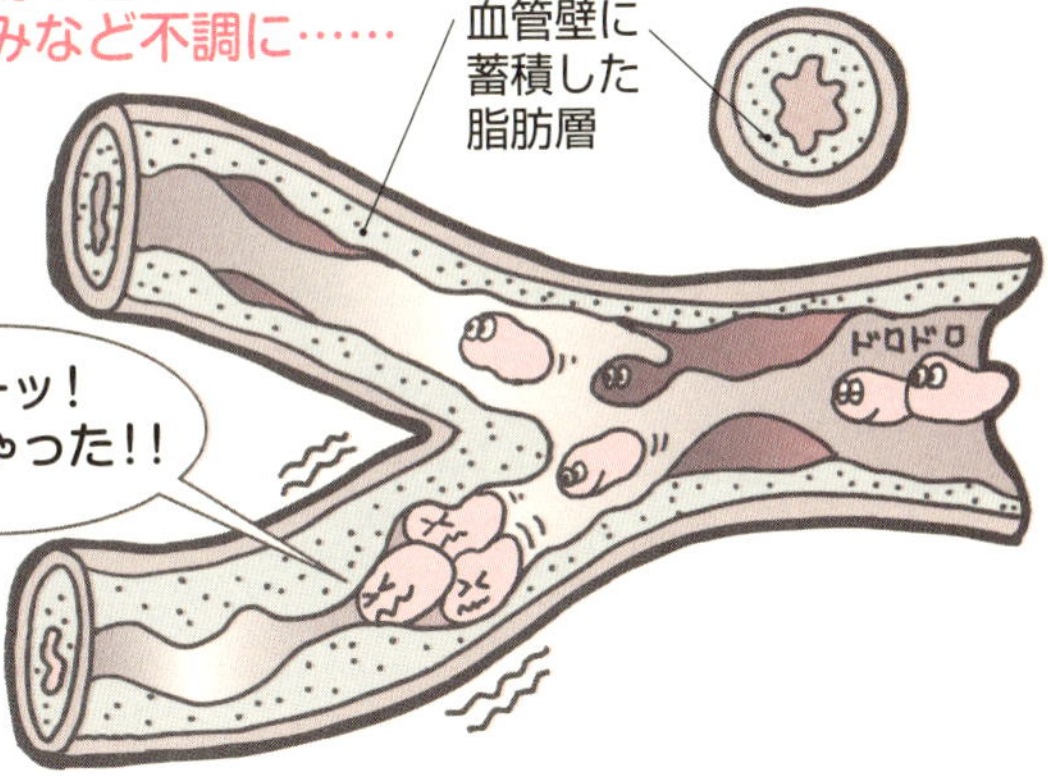
ワーッ！
つまちゃった!!

よい睡眠をとるためのちょっとしたコツを教えます

Q ぐっすり眠るにはどうすればいいの？

A

おとなの理想の睡眠時間は7時間といわれています。そこまで睡眠時間がとれない場合でも、以下に挙げることも参考にして、良質な睡眠をとるように心がけましょう。

コーヒー、コーラやお茶などのカフェインは中枢神経を刺激するので、睡眠前には向きません。就寝前の飲み物としては、ホットミルクやカモミールティーなどがおすすめです。

パソコン、テレビは1～2時間前にオフにします。就寝直前までのテレビ、パソコンは軽い興奮状態が続き、なかなか寝つけなくなってしまいます。

就寝前のくつろいだ時間もよい睡眠には必要です。ぬるめのお湯にゆったり浸かる、気持ちが落ち着く音楽を聴くなど、くつろぎの演出をしてみましょう。

就寝中は光と音をシャットアウトします。音や光の刺激は安眠を妨げます。寝室の環境にも配慮が必要です。また起床時にはカーテンを開けて、思いきり日光を浴びましょう。

●1日の平均睡眠時間

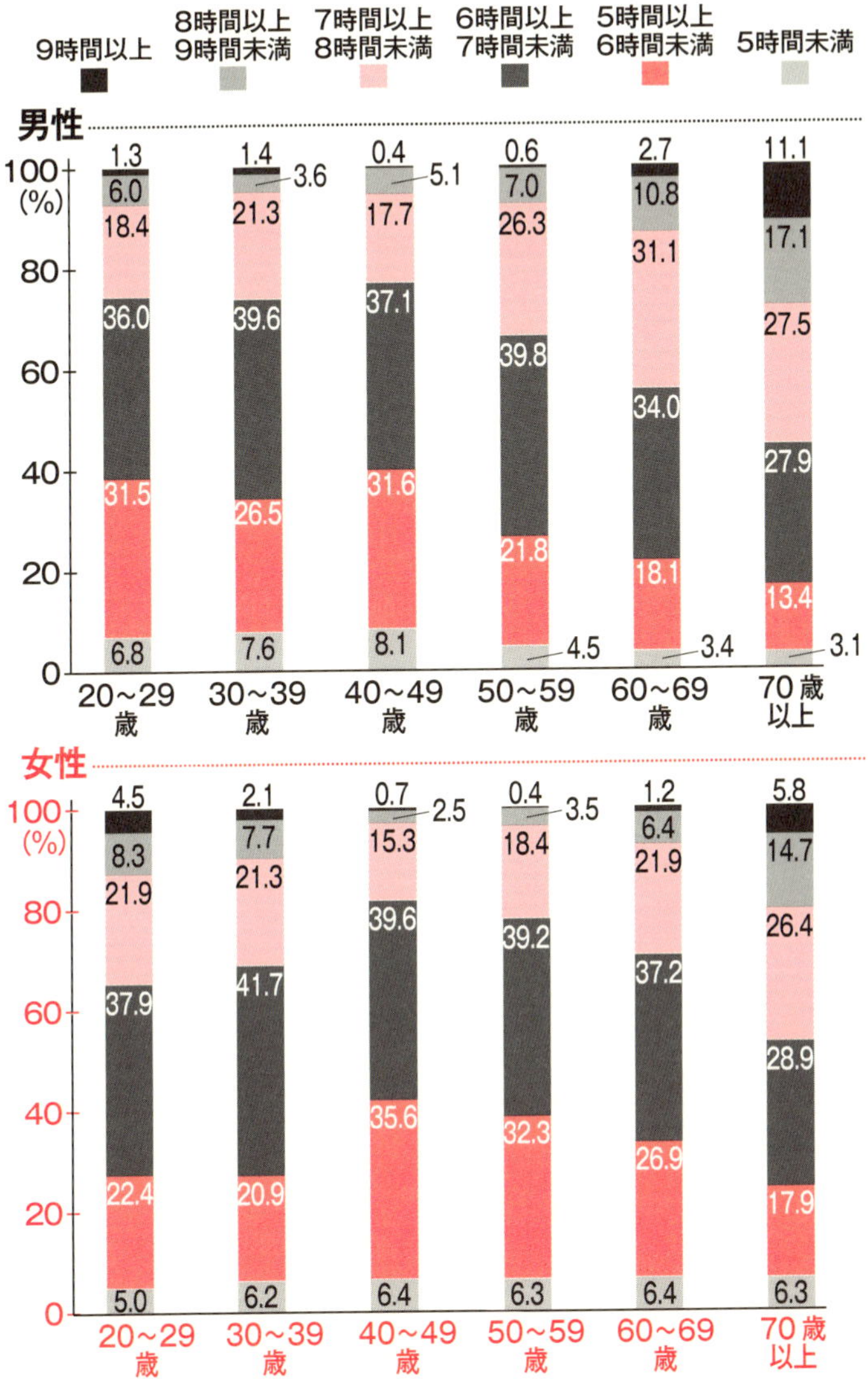
9時間以上
8時間以上 9時間未満
7時間以上 8時間未満
6時間以上 7時間未満
5時間以上 6時間未満
5時間未満
男性
100 (%)
80
60
40
20
0
20～29歳
1.3
6.0
18.4
36.0
31.5
6.8
30～39歳
1.4
3.6
21.3
39.6
26.5
7.6
40～49歳
0.4
5.1
17.7
37.1
31.6
8.1
50～59歳
0.6
7.0
26.3
39.8
21.8
4.5
60～69歳
2.7
10.8
31.1
34.0
18.1
3.4
70歳以上
11.1
17.1
27.5
27.9
13.4
3.1
女性
100 (%)
80
60
40
20
0
20～29歳
4.5
8.3
21.9
37.9
22.4
5.0
30～39歳
2.1
7.7
21.3
41.7
20.9
6.2
40～49歳
0.7
2.5
15.3
39.6
35.6
6.4
50～59歳
0.4
3.5
18.4
39.2
32.3
6.3
60～69歳
1.2
6.4
21.9
37.2
26.9
6.4
70歳以上
5.8
14.7
26.4
28.9
17.9
6.3

参考資料：「国民健康・栄養調査」（厚生労働省）

お風呂の健康効果は数知れずちょっとぬるめの温度が基本

Q シャワーで済ませがちです。お風呂には入ったほうがいいですか?

A

お風呂はさまざまな健康効果をもたらしてくれます。お湯に浸かってゆったりと全身を温めることで、血管の中の血液も温まります。温かい血液が、体のすみずみの毛細血管を広げて、血液の循環をよくしてくれます。また体が温まると、白血球の働きが活発化して、古くなった細胞を取り除いてくれます。その結果、体の免疫力が高まるという効果も期待できます。シャワーだけではもったいない、ぜひ入浴をおすすめします。

38~40℃のちょっとぬるめかなと感じる程度のお湯に入ることが基本です。42度以上のお湯はさけたほうがいいでしょう。このくらい高い温度のお湯だと、場合によっては入浴直後に血圧が急上昇し、心臓に負担をかけてしまいます。

水分補給はこまめにしましょう。入浴中は発汗によって、体から相当量の水分が失われ、また血液の流れが悪くなってしまいます。水分を補給することが大切です。

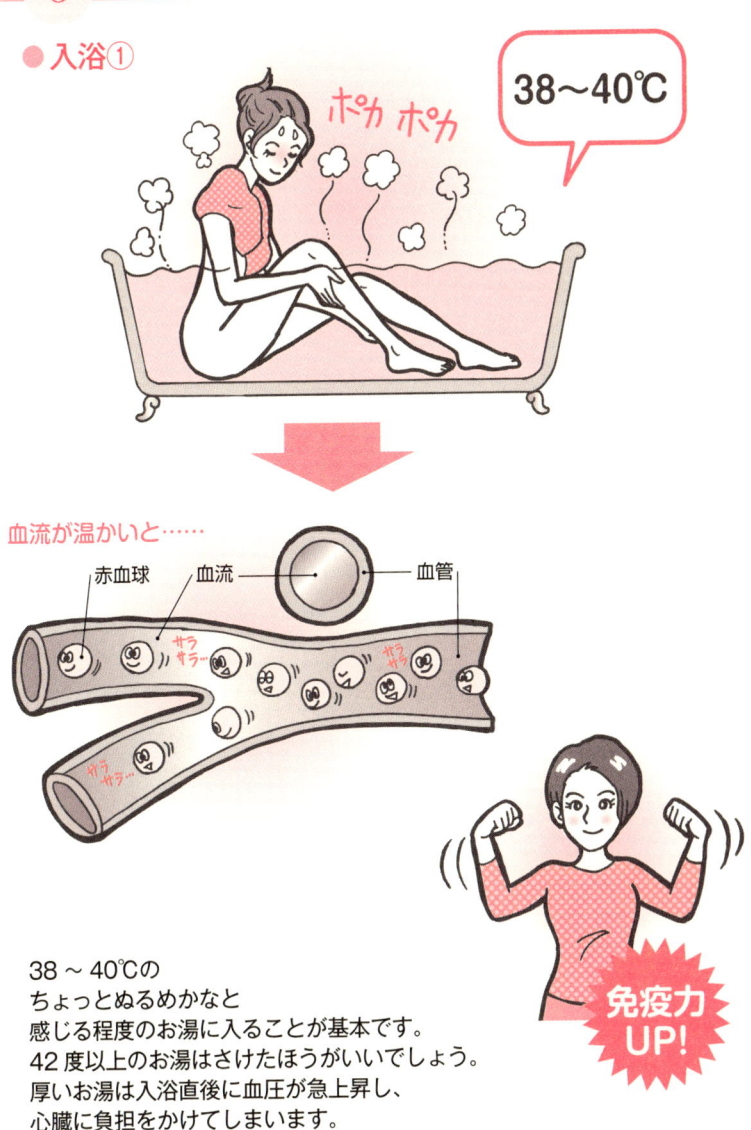

●入浴①

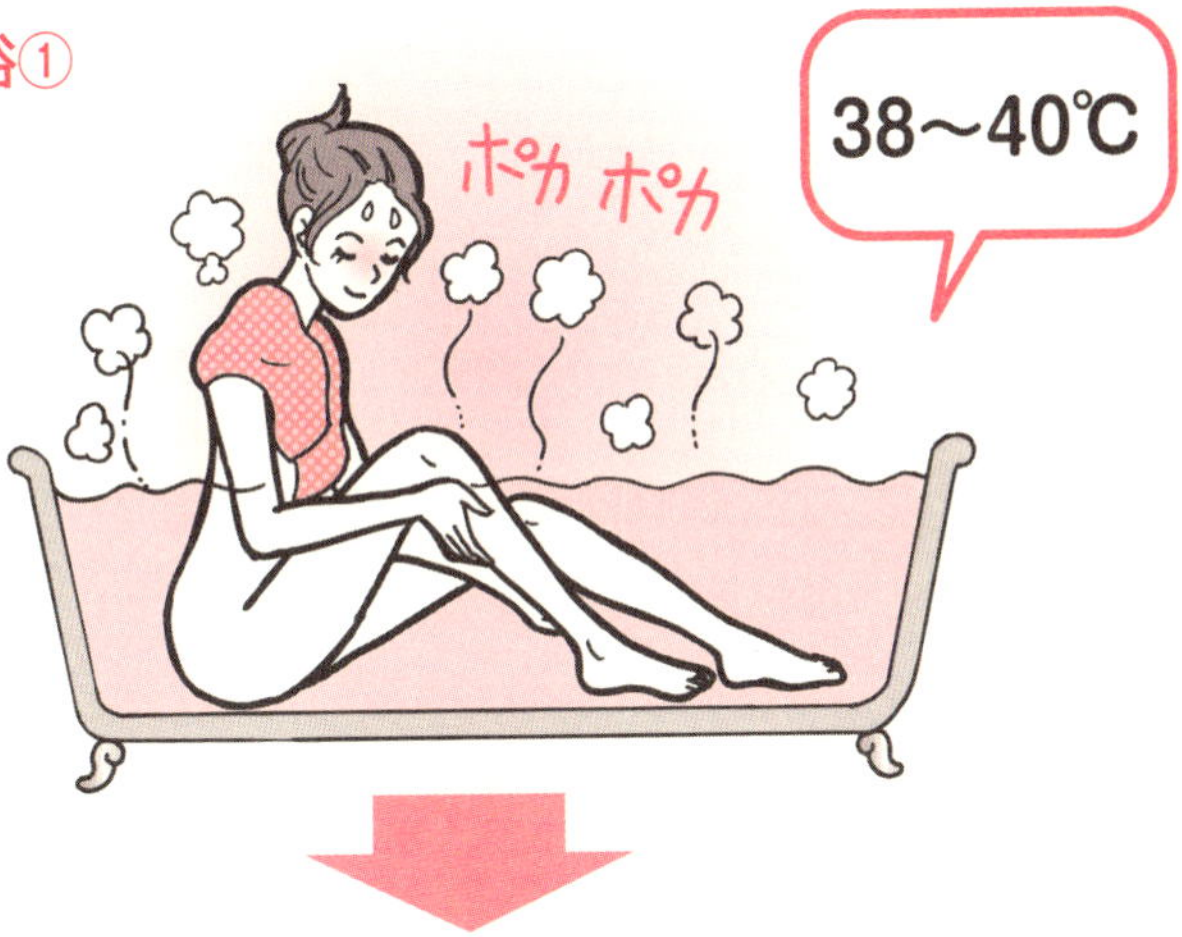

血流が温かいと……

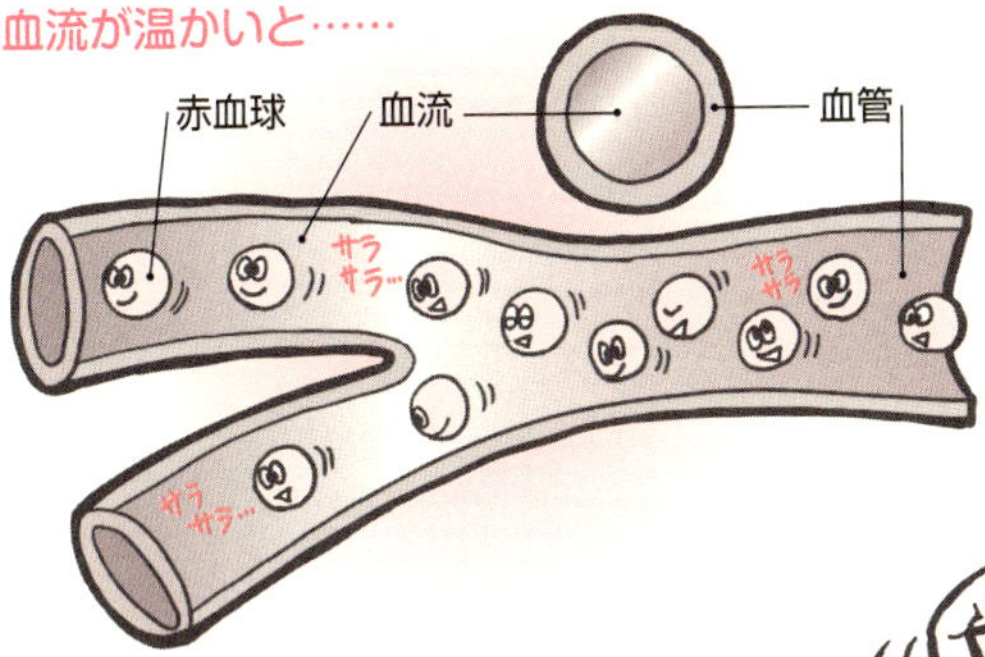

38 ~ 40℃の
ちょっとぬるめかなと
感じる程度のお湯に入ることが基本です。
42 度以上のお湯はさけたほうがいいでしょう。
厚いお湯は入浴直後に血圧が急上昇し、
心臓に負担をかけてしまいます。

お風呂に入るとき気をつけたいポイントはこれ

Q お風呂に入るときの注意点を教えて？

A

前項では、お風呂に入るときの注意点として、お湯の温度を挙げました。しかしお風呂には、気をつけたいポイントがまだいくつかありますので、列挙してみます。

まず長湯はやめましょう。長い時間湯船に浸かっていると、体全体に水圧がかかり、血液循環が活発になってエネルギーを消耗してしまいます。5分程度湯船に浸かったらいったん出て、これを2～3回繰り返すようにしましょう。

運動したあとの入浴は避けましょう。運動でエネルギーを消耗しているところに、さらに入浴で体力が消耗し、心臓や肝臓に負担をかけてしまいます。運動で汗をかいたあとは、シャワーをサッと浴びるだけで済ませましょう。

十分に体が温まったら、最後に足のすねから先にシャワーで水をかけます。こうすることで、末梢の血管が刺激され、血液を押し戻すポンプの機能がよく働くようになります。

● 入浴②

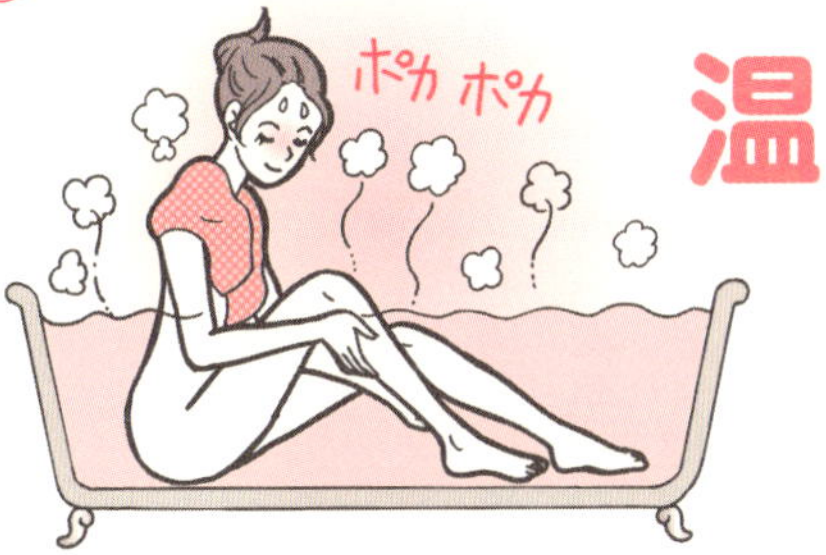

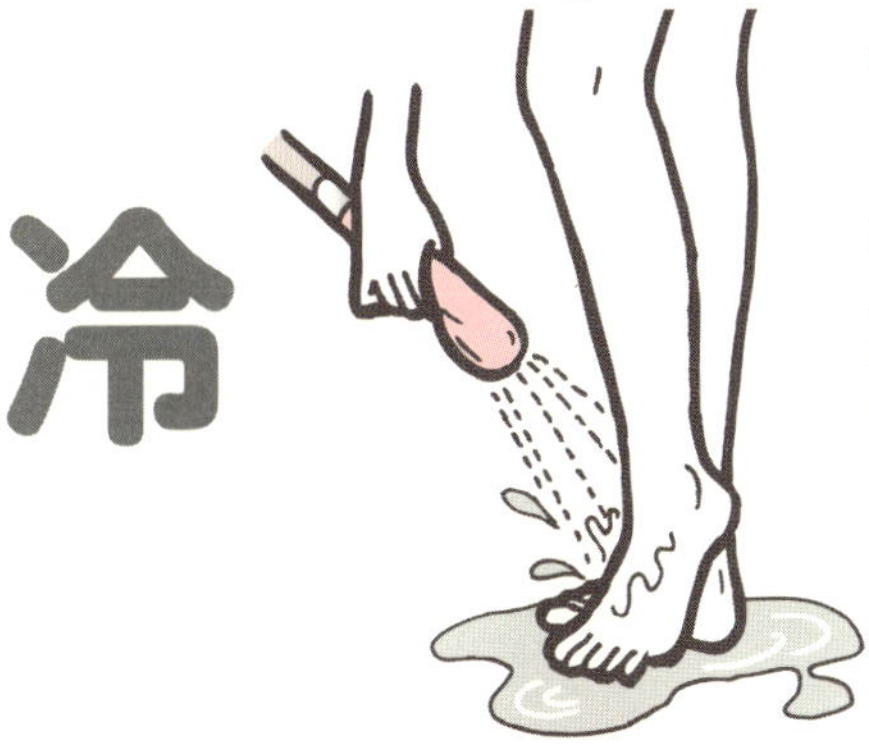

十分に体が温まったら、
最後に足のすねから先に
シャワーで水をかけます。
こうすることで、
末梢の血管が刺激され、
血液を押し戻す
ポンプの機能が
よく働くようになります。

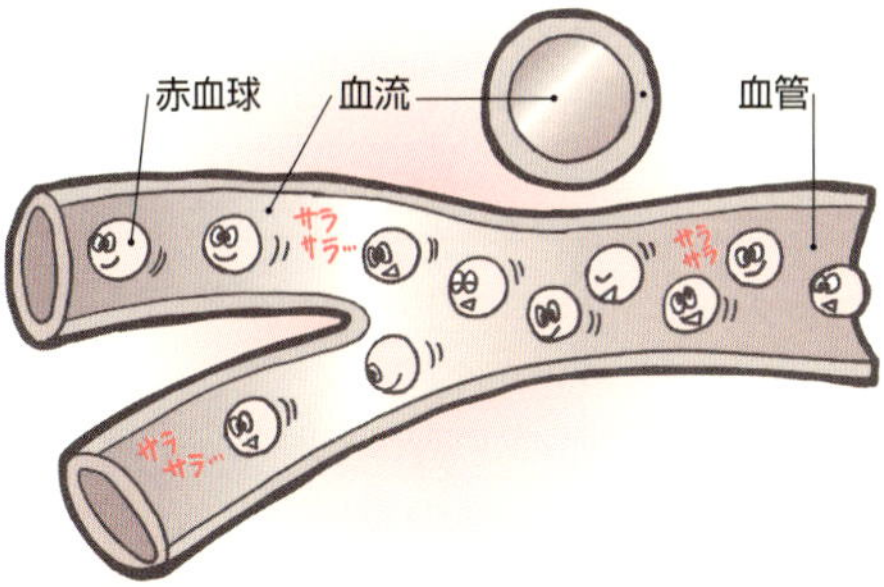

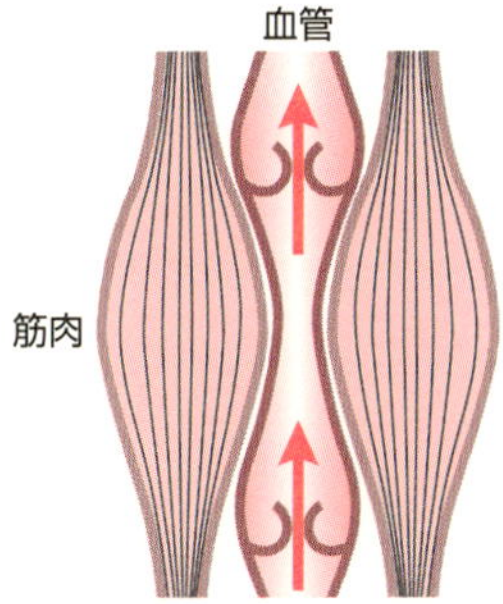

40歳を過ぎた人は特定健診を利用して健康管理

Q 特定健診の用紙が郵送されてきました。これってなんですか？

A

２００８年から、40～74歳の人を対象に、特定健診・特定保健指導制度が始まりました。「メタボ健診」ともいわれるように、健診の結果から、メタボリックシンドロームとその予備軍を見つけ出し、保健指導を行うというものです。

まず、内臓脂肪が蓄積していないかどうかを、腹囲の測定とＢＭＩの産出で推定します。基準値を超えた人は、①脂質、②血圧、③血糖の３項目の危険因子についてチェックします。内臓脂肪に加えて危険因子があると、医師や保健師から生活改善のアドバイスを受けるというシステムです。

ちなみに本書の主題である、コレステロールと中性脂肪の異常は①に該当します。

40歳以上の人ならば、この制度を積極的に活用して、自分の健康管理に活用しましょう。

また40歳未満の人でも、年に1回は必ず検査を受けるようにしましょう。

特定健康診査

メタボリックシンドロームを中心にした健診で、以下の項目を実施します。

基本的な項目

- 質問票（服薬歴、喫煙歴等）
- 身体計測（身長、体重、BMI、腹囲）
- 血圧測定
- 理学的検査（身体診察）
- 検尿（尿糖、尿たんぱく）
- 血液検査
  - 脂質検査（中性脂肪、HDLコレステロール、LDLコレステロール）
  - 血糖検査（空腹時血糖または HbA1c）
  - 肝機能検査（GOT、GPT、γ-GTP）

詳細な健診の項目

※一定の基準の下、医師が必要と認めた場合に実施。

- 心電図
- 眼底検査
- 貧血検査（赤血球、血色素量、ヘマトクリット値）

特定保健指導

特定健康診査の結果をもとに、医師や保健師などから
生活習慣の改善のアドバイスが受けられる制度です。
メタボリックシンドローム該当者を対象とする積極的支援と
メタボリックシンドローム予備軍を対象とする
動機づけ支援があります。

▼動機づけ支援▼ **▼積極的支援▼**

初回面接▶個別面接20分以上、
または8名以下のグループ面接で80分以上。
専門的知識・技術を持った者（医師・保健師・管理栄養士等）が、
対象者に合わせた実践的なアドバイス等を行います。

自身で、「行動目標」に沿って、生活習慣改善を実践

（積極的支援）面接・電話・メール・
ファックス・手紙等を用いて、
生活習慣の改善を応援。
（約3カ月以上）

実績評価▶面接・電話・メール等で
健康状態・生活習慣（改善状況）を確認（6カ月後）

著者紹介
栗原毅（くりはら・たけし）

北里大学医学部卒。栗原クリニック東京・日本橋院長。
慶應義塾大学特任教授、前東京女子医科大学教授。
主な著書に
「誰でもスグできる！　みるみるコレステロールと
中性脂肪を下げる200％の基本ワザ」（日東書院）、
「血液サラサラで美人になる」（マガジンハウス）、
「肝機能をみるみる高める200％の基本ワザ」（日東書院）など。

参考文献
「誰でもスグできる！　みるみるコレステロールと
中性脂肪を下げる200％の基本ワザ」栗原毅（日東書院）
「フルーツをやめれば、健康になる」栗原毅（学研パブリッシング）
「肝機能をしっかり高めるコツがわかる本」栗原毅（学研パブリッシング）
「糖質ちょいオフダイエット　90日ダイアリーつき」栗原毅（講談社）
「ニッポンの長寿食」栗原毅・佐々木ゆり（主婦の友社）

編集協力／コパニカス
カバー・デザイン／CYCLE DESIGN　　本文デザイン／菅沼 画
カバー・本文イラスト／月山きらら
校閲／校正舎楷の木　　編集プロデュース／横塚利秋

＊本書に関するご感想、ご意見、ご質問がありましたら、
書名記入の上、下記メール・アドレス宛までお願いします。
firstedit@tatsumi-publishing.co.jp

「専門医が教えてくれる！
3週間で無理なくコレステロールと中性脂肪を下げる！
200％の裏ワザ　実践編」
2014年5月20日　初版第1刷発行
2019年5月20日　初版第14刷発行
著　者　栗原毅
発行者　穂谷竹俊
発行所　株式会社日東書院本社
〒160-0022　東京都新宿区新宿2丁目15番14号　辰巳ビル
TEL：03-5360-7522（代表）
FAX：03-5360-8951（販売）
URL：http://www.TG-NET.co.jp

印刷所／図書印刷株式会社　製本所／株式会社宮本製本所

 ISBN978-4-528-01034-5C2047